全国中医药行业高等职业教育"十四五"规划教材

全国高等医药职业院校规划教材（第六版）

中医诊断学

（第三版）

（供中医学、针灸推拿、中医骨伤、中药学等专业用）

主　编　王农银　徐宜兵

全国百佳图书出版单位

中国中医药出版社

·北 京·

图书在版编目（CIP）数据

中医诊断学 / 王农银，徐宜兵主编. -- 3 版. --北京：
中国中医药出版社，2025.1.（2025.9 重印）--
（全国中医药行业高等职业教育"十四五"规划教材）.
ISBN 978-7-5132-9219-1

Ⅰ. R241

中国国家版本馆 CIP 数据核字第 2024Q4B485 号

融合教材服务说明

全国中医药行业职业教育"十四五"规划教材为新形态融合教材，各教材配套数字教材和相关数字化
教学资源（PPT 课件、视频、复习思考题答案等）仅在全国中医药行业教育云平台"医开讲"发布。

资源访问说明

到"医开讲"网站（jh.e-lesson.cn）或扫描教材内任意二维码注册登录后，输入封底"激活码"进行
账号绑定后即可访问相关数字化资源（注意：激活码只可绑定一个账号，为避免不必要的损失，请您
刮开序列号立即进行账号绑定激活）。

联系我们

如您在使用数字资源的过程中遇到问题，请扫描右侧二维码联系我们。

中国中医药出版社出版

北京经济技术开发区科创十三街 31 号院二区 8 号楼
邮政编码　100176
传真　010-64405721
保定市西城胶印有限公司印刷
各地新华书店经销

开本 850×1168　1/16　印张 14.25　彩插 0.25　字数 392 千字
2025 年 1 月第 3 版　2025 年 9 月第 2 次印刷
书号　ISBN 978-7-5132-9219-1

定价　59.00 元
网址　www.cptcm.com

服务热线　010-64405510
购书热线　010-89535836
维权打假　010-64405753

微信服务号　zgzyycbs
微商城网址　https://kdt.im/LIdUGr
官方微博　http://e.weibo.com/cptcm
天猫旗舰店网址　https://zgzyycbs.tmall.com

如有印装质量问题请与本社出版部联系（010-64405510）

全国中医药行业高等职业教育"十四五"规划教材
全国高等医药职业院校规划教材（第六版）

《中医诊断学》编委会

主　编

王农银（遵义医药高等专科学校）　　　　徐宜兵（江西中医药高等专科学校）

副主编

姜　涛（四川中医药高等专科学校）　　　吴慧娟（遵义医药高等专科学校）

苏新民（山东中医药高等专科学校）　　　韩华刚（南阳医学高等专科学校）

贺　敏（重庆三峡医药高等专科学校）　　李　淼（漳州卫生职业学院）

江　璇（肇庆医学院）

编　委（以姓氏笔画为序）

刘　莹（滨州医学院）　　　　　　　　　闫玉慧（毕节医学高等专科学校）

汤冬亮（江西中医药高等专科学校）　　　李　敏（湖南中医药高等专科学校）

李　瑞（邢台医学院）　　　　　　　　　吴　穷（黑龙江护理高等专科学校）

郭亚利（郑州澍青医学高等专科学校）　　郭淑婧（菏泽医学专科学校）

彭俊亮（娄底职业技术学院）　　　　　　董明会（保山中医药高等专科学校）

赖　蕾（重庆医药高等专科学校）

学术秘书

吴　群（遵义医药高等专科学校）

全国中医药行业高等职业教育"十四五"规划教材

全国高等医药职业院校规划教材（第六版）

《中医诊断学》
融合出版数字化资源编创委员会

主 编

王农银（遵义医药高等专科学校）　　　徐宜兵（江西中医药高等专科学校）

副主编

吴慧娟（遵义医药高等专科学校）　　　姜　涛（四川中医药高等专科学校）

李　淼（漳州卫生职业学院）　　　　　李　瑞（邢台医学院）

贺　敏（重庆三峡医药高等专科学校）　江　璇（肇庆医学院）

李　敏（湖南中医药高等专科学校）　　闫玉慧（毕节医学高等专科学校）

陈　琳（山东医学高等专科学校）

编 委（以姓氏笔画为序）

古　娟（遵义医药高等专科学校）　　　刘　莹（滨州医学院）

汤冬亮（江西中医药高等专科学校）　　许照艳（邢台医学院）

苏新民（山东中医药高等专科学校）　　吴　穷（黑龙江护理高等专科学校）

吴　群（遵义医药高等专科学校）　　　陈　丽（毕节医学高等专科学校）

赵晓旻（山东中医药高等专科学校）　　郭亚利（郑州澍青医学高等专科学校）

郭淑婧（菏泽医学专科学校）　　　　　彭俊亮（娄底职业技术学院）

董明会（保山中医药高等专科学校）　　韩华刚（南阳医学高等专科学校）

赖　蕾（重庆医药高等专科学校）

前　言

　　"全国中医药行业高等职业教育'十四五'规划教材"是为贯彻党的二十大精神和习近平总书记关于职业教育工作和教材工作的重要指示批示精神，落实《中医药发展战略规划纲要（2016—2030年）》等文件精神，在国家中医药管理局领导和全国中医药职业教育教学指导委员会指导下统一规划建设的，旨在提升中医药职业教育对全民健康和地方经济的贡献度，提高职业技术院校学生的实践操作能力，实现职业教育与产业需求、岗位胜任能力严密对接，突出新时代中医药职业教育的特色。鉴于由中医药行业主管部门主持编写的"全国高等医药职业院校规划教材"（三版以前称"统编教材"）在2006年后已陆续出版第三版、第四版、第五版，故本套"十四五"行业规划教材为第六版。

　　中国中医药出版社是全国中医药行业规划教材唯一出版基地，为国家中医、中西医结合执业（助理）医师资格考试大纲和细则、实践技能指导用书，全国中医药专业技术资格考试大纲和细则唯一授权出版单位，与国家中医药管理局中医师资格认证中心建立了良好的战略伙伴关系。

　　本套教材由50余所开展中医药高等职业教育的院校及相关医院、医药企业等单位，按照教育部公布的《高等职业学校专业教学标准》内容，并结合全国中医药行业高等职业教育"十三五"规划教材建设实际联合组织编写。本套教材供中医学、中药学、针灸推拿、中医骨伤、中医康复技术、中医养生保健、护理、康复治疗技术8个专业使用。

　　本套教材具有以下特点：

　　1.坚持立德树人，融入课程思政内容和党的二十大精神。把立德树人贯穿教材建设全过程、各方面，体现课程思政建设新要求，发挥中医药文化的育人优势，推进课程思政与中医药人文的融合，大力培育和践行社会主义核心价值观，健全德技并修、工学结合的育人机制，努力培养德智体美劳全面发展的社会主义建设者和接班人。

　　2.加强教材编写顶层设计，科学构建教材的主体框架，打造职业行动能力导向明确的金教材。教材编写落实"三个面向"，始终围绕中医药职业教育技术技能型、应用型中医药人才培养目标，以学生为中心，以岗位胜任力、产业需求为导向，内容设计符合职业院校学生认知特点和职业教育教学实际，体现了先进的职业教育理念，贴近学生、贴近岗位、贴近社会，注重科学性、先进性、针对性、适用性、实用性。

　　3.突出理论与实践相结合，强调动手能力、实践能力的培养。鼓励专业课程教材融入中医药特色产业发展的新技术、新工艺、新规范、新标准，满足学生适应项目学习、案例学习、模块化学习等不同学习方式的要求，注重以典型工作任务、案例等为载体组织教学单元，有效地激发学生的学习兴趣和创新潜能。同时，编写队伍积极吸纳了职业教育"双师型"教师。

4. 强调质量意识，打造精品示范教材。将质量意识、精品意识贯穿教材编写全过程。教材围绕"十三五"行业规划教材评价调查报告中指出的问题，以问题为导向，有针对性地对上一版教材内容进行修订完善，力求打造适应中医药职业教育人才培养需求的精品示范教材。

5. 加强教材数字化建设。适应新形态教材建设需求，打造精品融合教材，探索新型数字教材。将新技术融入教材建设，丰富数字化教学资源，满足中医药职业教育教学需求。

6. 与考试接轨。编写内容科学、规范，突出职业教育技术技能人才培养目标，与执业助理医师、药师、护士等执业资格考试大纲一致，与考试接轨，提高学生的执业考试通过率。

本套教材的建设，得到国家中医药管理局领导的指导与大力支持，凝聚了全国中医药行业职业教育工作者的集体智慧，体现了全国中医药行业齐心协力、求真务实的工作作风，代表了全国中医药行业为"十四五"期间中医药事业发展和人才培养所做的共同努力，谨此向有关单位和个人致以衷心的感谢。希望本套教材的出版，能够对全国中医药行业职业教育教学发展和中医药人才培养产生积极的推动作用。需要说明的是，尽管所有组织者与编写者竭尽心智，精益求精，本套教材仍有一定的提升空间，敬请各教学单位、教学人员及广大学生多提宝贵意见和建议，以便修订时进一步提高。

国家中医药管理局教材办公室

全国中医药职业教育教学指导委员会

2024 年 12 月

编写说明

中医诊断学是依据中医学理论体系，研究诊察病情、判断疾病、辨别证候的基本理论、基本知识、基本思维和基本技能的一门学科，是中医学类专业课程体系中的专业基础课程、核心课程，是中医基础理论与中医临床各科之间的桥梁课程，是中医执业（助理）医师资格考试的必考课程。《中医诊断学》是由中医药职业教育教学委员会、国家中医药管理局教材建设工作委员会统筹规划、宏观指导，中国中医药出版社组织实施，全国中医药高等职业教育院校教师联合编写的"全国中医药行业高等职业教育'十四五'规划教材"，可供中医学、针灸推拿、中医骨伤、中药学等专业使用。

本教材以习近平新时代中国特色社会主义思想为指导，全面贯彻落实党的二十大精神和习近平总书记关于职业教育工作和教材工作的重要指示批示精神，全面贯彻党的教育方针，落实立德树人根本任务，为党育人、为国育才、全面融入课程思政要求，弘扬劳动光荣、技能宝贵、创造伟大的时代风尚，落实《关于深化现代职业教育体系建设改革的意见》《"十四五"职业教育规划教材建设实施方案》《"十四五"中医药人才发展规划》《中医药发展战略规划（2016—2030年）》等文件精神，提升中医药职业教育对全民健康和地方经济的贡献度，提高职业院校学生的实际操作能力，实现职业教育与产业需求、岗位胜任能力严密对接，突出新时代中医药职业教育特色，满足中医药事业发展对于技术技能型、应用型中医药人才的需求。

《中医诊断学》教材的编写是在中医药高等职业教育范畴内，总结汲取、充分借鉴历版教材成功经验的基础上，以中医职业岗位能力为本位，以农村基层岗位需求为导向，以临床程序为框架，以整体思辨为理念，以实用型、创新型、复合型中医人才培养目标为指导，在编写过程中坚持立德树人，融入课程思政内容；坚持理论必须够用，突出技能操作原则，科学构建"模块＋项目"的主体框架，优化重构教学内容，突出诊病、辨证两大核心；坚持中医思维特色，贴近学生、贴近岗位、贴近社会，注重科学性、先进性、实用性，突出可读性、启发性、趣味性，兼顾系统性、创新性、前瞻性，在继承与发扬中医诊断学理论精粹的同时，体现了中医诊断学的发展与创新，融汇课程改革成果，丰富数字化教学资源，反映教育理念创新；坚持目标、问题导向，强调质量意识，突出中医药职业教育技术技能人才培养目标，力求与中医执业助理医师考试大纲一致，与中医执业助理医师考试接轨，力求打造适应中医药职业教育人才培养需求的精品示范教材。

　　本教材分为绪论、诊法、辨证、诊断的综合运用、病历书写、中医诊断技能实训项目 6 个模块，共 33 个项目。编写分工如下：模块一绪论由姜涛编写；模块二诊法设 4 个项目，项目一望诊由贺敏、苏新民编写，项目二闻诊由彭俊亮编写，项目三问诊由江璇、郭淑婧编写，项目四切诊由韩华刚、赖蕾编写；模块三辨证设 7 个项目，项目一八纲辨证由李敏编写，项目二病因辨证由郭亚利编写，项目三气血津液辨证由董明会编写，项目四脏腑辨证由李森、李瑞、吴慧娟、吴穷编写，项目五六经辨证、项目六卫气营血辨证、项目七三焦辨证由闫玉慧编写；模块四诊断的综合运用由刘莹编写；模块五病历书写、模块六中医诊断技能实训项目由汤冬亮编写。模块一、模块二、模块三由王农银负责统稿；模块四、模块五、模块六由徐宜兵负责统稿。学术秘书吴群参与了本教材的统稿校对工作。

　　本教材的编写，得到了全国多家中医药院校中医诊断学界同行的高度重视和积极参与，参考和引用了其他相关教材和部分专家的研究成果，在此一并表示诚挚的感谢！各位编委辛勤工作，历经数月，沟通切磋，反复修改，数易其稿，确保了本教材得以如期完稿。书中若有疏漏之处，恳请使用本教材的广大师生提出宝贵意见，以便再版时修订提高，使本教材日臻完善。

《中医诊断学》编委会

2024 年 9 月

目　录

模块一 绪 论

扫一扫，查阅本项目 PPT 等数字资源

【学习目标】

1. 掌握中医诊断、诊法、辨证、辨病、病、证、症、病历的含义；掌握中医诊断疾病的基本原理和基本原则。

2. 熟悉中医诊断学的基本内容和学习方法。

3. 了解中医诊断学发展史。

【考纲摘要】

中医诊断的基本原则。

诊断是运用医学理论知识和技能诊察了解患者身体状况，以掌握患者病情资料，进一步分析患者健康状态和疾病本质，并对患者所患病证做出概括性判断的过程。它包括"诊"和"断"两个阶段。诊，即诊察，是对患者身体状态的诊察了解；断，即判断，是对患者健康状态和疾病本质的分析判断。

中医诊断学是依据中医理论体系，研究诊察病情、判断疾病、辨别证候的基本理论、基本知识、基本思维和基本技能的一门学科。它以诊察病情、辨别病证为核心，是中医类专业课程体系中的专业基础课程、核心课程，是中医基础理论与中医临床各科之间的桥梁课程，是中医执业（助理）医师资格考试必考课程。

诊断是疾病治疗的前提和基础，只有熟练地诊察病情、正确地判断疾病、精准地辨别疾病证候才能制定有效的治疗法则，进行正确的遣药组方，最终治愈疾病，达到健康延寿的目的。

项目一 中医诊断学发展史

中医诊断疾病的理论与方法是中医历代医家长期临证实践经验的结晶，其理论的形成可以追溯至先秦时期。早在《周礼·天官》中就记载了"以五气、五声、五色视其死生"的诊病方法。春秋战国时期著名医家扁鹊就已运用"切脉、望色、听声、写形"等方法"言病之所在"。1972 年，在湖南长沙发掘的西汉时期的马王堆汉墓中出土了《脉法》《阴阳脉证死候》《五十二

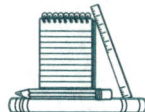

病方》等医书。其中，《阴阳脉证死候》被认为是现存最早的诊断学专书；《五十二病方》中对某些疾病的诊治已具备辨证论治的雏形。

春秋战国及两汉时期，中医诊断学的基础得以奠定。《难经》特别重视脉诊，创造性地提出了"独取寸口"的诊脉方法，对后世脉诊的发展影响极大。中医经典著作《黄帝内经》提出了诊病和辨证相结合的诊断思路，重视"望、闻、问、切"四诊察病。西汉名医淳于意首创"诊籍"，记录患者的姓名、住址、症状、方药、日期等原始资料。东汉"医圣"张仲景以病、脉、证、治为纲，融理、法、方、药为一体，编著了《伤寒杂病论》，创立了"以六经辨伤寒，用脏腑辨杂病"的中医辨证论治理论体系，对诊病、辨证、论治提出了规范，具有重要的临床意义。东汉名医华佗所著《中藏经》，在诊断疾病中提出了"形、色、脉、证"相结合，以脉证为中心阐述五脏六腑寒热虚实的辨证方法。

晋隋唐时期，涌现了许多专门研究疾病诊断的医家和论著。西晋王叔和所著《脉经》是我国现存最早的脉学专著。它总结了汉以前的脉学经验，阐明了脉理，分述三部九候、寸口、二十四脉等脉法，为后来诊脉的规范化、系统化奠定了基础。晋代葛洪所著《肘后备急方》记录了对天行发斑疮（天花）、麻风等传染病根据发病特点和临床症状做出诊断的过程；对黄疸患者提出了白纸验尿、察尿颜色的诊病方法。隋代巢元方所著《诸病源候论》是我国第一部论述病源与证候诊断的专著。全书共分67门，以内科疾病为重点，列有外科、眼科、妇科等多科疾病的病候共1739候，内容丰富，诊断标准明确；它对诊断某些传染病、寄生虫病的论述亦很精辟，充实和发展了中医诊断学的内容。唐代药王孙思邈所著《备急千金要方》提出了诊病要透过现象看本质，不要被外在表象所迷惑的观点。

宋金元时期，中医诊断学迅速发展，出现了各种独到的诊断方法，大量脉诊、舌诊专著亦不断问世。宋代医家陈无择所著《三因极一病证方论》是我国最早的病因辨证理论与方法的专著，提出了内因、外因、不内外因的三因辨证。宋代钱乙所著《小儿药证直诀》是我国最早的儿科学专著，提出了以五脏为纲的儿科辨证方法。脉诊方面，宋代朱肱所著《南阳活人书》提出了切脉是辨伤寒寒热虚实的关键所在；施发所著《察病指南》描绘脉图33种，以图示意脉象；南宋崔嘉彦所著《崔氏脉诀》以浮沉迟数为纲，分类论述24脉；金元时期滑伯仁所著《诊家枢要》记载脉象30种，提出了举、寻、按三种诊脉指法；戴启宗所著《脉诀刊误集解》着重阐释了脉理，并对以前的脉学进行了勘误；刘昉所著《幼幼新书》运用图文并茂的方式记载了小儿指纹诊法，是我国最早记载小儿指纹诊法的文献。舌诊方面，敖继翁所著《金镜录》载图12幅，以舌验证，论述伤寒舌诊，是我国现存的第一部舌诊专著；《金镜录》被元代杜清碧增补为36图，即现存的《敖氏伤寒金镜录》。金元四大家在诊察疾病上各具特色、各有侧重：刘完素重视病机辨识；张子和重视症状鉴别；李杲重视四诊合参；朱丹溪重视司外揣内。

明清时期，脉诊、舌诊和辨证的发展突出，成就显著。脉诊方面，明代李时珍所著《濒湖脉学》取诸家脉学之精华，详细论述了27种脉象的特征、主病和同类脉的鉴别，并将其编为歌诀，便于记诵，为后世医家所推崇。舌诊方面，清代研究颇多，且附有图谱。张登所辑《伤寒舌鉴》载图120幅；梁玉瑜所辑《舌鉴辨正》载图149幅。辨证方面，清代医家创立了外感温热病的卫气营血辨证和三焦辨证等方法，大大丰富和发展了中医辨证学。清代叶天士所著《外感温热篇》创立了卫气营血辨证之法，并重视察舌、验齿、辨斑疹等诊法在诊病中的作用。清代吴鞠通所著《温病条辨》创立了三焦辨证方法。郑钦安《医学真理》指出："医学一途，不难于用药，而难于识症。亦不难于识症，而难于识阴阳。"四诊方面，清代吴谦所著《医宗金鉴·四诊心法要诀》以四言歌诀简要地介绍了四诊理论和方法，便于使用。

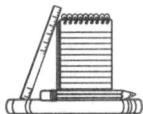

新中国成立以后，中医诊断学发展迅猛，大量专著的问世使中医诊断学日趋完善和规范。陈泽霖等编著的《舌诊研究》、曹炳章主编的《彩图辨舌指南》、赵金铎主编的《中医症状鉴别诊断学》《中医证候鉴别诊断学》、朱文锋主编的《中医诊断与鉴别诊断学》《常见症状中医诊断学》，以及《中医临床诊断术语》《中医病证分类与代码》等国家标准和《中医病证诊断治疗标准》等中医药行业规范标准的出版，尤其是《中医诊断学》多版规划教材的编撰，使中医诊断学的内容更为系统、完整和规范。

随着现代科学技术的发展，声学、光学、磁学、电子学，以及信息论、系统论、控制论、生物医学工程、电子计算机等方面的知识被广泛应用到医学领域。中医诊断疾病的方法和手段日益丰富，如结合现代科学研制的脉象仪、舌诊仪等仪器使四诊更加科学化、客观化、规范化。在多学科综合运用研究方面，不少领域亦取得了令人瞩目的成果，中医诊断学的发展进入了一个前所未有的新时期。

知识链接

《肘后备急方》中的世界之最

《肘后备急方》是一部集大成的急救医方书，所载疾病、医方、医技等内容均是我国乃至世界医学界中最早的。

1. 疾病之最

（1）最早的"天花病"记载："比岁有病时行，仍发疮，头面及身，须臾周匝，状如火疮，皆戴白浆，随决随生，不即治，剧者多死。"

（2）最早的"脚气病"记载："脚气之病，先起岭南，稍来江东，得之无渐，或微觉疼痹，或两胫小满，或行起忽弱，或小腹不仁，或时冷时热，皆其候也。不即治，转上入腹，便发气，则杀人。"

2. 技术之最

（1）最早的导尿术记载："细末雌黄，蜜和丸，取如枣核大，内溺孔中，令半寸，亦以竹管注阴，令痛朔之通。"

（2）最早的"引流术"记载："毒病下部，生疮者……深导之，又生漆涂之，绵导之。""又方煮桃皮，煎如饴，以绵导之。"

——摘自周学鹏等《〈肘后备急方〉中医学之最及其临床意义》

项目二 中医诊断学的主要内容

中医诊断学的主要内容包括诊法、辨证、辨病和病历书写等。

一、诊法

诊法，是中医诊察病情、收集病情资料的基本方法，内容包括望、闻、问、切四种诊察方法，简称"四诊"。

望诊，是医生运用视觉器官对患者的整体和局部及排泄物、分泌物等进行观察，以获得病情资料的诊察方法。望诊是四诊之首，有"望而知之谓之神"之说。

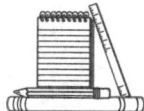

闻诊，是医生运用听觉器官对患者的语言、呼吸、咳嗽等声音进行辨别，运用嗅觉器官对患者机体或排出物的异常气味进行分辨，以获得病情资料的诊察方法。

问诊，是医生有目的地询问患者的自我感觉症状、相关病史资料，以获得病情资料的诊察方法。

切诊，是医生运用触觉器官对患者进行切脉，触按患者身体相关部位，以获取脉象、体征等病情资料的诊察方法。

望、闻、问、切四诊分别从不同角度了解病情，相互补充。因此，在临床工作中应四诊合参，不可偏废，只有这样才能全面掌握患者的病情，为正确诊断疾病和准确辨证提供依据。

二、辨证

辨证，是中医诊断疾病的核心，也是中医诊病的基本特点之一。只有准确的辨证才能为临床治疗疾病提供依据。在学习辨证概念之前，先要清楚中医中的症、证、病三者的概念、区别和联系。

症，即症状，包括症状和体征。症状是患者自我感觉身体的不适和异常变化，如头痛、胸闷、腹胀等；体征是医生在诊察患者身体时发现的异常客观征象，如面红、目赤红肿、舌质红、苔黄、脉数等。症是诊断疾病的重要依据，但单个散在的症状不能反映疾病的本质，只有在一组相关的症状群中透过现象看本质才能找出病变的关键所在。

证，即证候。证是疾病过程中一定（当前）阶段的病因、病位、病性及邪正盛衰等病变本质的概括。例如痰热蕴肺证：病位在肺；病性为实热；病机是有形热痰蕴结于肺，肺失宣降；临床表现为发热、胸闷、咳嗽、咳黄稠痰、舌质红、苔黄等。

病，即疾病，是指病因作用于机体所产生的，具有特定发病机理、发病形式、发展规律和转归的病变全过程。同一疾病的病变过程可含若干特定的相关症状和不同阶段前后衔接的证候。如肺痈，早期以肺卫症状为主，表现为发热、恶寒、咳嗽症状；成痈期为邪热壅肺，蒸液成痰，气分热毒浸淫及血，热壅血瘀，蕴酿成痈，表现为高热、振寒、咳嗽、气急、胸痛等痰瘀热毒蕴肺的证候；溃脓期为痰热与瘀血壅阻肺络，肉腐血败化脓，脓疡溃破，排出大量腥臭脓痰或脓血痰；恢复期则为邪去正虚，见阴伤气耗病变，继则正气逐渐恢复，痈疡渐告愈合。

辨证，是在中医理论指导下对所收集的四诊资料进行分析、辨别、归纳、综合判断并概括为证候类型的思维过程。它是对疾病当前阶段的病因、病位、病性、邪正盛衰等疾病本质的概括。中医的辨证方法主要包括八纲辨证、气血津液辨证、脏腑辨证、六经辨证、卫气营血辨证、三焦辨证、病因辨证、经络辨证等。

三、辨病

辨病，也称诊病，是在中医理论指导下，综合分析收集的四诊资料，对疾病的病种做出判断，得出病名诊断的思维过程。疾病的病名是对该病全过程的特点和规律所做出的抽象与概括，如痢疾、中风、消渴、麻疹、白喉等。

中医诊断虽然包括辨病（病名诊断）和辨证（证型诊断），但重点在于辨证。在诊断疾病过程中，要求运用正确的思维方法，对系统、完整的四诊资料进行抽丝剥茧，去伪存真，抓住主症，发现疾病的本质，给出准确的病名和证型。

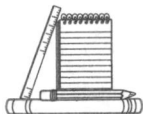

四、病历书写

病历，即病案，古称医案、诊籍、脉案。它是按一定的格式，系统、准确、完整、如实地记录患者诊疗情况的书面文案资料。病历书写是医生必须掌握的基本临床技能。规范的病历书写，要求医生将患者的临床表现、诊断和治疗等情况详实、全面地记录下来。病历是具有法律效力的、重要的医疗、科研、教学、管理文案资料。

项目三　中医诊断的基本原理

中医学认为，人体是以五脏为中心，以经络为通路，以精气血津液为物质基础的一个有机整体，在结构上、生理上相互联系，在病理上相互影响。因此，全身的病理变化可反映于局部，局部的病变可以产生全身性的反应。病变本质虽藏于内，但必有相应的症状和体征反映于外，即"有诸内者，必形诸外"。所以，通过视其外应便可知其病变之所在。中医诊断的基本原理主要有司外揣内、见微知著、知常达变三个方面。

一、司外揣内

司外揣内，又称"以表知里"。外，指疾病显现于外的症状、体征；内，指脏腑气血等内在的病理本质。司外揣内是通过观察、分析患者表现于外的症状和体征，以测知内在病变本质。司外揣内这一诊断原理是"透过现象看本质"的辩证法思想在中医学的具体运用。

二、见微知著

微，微小、局部变化；著，明显、整体情况。见微知著是指通过观察局部微小的变化，以测知整体的、全身的病理变化。如中医在脉诊时，通过"独取寸口"的方法就可以了解全身气血状况，因为寸口是手太阴肺经所过之处，而肺具朝百脉之功。又如中医通过观察局部舌的变化即可了解脏腑气血的整体状况，这是因为舌为心之苗，舌与其他脏腑及经络都有着密切联系。见微知著的诊断原理，是古代医家将"以局部测知整体"这一辩证法思想运用于医疗实践的结果。

三、知常达变

常，指正常、生理的状态；变，指异常、病理的状态。知常达变是指在诊察疾病时，在认识人体正常生理表现的基础上，通过对比来发现太过或不及的病理变化。

常与变，生理表现与病理变化，是相比较而存在的。只有熟知人体生理表现，才能在诊察疾病时，发现与正常生理有异的病理变化。如诊察面色、舌象、脉象时，只有在与正常相比较之下，才能测知其有何异常变化。

项目四　中医诊断的基本原则

人体是极其复杂的，疾病的病理变化亦是千变万化的。诊断疾病时，如想在错综复杂、千变万化的病情中抓住疾病的本质，做出准确的诊断，就应熟练掌握中医学的基本理论、基本知

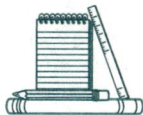

识和基本技能，更要遵循中医诊断疾病的基本原则。中医诊断的基本原则包括整体审察、四诊合参、辨证求本、病证结合四个方面。

一、整体审察

整体审察是指诊断疾病时，应重视患者机体整体的病理变化，同时还应考虑患者所处的自然环境与社会环境对病情的影响。人体自身是一个有机的整体，结构上相互连接，生理功能上互相配合，病理上必定相互影响。局部病变可以影响全身，全身的病变可以反映局部；体表疾病可以影响脏腑，脏腑疾病可以反映体表；情志疾病可以影响脏腑功能，脏腑病变也可以影响人的情志活动。因此，在诊断疾病时，必须对病情资料进行全面分析、综合判断，以防止片面地出现"只见树木，不见森林"的现象。

人是自然的产物、社会的基本元素，人体的生命活动与外界环境、社会环境息息相关。自然界气候的变化、诸多社会因素都对人体有着直接的影响。因此，在诊断疾病时，不仅要重视机体自身的统一性，还要考虑机体与自然环境、社会环境等诸因素对疾病的影响。如夏天人体汗多尿少、冬天人体汗少尿多是人体通过汗、尿的变化而调节体温的现象，因此，在诊察患者体温、汗、尿时，必须考虑季节气候对人体的影响；同时还要考虑社会环境、心理因素对人体的影响，如情绪紧张、激动也可导致汗出增多，引起体温的变化。

二、四诊合参

四诊合参是指诊察疾病时必须四诊并用，以全面收集病情资料；诊断疾病时，必须四诊并重、综合分析、参照互证，以全面准确地做出诊断，准确地辨别证候。中医四诊是从不同角度诊察疾病的方法，各自有其独特意义，也有一定的局限性，而疾病是一个复杂的过程，其病变可体现在多个方面。因此，在诊病时要求务必做到四诊合参，只有全面应用四诊，才能系统地收集病情资料，确保诊断正确。片面夸大任何一诊的作用而忽视其他诊法的观点和做法，都可能影响疾病的诊断结果而导致误诊。

三、辨证求本

"本"，即根本、本质。辨证求本，指通过对四诊收集到的症状、体征、病史及其他临床资料进行分析、综合、辨别、判断，寻求疾病最根本的病变实质及其规律的过程。中医学认为，病机就是对疾病本质的高度概括。求本的过程就是探求病机的过程，也是确定证型的过程。如痰热蕴肺证，临床表现为胸闷、咳嗽、咳黄稠痰、舌红、苔黄腻、脉滑数等，便知病位在肺，病邪是痰热，病机是痰热蕴肺，肺失宣降，证型为痰热蕴肺证。

四、病证结合

病证结合指在疾病诊断过程中，要做到辨病和辨证的有机结合。辨病是对疾病全过程与发展规律的概括，是在诊察疾病时抓住疾病的基本矛盾；辨证是对疾病当前阶段的病位、病性等所做出的结论，是抓住当前疾病的主要矛盾。只有从普遍规律中抓住最主要的、实质性的问题，才能有效地解决矛盾，才符合认识论的规律。所以，中医在诊断疾病时，十分强调辨病与辨证相结合，只有这样才能对疾病做出准确的诊断，从而为后期的治疗打下良好的基础。

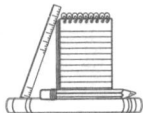

项目五 学习中医诊断学的方法

中医诊断学是一门集理论性、实践性和科学性于一体的学科，是中医基本理论、基本知识、基本思维和基本技能在诊断疾病进程中的具体运用。学好中医诊断学必须培养正确的学习方法。

一、掌握中医基本理论是学好中医诊断学的前提

要想学好中医诊断学的基本知识和基本技能、正确诊断疾病、精准辨识病证，就必须牢固掌握中医基本理论。例如诊察神、色、形、态的生理病理基础及病理舌象、脉象的临床意义，五脏气血经络的病变特点，以及确定病因、病位、病性、病势等诊断内容，均离不开人体的生理病理和病因病机等基本理论知识。如要正确理解人体的病理表现，就必须清楚地认识人体的生理现象，同时熟知各种病因的致病特点、疾病发生发展变化的机理，只有这样才能做到知常达变，不但知其然，而且知其所以然。因此，掌握好、运用好中医基本理论、基本知识和基本技能是学好中医诊断学的前提。

二、培养中医临证能力是学好中医诊断学的重点

"熟读王叔和，不如临证多。"中医理论源于临床实践，是历代中医学家长期临床实践的经验总结。中医诊断学中的临证诊断方法与技巧，只有在临床实践操作过程中仔细揣摩、反复体会才会逐渐掌握和不断提高。例如脉象浮、沉、迟、数、虚、实、结、代等，只有在临证时反复加以训练，才能体会其中的奥妙；各种舌象的主病，亦只有在临床中才能真正理解、得以检验。因此，着力培养和提升中医临证能力是学好中医诊断学的重点，而早实践、多实践、反复实践、反复体会、边学边练则是学好中医诊断学的必由之路。

三、建立中医思维模式是学好中医诊断学的关键

正确的思维模式是认识和把握事物的关键。诊断疾病和辨别病证，从收集四诊资料到做出病、证的判断，是中医从感性认识到理性认识的过程，是中医理论知识和科学思维在临床实践中的综合运用。中医的宏观思维、形象思维、天人合一的整体观、中和思想等特有的思维方式和研究方法是学习理解中医基础理论、正确认识人体生理病理、正确诊断疾病和精准辨别病证的关键所在。在临床诊断疾病的过程中，除要具备渊博的中医基础知识、扎实的中医技术技能外，还需建立中医思维模式，着重培养中医思维方法，只有这样才能对疾病做出正确的诊断，对病证做出精准的辨证。

小 结

绪论主要阐述了中医诊断学的基本概念、课程性质及本课程在中医学中的地位；回顾了中医诊断学的发展史；介绍了中医诊病的基本原理和应遵循的基本原则；介绍了中医诊断学的主要内容及学习中医诊断学的方法。学生通过对本单元的学习，可从整体上了解和把握中医诊断学的内容，知晓中医诊病的基本原理，把握中医诊病过程中应遵循的基本原则，并运用正确的学习方法和思维模式学好本门课程，为进一步学习后续临床课程打下坚实的基础。

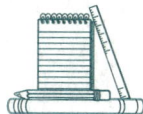

复习思考题

1. 下列哪项不属中医诊断的基本原则（   ）
   A. 辨证施治   B. 整体审察
   C. 四诊合参   D. 辨证求本
   E. 病证结合

2. 司外揣内最确切的表述是（   ）
   A. 有诸内必形诸外   B. 从外环境测知内环境
   C. 从表象测知本质   D. 观察患者外部表现，测知体内病理本质
   E. 从体表情况测知脏腑病变

3. "辨证求本"就是（   ）
   A. 找准病因   B. 判断病位
   C. 确定病性   D. 推测病势
   E. 概括病机

4. 中医诊断疾病的基本原理是什么？

5. 中医诊断疾病的基本原则是什么？

扫一扫，知答案

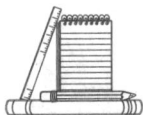

模块二　诊　法

诊法，是诊察疾病、收集病情资料的基本方法。中医诊法的内容十分丰富，主要包括望、闻、问、切四诊。通过四诊收集的临床资料，特别是症状、体征，是判断病种、辨别证候的主要依据，而四诊各有侧重，因此，中医临证时应四诊合参。熟练掌握四诊的基本方法和技巧，只有这样才能收集客观、真实、全面的病史资料，从而提高诊断的正确率。

项目一　望　诊

扫一扫，查阅本项目 PPT 等数字资源

【学习目标】

1. 掌握望全身神、色、形、态的临床表现和意义。

2. 掌握正常舌象；望舌色、舌形、舌态变化，苔质、苔色变化的临床意义；舌质和舌苔的综合诊察。

3. 掌握望小儿指纹的基本内容和临床意义。

4. 熟悉望诊的概念、方法、内容和注意事项；舌的结构、舌与脏腑的关系、舌的生理变异；舌象诊病的原理和舌诊的注意事项。

5. 了解局部望诊的基本方法和基本内容。

6. 能运用望诊的知识和技能接诊患者，收集病情资料，诊察病情；具备辨别临床常见舌象的能力。

望诊，是医生运用视觉器官对患者的整体和局部及排泄物、分泌物等进行有目的的观察，以获得病情资料诊察方法。望诊在四诊中占有重要地位，被列为四诊之首，故在《难经》中有"望而知之谓之神"之说。

中医学认为，人体是一个有机的整体，内在脏腑和外在形体官窍、四肢百骸，通过经络密切相连，生理上相互关联，病理上相互影响。人体外部的表现，特别是精神、面色、舌象的变化，与内在脏腑的虚实、气血的盛衰有密切关系。当内在脏腑经络、气血津液等发生病理变化时，必然会通过经络传导反映于体表或影响相应的形体官窍。因此，观察人体外部的各种表现及其变化，便可测知内在脏腑功能的强弱，以及气血阴阳的盛衰。正如《灵枢·本脏》所云："视其外应，以知其内脏，则知所病矣。"

望诊主要包括望神、望色、望形态、望头面五官、望躯体、望四肢、望二阴、望皮肤、望排出物、望小儿食指络脉及望舌等。

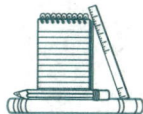

望诊的注意事项：一是光线充足，应在充足的自然光下进行望诊，避开有色光；二是诊室的温度适宜，只有当诊室温度适宜时，患者的皮肤、肌肉才会自然放松，气血运行通畅，疾病的征象才可能真实地显露出来；三是充分暴露受检部位，以便完整、细致地观察需要观察的各个方面；四是对于个别与整体病情不相符的征象应认真分析，排除假象。

一、全身望诊

全身望诊又称"整体望诊"，指医生通过观察患者精神、色泽、形体、姿态等全身情况的变化对其整体状况做出初步判断的过程。

（一）望神

──【考纲摘要】────────────────────────────

1. 得神。

2. 失神、少神、假神的常见临床表现及其意义。

3. 神乱的常见临床表现及其意义。

─────────────────────────────────────

1. 望神的概念　"神"有广义和狭义之分。广义的神是指整个人体生命活动的外在表现；狭义的神是指人的精神、意识、思维、情志活动。望神之"神"既包括广义之神，又包括狭义之神。

望神是指通过观察人体生命活动的整体表现来判断病情的方法。神以精气为物质基础，望神可以了解脏腑精气的盛衰及病情的轻重和预后。神作为生命活动现象的高度概括，可通过人体多方面表现综合反映出来，如精神表情、意识思维、面色眼神、语言呼吸、动作体态、舌脉象等。重点观察眼神、神情、气色和体态，而望眼神最为关键。

2. 望神的意义　神的产生与人体精气和脏腑功能的关系非常密切。神产生于先天之精，又依赖后天水谷之精的不断充养。先天之精充足，则精所化生的气血津液充足，脏腑功能正常，人体就能表现出有神。可见，神是以先后天之精及其所化生的气血津液为物质基础，最终通过脏腑的功能活动表现于外的。所以，精气充足则体健神旺，抗病力强，患病多轻，预后较好；精气亏虚则体弱神衰，抗病力弱，患病多重，预后较差。因此，观察患者神的旺衰变化可以诊察其精气的盛衰，推断病情的轻重和预后。

3. 神的表现形式与临床意义　临床根据神的旺衰和病情的轻重将神的表现概括为得神、少神、失神、假神和神乱五种。

（1）**得神**　又称"有神"，是精充、气足、神旺的表现。

［临床表现］神志清楚，言语清晰，面色荣润，含蓄不露，表情自然，目光明亮，精彩内含，动作灵活，反应灵敏，肌肉不削，体态自如，呼吸平稳。

［临床意义］是精气充足，体健神旺的表现。即使有病也是脏腑精气未伤，主病轻浅，预后良好。

（2）**少神**　介于得神与失神之间，又称"神气不足"，是精气不足，神气不旺的表现。

［临床表现］精神不振，两目乏神，面色少华，暗淡不荣，肌肉松软，倦怠乏力，少气懒言，动作迟缓。

［临床意义］是正气不足，精气轻度损伤、脏腑功能减弱的表现，常见于体弱者，或轻病，或病后恢复期。

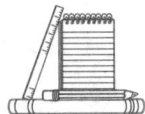

（3）失神　又称"无神"，是精亏神衰或邪盛神乱的重病表现，分正衰失神和邪盛失神两种情况。

1）正衰失神

［临床表现］目无精彩，眼神呆滞，精神萎靡，意识模糊，反应迟钝，思维混乱，言语低微，面色无华或晦暗，表情淡漠，呼吸微弱或喘促无力，手撒遗尿，肌肉瘦削，动作艰难或神昏郑声。

［临床意义］是脏腑精气衰竭、正气大伤的表现，多见于久病重病之人，其病情深重，预后不良。

2）邪盛失神

［临床表现］壮热烦躁，呼吸气粗，喉中痰鸣，四肢抽搐，神昏谵语，躁扰不宁，或循衣摸床，撮空理线，或卒倒神昏，两手握固，牙关紧闭等。

［临床意义］是邪热亢盛，内陷心包，扰乱神明，或肝风夹痰，蒙蔽清窍，气机闭塞的表现，多见于急性危重症患者。

（4）假神　指久病、重病之人，精气本已衰竭，却突然出现精神等暂时"好转"的假象，古人称作"残灯复明""回光返照"。

［临床表现］久病、重病之人，本已精神萎靡，神志不清，却突然精神转佳，神志似清，言语不休，想见亲人；本已目光晦滞却突然目光转亮；本已面色晦暗却突然两颧泛红如妆；或本无食欲，或久不能食，却突然欲进食物或食量大增等。

［临床意义］久病脏腑精气极度衰竭，正气将绝，阴不敛阳，虚阳外越，阴阳即将离决的表现，属病危，多见于临终之前。

（5）神乱　指精神意识错乱失常的表现。

［临床表现］焦虑恐惧，淡漠痴呆，狂躁妄动，猝然昏仆等，多见于脏躁、癫病、狂病、痫病等疾病。

①脏躁：表现为精神忧郁，焦虑不安，喜怒无常，心悸胆怯，不敢独处，多因心胆气虚，心神失养所致。

②癫病：表现为神识痴呆，表情淡漠，喃喃自语，哭笑无常，多因情志内伤，气郁痰凝，蒙蔽心神；或先天不足，脑神虚损所致。

③狂病：表现为狂妄躁动，哭笑怒骂，胡言乱语，打人毁物，骂詈不避亲疏，甚则登高而歌，弃衣而走，妄行不休，力逾常人，多因气郁化火，灼津为痰，痰火扰乱神明所致。

④痫病：表现为猝然昏倒，四肢抽搐，两目上视，口吐涎沫，口出异声，醒后如常，多与先天禀赋有关，常因肝风夹痰上扰，蒙蔽清窍所致。

［临床意义］神乱有虚实之分，虚者多因心神失养或脑神虚损所致；实者多因气郁、痰凝、痰火蒙蔽清窍，或扰乱神明所致。神乱主要是指神志异常，不一定意味着病情严重，多反复发作，而缓解期常不出现神志异常。

4.望神的注意事项　临证望神，除了对各种神气的表现进行认真观察外，还应注意以下事项。

（1）做到一会即觉　患者神的表现往往在无意之时流露最真，所以，医生要重视刚刚接触患者时的第一印象，做到静心凝神，以神会神，一会即觉，以获得对患者神旺衰的真实印象。

（2）做到神形合参　神为形之主，形为神之舍。一般情况下，体健则神旺，体弱则神衰。

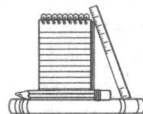

若神形表现不一时，必须神形合参才不致误诊。如久病形羸色败，虽神志清醒，亦属失神；新病昏迷狂躁，则虽形体丰满亦非佳兆。

（3）抓住失神主症　有些症状和体征对判断失神具有重要的诊断意义，应特别留意。如神昏谵语、循衣摸床、猝倒神昏、手撒遗尿，骨枯肉脱、形羸色败，饮食不入、泄泻不止等症，一旦出现，多为病重失神之象。

（二）望色

── 【考纲摘要】──

1. 常色与病色的分类、临床表现及其意义。

2. 五色主病的临床表现及其意义。

望色又称"色诊"，是医生通过观察患者全身皮肤的色泽变化来诊察疾病的方法。因人体皮肤色泽变化以面部表现最为明显，所以，望色主要以望面部色泽变化为主。

1. 面部色诊的原理　观察面部色泽的变化可以了解内在脏腑的生理、病理变化，以诊断疾病。其因有二：一是面部血脉丰富，是脏腑精气之外荣，全身"十二经脉，三百六十五络，其血气皆上于面而走空窍"（《素问·邪气脏腑病形》）。二是面部皮肤薄嫩外露，其色泽变化最易于观察。

2. 面部色诊的意义

（1）判断气血盛衰　面部是观察人体气血变化的窗口，脏腑气血的盛衰在面部反映最明显。面色红润光泽，为气血充盛；面色淡白无华，为气血不足；面色晦暗青紫，属气血瘀滞等。

（2）辨别病邪性质　机体感受不同的病邪会引起体内不同的病理变化，反映在面部就会出现不同的色泽改变。面色赤，多为热证；面色白，多为寒证或阳虚证；面色青紫，多为气滞血瘀；面色黄，多为湿阻等。

（3）确定病变部位　中医五行学说认为，五色与五脏相应。生理情况下，五脏之色隐含于皮肤之中而不外露，一旦脏腑有病，其病色可明显暴露于外，即所谓"真脏色外露"。脾病可见面黄；肾病可见面黑等。另外，当脏腑发生病变时，也可在面部相应区域出现色泽改变。因此，观察面部不同区域的色泽变化，有助于判断病变的具体脏腑定位。然而，疾病变化错综复杂，在临床诊断时一定要将面部色诊与其他四诊资料进行综合分析判断，只有这样才能做出正确判断。

（4）预测疾病轻重与转归　色泽是脏腑精气外荣的表现，色是肤色和血色的相兼，属阴主血；泽指明润度，即光泽，属阳主气。色反映血液的盈亏与运行情况；泽反映脏腑精气的盛衰。色与泽不可分离，临床诊断时必须将色、泽综合起来进行判断。面色荣润光泽、含蓄不露者，称为"善色"，是脏腑气血充足的表现，虽病而脏腑精气未衰，病情较轻，预后良好；面色晦暗枯槁、真色暴露者，称为"恶色"，表明脏腑精气已衰，属病重，预后不良。

知识链接

《灵枢·五色》面部分候脏腑法：鼻称明堂，眉间称阙，额称庭（颜），颊侧称藩，耳门称蔽，眉心候肺，鼻根候心，鼻柱候肝，鼻尖候脾，颊候肾。

---

3. 常色与病色　望面色要注意识别常色与病色。

（1）常色　指人体健康时面部皮肤的色泽。其特点是明润含蓄。明润，即光明润泽，表明

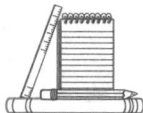

人体精气充足，脏腑功能正常，是有神气的表现。含蓄，指面色红黄隐隐，含于皮肤之内而不过于暴露，表明胃气充足，精气内含而不外泄，是有胃气的表现。常色有主色和客色之分。

1）主色 指与生俱来，一生基本不变的肤色，属个体肤色特征。因民族、禀赋等不同，肤色可有偏青、偏赤、偏黄、偏白、偏黑的个体差异。中国人多属黄种人，其正常面色是红黄隐隐，明润含蓄。

2）客色 指因季节、气候、昼夜等外界环境因素的变动或因生活条件的差别而发生面色短暂、轻微的改变。如春季面稍青，夏季面稍赤，长夏面稍黄，秋季面稍白，冬季面稍黑；白昼面色红润，黑夜面色暗淡；喜则面赤，怒则青紫，忧则色沉，思则面黄，悲则泽减，恐则苍白等。除上述变化外，人的面色还可因运动、饮酒、水土、职业、年龄、日晒等因素的影响而发生改变。

（2）病色 指人体在疾病状态时面部的色泽。其特点是晦暗枯槁，或暴露浮显。晦暗指面部皮肤枯槁发暗而无光泽，是脏腑精气虚衰，胃气不能上荣的表现。暴露，指某种面色异常明显地显露于外，是病色外现或真脏色外露的表现。因病情有轻重不同，病色又有善色、恶色之分。

1）善色 指患者面色异常，但光明润泽，提示病变尚轻，虽病而脏腑精气未衰，胃气尚能上荣于面，多见于轻病、新病，其病易治，预后较好。

2）恶色 指患者面色异常，且枯槁晦暗，提示病变深重，脏腑精气已衰，胃气不能上荣于面，多见于重病、久病，其病难治，预后不良。

根据《素问·五脏生成》记载，列表比较常色、善色、恶色如下（表2-1）。

表2-1 常色、善色、恶色鉴别表

五色	正常面色（常色）	轻病面色（善色）	重病面色（恶色）
青	如以缟裹绀	如翠羽	如草兹
赤	如以缟裹朱	如鸡冠	如衃血
黄	如以缟裹瓜蒌实	如蟹腹	如枳实
白	如以缟裹红	如豕膏	如枯骨
黑	如以缟裹紫	如乌羽	如炲

4.五色主病 病色主要有青、赤、黄、白、黑五种，分别提示不同脏腑的病变和不同性质的疾病。根据患者面部五色变化来诊察疾病的方法，称"五色诊"。

（1）青色 主寒证、痛证、血瘀、气滞、惊风、肝病。

［机理］多因经脉瘀滞，气血运行不畅所致。

［临床意义］

1）面色淡青，多为虚寒证。

2）面色青黑，多因实寒证，疼痛剧烈所致。

3）面色青灰，口唇青紫，兼心胸憋闷疼痛，肢冷脉微，多因心阳不振、心脉痹阻所致，常见于胸痹、真心痛。

4）久病面色青灰，口唇青紫，多因心气、心阳虚衰，心血瘀阻，或肺气郁闭，呼吸不利所致。

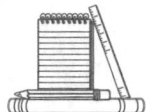

5）心悸、胸痛反复发作，突发剧烈胸痛，面色青灰，口唇青紫，冷汗不止，肢凉脉微，属心阳暴脱。

6）小儿高热，眉间、鼻柱、唇周色青，多属惊风，或惊风先兆。

（2）赤色　主热证，亦可见于真寒假热的戴阳证。

[机理]多因热盛而脉络扩张，面部气血充盈，或虚阳浮越所致。

[临床意义]

1）满面通红，多属外感发热或脏腑火热炽盛的实热证。

2）午后两颧潮红，多属阴虚阳亢，虚火上炎的虚热证。

3）久病、重病，面色苍白，颧颊部时而泛红如妆，游移不定，多属久病阳气虚衰，阴盛格阳，虚阳浮越的戴阳证。

（3）黄色　主脾虚、湿证。

[机理]多因脾虚失运，气血乏源，面部失荣，或湿邪内蕴所致。

[临床意义]

1）面色淡黄而晦暗不泽者，称"萎黄"，多因脾胃气虚，运化无力，气血不足所致。

2）面色黄而虚浮者，称"黄胖"，多因脾气虚弱，水湿内停，泛溢肌肤所致。

3）面目一身俱黄者，称"黄疸"。若黄而鲜明如橘皮色者，为阳黄，多因湿热熏蒸所致；黄而晦暗如烟熏者，为阴黄，多因寒湿困阻所致。

4）面色苍黄者，多因肝郁脾虚所致。

（4）白色　主气血不足、寒证、失血证。

[机理]多因气血不足或失血，气血不能上荣于面所致；或寒邪凝滞，脉络收缩，血行迟滞，或阳气不足，温运无力，血行迟缓，导致面部脉络不充所致。

[临床意义]

1）面色淡白无华，唇舌色淡，多因气血不足或失血所致。

2）面色㿠白，兼畏寒、肢冷，多属阳气不足的虚寒证。

3）面色㿠白虚浮，多因阳虚水泛所致。

4）面色苍白，伴大出血，多属脱血。

5）面色苍白，四肢厥冷，冷汗淋漓，多属阳气暴脱之亡阳证。

6）面色苍白，形寒肢冷，多属阴寒凝滞，血行不畅之实寒证。

（5）黑色　主肾虚、寒证、水饮、血瘀。

[机理]多因肾阳虚衰，水饮不化，阴寒内盛，血失温养，或肾精亏虚，面部失荣所致。

[临床意义]

1）面黑暗淡，多因阳虚火衰，水寒不化，血失温养所致，属肾阳虚证。

2）面黑干焦，多因阴虚火旺，虚火灼阴，面部失养所致，属肾阴虚证。

3）眼眶周围色黑，多属肾虚水饮，或寒湿带下。

4）面色黧黑，肌肤甲错，多因瘀血久停，肌肤失养所致。

5.望色的注意事项　望面色，要善于观察面部色泽的动态变化，注意比较患者的面色与周围人群的常色，同时要注意观察患者其他部位皮肤的色泽形态变化，还要注意光线、昼夜、情绪、饮酒、饥饱等非疾病因素对面色的影响。当患者的面色不易辨别，或面色与病性、病位不一致时，应结合其他诊法进行综合判断，以免造成误诊。

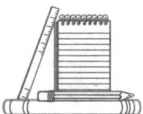

知识链接

《望诊遵经》望色十法

《望诊遵经》望色十法，即"浮、沉、清、浊、微、甚、散、抟、泽、夭"，是临证察色的要领，是观察面色动态变化的法则。它以浮沉、清浊、微甚、散抟、泽夭五对纲领，来分析判断疾病的表里、阴阳、新久、轻重、善恶，以及邪正的虚实和疾病的转归情况。凡色表现为浮、清、微、散、泽者，多属表证、新病、轻病；色表现为沉、浊、甚、抟、夭者，多属里证、久病、重病。

1.浮沉　浮是病色浮显于皮肤之表，主表证；沉是病色沉隐于皮肤之内，主里证。面色由浮转沉，是病邪由表入里；由沉转浮，是病邪自里出表。

2.清浊　清是面色清晰鲜明，主阳证；浊是面色浑浊晦暗，主阴证。面色由清转浊，是病从阳转阴；由浊转清，是病由阴转阳。

3.微甚　微是面色浅淡，主虚证；甚是面色深浓，主实证。面色由微转甚，是病因虚致实；由甚转微，是病由实转虚。

4.散抟　散是病色分散而稀疏，主新病，或病邪将解；抟是病色结聚而深滞，主久病，或病邪渐聚。面色由抟转散，是病虽久而邪将解；由散转抟，是病虽近而邪渐聚。

5.泽夭　泽是面色润泽明亮，主精气未衰，病轻易治；夭是面色枯槁晦暗，主精气已衰，病重难医。面色由泽转夭，是病趋重危；由夭转泽，是病情好转。

（三）望形

── 【考纲摘要】 ──
形体强弱胖瘦的临床表现及其意义。

望形，又称"望形体"，主要是指通过观察体型、体质和形态等来诊察疾病的方法。

1.望形体诊病的原理　外在形体由皮、肉、筋、脉、骨五种基本组织组成，皮、肉、筋、脉、骨分别由肺、脾、肝、心、肾五脏所主，依赖五脏精气滋养，以保持其正常生理状态，发挥其正常生理功能，从而使外在形体强健无病。形体的强弱与内脏功能的盛衰是统一的，内盛则外强，内衰则外弱。所以，观察患者形体的强弱、胖瘦可以了解内在脏腑的虚实、气血的盛衰，以及其他病变情况。而不同的体质类型，其阴阳盛衰不同，对不同病邪的易感性和患病的倾向性不同，患病后疾病的发展转归、预后也有所不同。因此，望形体有助于对疾病做出正确诊断。

2.望形体的内容与意义

（1）**形体强弱**　主要观察机体骨骼的粗细、肌肉的丰瘦、皮肤的润枯、胸廓的宽窄等方面。

1）体强　即形体强壮。表现为筋骨强健，胸廓宽厚，肌肉充实，皮肤润泽，精力充沛，食欲佳，反映脏腑精气充盛，抗病力强，不易患病，即使患病，病情亦轻，易于治疗，易于恢复，预后较好。

2）体弱　即形体衰弱。表现为筋骨不坚，胸廓狭窄，肌肉瘦削，皮肤不荣，疲乏无力，食欲不佳，反映脏腑精气亏损，体弱易病，病后难治，预后较差。

（2）**形体胖瘦**　正常人体型适中，各部组织匀称，过于肥胖或过于消瘦都有可能是病理状态。在观察形体胖瘦时，还应注意与精神状态、食欲食量等结合起来进行综合判断。

1）体胖　体重超过正常标准20%者，一般可视为肥胖。体胖食多、肌肉坚实、动作灵活

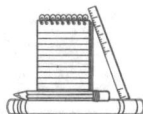

者，为形气有余，身体健康。肥而食少、肌肉松软、疲惫乏力者，为形盛气虚，多因阳气不足，痰湿积聚所致。体胖者，易患眩晕、中风等病，故有"肥人多痰湿，多中风"之说。

2）体瘦　体重明显下降，较标准体重减少10%以上，一般可视为消瘦。形体消瘦但精力充沛，神旺有力，抗病力强，应属健康之人。形瘦乏力，气短懒言，多属气血亏虚；形瘦食少，伴面色萎黄，为脾胃虚弱；形瘦多食易饥，多为中焦有火；形体消瘦，伴颧红、潮热、盗汗、五心烦热者，多属阴虚火旺，可见于温病后期或肺痨等慢性消耗性疾病，故有"瘦人多虚火，多病嗽"之说。若久病"大肉脱失"，卧床不起，为脏腑精气衰竭，病属危重。

（3）体质类型　是指个体在遗传的基础上，受环境等因素影响，在生长发育过程中逐渐形成的结构、功能和代谢上相对稳定的特性。体质类型在一定程度上反映了机体阴阳气血盛衰的禀赋特点和对疾病的易感性，不同体质的人得病后的转归也不相同。因此，观察辨别患者的体质类型有助于疾病的诊断和预后。目前体质分类有多种方法，这里介绍简单易行的阴阳三类法。

1）阴阳平和质　即平脏人，指整体功能平衡协调的体质。表现为身体强壮，胖瘦适中，平时无寒热喜恶之偏，自身调节和对外适应能力强，不易感受外邪，较少生病，即使患病可自愈或易于治愈。

2）偏阴质　即阴脏人，指具有偏寒、抑郁、多静等特点的体质。表现为形体偏胖，容易疲劳，面色偏白而少华，性格内向，喜静少动，食量较少，平时恶寒喜热，动作迟缓，反应较慢。此种人易感寒湿邪气，冬天易生冻疮，感邪后多从寒化，容易产生湿阻、水肿、痰饮等病理变化。

3）偏阳质　即阳脏人，指具有偏热、亢奋、多动等特点的体质。表现为形体偏瘦，面色多偏红，性格外向，喜动易急躁，平时恶热喜凉，动作敏捷，反应较快。此种人易感暑热阳邪，皮肤易生疮疡，感邪后多从热化，容易化燥伤阴，形成阴虚阳亢，血耗神乱等病理变化。

知识链接

标准体重的计算方法

目前比较公认的成人标准体重计算方法有两个公式。

公式1：标准体重（kg）＝［身高（cm）－100］×0.9

公式2：男性标准体重（kg）＝身高（cm）－105

　　　　女性标准体重（kg）＝身高（cm）－100

一般在标准体重±10%的范围内均属正常体重。此范围之外即可称为异常体重。实测体重超过标准体重不足20%者，称为超重；超过标准体重20%以上，且脂肪百分率（F%）超过30%者，可诊断为肥胖病；超过标准体重30%～50%、脂肪百分率超过35%～45%者，可诊断为中度肥胖病；超过标准体重50%以上者，可诊断为重度肥胖病；体重较标准体重减少10%以上者，称为消瘦。

（四）望态

━━【考纲摘要】━━━━━━━━━━━━━━━━━━━━━━━━━━━━

姿态异常（动静姿态、异常动作）的临床表现及其意义。

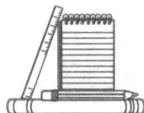

望态又称"望姿态"。姿即姿势、体位；态即形体动态。望姿态是通过观察患者的姿势和动态来诊察病情的方法。

1. 望姿态诊病的原理 正常人的姿态舒适自然，举止得体，活动自如，反应灵敏。患者的动静姿态是疾病的外在表现，观察患者的动静姿态，对判断病性具有重要意义。因阳主动、阴主静，故躁动不安者多属阳、热、实证；喜静、懒动者多为阴、寒、虚证。

肢体运动受心神支配，与筋骨、经脉有着密切的关系。心神正常，筋骨强健，经脉通畅，则肢体运动自如、矫健协调。一旦心神失常，或筋骨、经脉发生病变，皆可导致肢体动静失调，出现被动体位、强迫体位、无意识的动作等异常动态。所以，观察肢体运动状况也可判断心神状况和筋骨、经脉的病变。

2. 望姿态的内容与意义

（1）异常姿态 病理情况下，姿态的表现主要有动静、强弱、伸屈、仰俯，称为"姿态八法"。若以动、强、伸、仰为主要表现者，则为阳、热、实证；若以静、弱、屈、俯为主要表现者，则为阴、寒、虚证。

1）行态 行走时以手护腹，身体前倾，弯腰屈背，多为腹痛；以手护腰，腰背板直，转动艰难，多为腰腿病；行走之际，突然停步，以手护心，不敢行动，多为真心痛；行走时身体动摇不定，多为肝风内动，或筋骨受损，或脑有病变。

2）立姿 行走站立不稳，如坐舟船，不能自持，常伴眩晕，多属肝阳上亢，或痰饮上犯；不能久立，立则需倚物支撑，多属气血虚衰。

3）坐姿 坐而喜俯，少气懒言，多为肺虚少气；坐而仰首，胸胀气粗，多属肺实气逆；但坐而不得平卧，或只能半卧，平卧则气逆，多为肺胀咳喘，或饮停胸腹；但卧不能坐，坐则昏眩，多为气血虚弱。

4）卧姿 卧时常向外，身轻能自转侧，多为阳证、热证、实证；卧时喜向里，身重不能转侧，多为阴证、寒证、虚证；蜷卧缩足，喜加衣被，多为阳虚；仰卧伸足，欲掀衣被，为热盛。

（2）异常动作 患者睑、面、唇、指（趾）不时颤动，不能自主，在外感病多为热盛动风之兆，在内伤病则为虚风内动之征。

猝然昏倒，伴口眼㖞斜、半身不遂、语言謇涩者，多见于中风。

四肢抽搐，甚则颈项强直，角弓反张，两目上视，属肝风内动，多见于惊风、痫病、破伤风、子痫、马钱子中毒等。

手足软弱，筋脉弛缓，肌肉萎缩而无疼痛，属痿证。

关节疼痛或肿胀变形，活动障碍，属痹证。

若盛夏或室内高温作业过久而突然昏倒，伴有高热面赤、呼吸气粗、汗出较多，甚至昏迷惊厥者，多为中暑。

猝然昏倒，伴见四肢厥冷而呼吸自续者，多见于厥证。

二、局部望诊

局部望诊又称"分部望诊"，是在整体望诊的基础上，根据病情和诊断需要，对患者身体某些局部进行深入细致的观察，以诊察疾病的方法。观察局部的异常变化有助于了解整体的病变，从而补充全身望诊的不足。

局部望诊的内容包括望头面、五官、躯体、四肢、二阴、皮肤等部位。

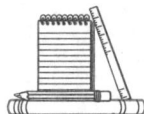

（一）望头面

【考纲摘要】
1. 望头、望发的主要内容及其临床意义。
2. 面肿、腮肿及口眼㖞斜的临床表现及其意义。

---

1. 望头部　头为精明之府，内藏脑髓；脑为髓海，为肾所主，且肾之华在发，发为血之余；头又为诸阳之会，手足三阳经及督脉皆上行于头，足厥阴经及任脉亦上行于头，脏腑精气可通过经脉上行至头。故望头部情况可以诊察肾、脑的病变和脏腑精气的盛衰。

望头部应重点观察头部的大小、外形、囟门、动态及头发的色泽与分布情况。头形的大小以头围（经眉弓上方凸出部，绕经枕后结节一周的长度）来衡量。

知识链接

人在不同发育阶段的头围情况：新生儿约34cm，6个月时约42cm，1周岁约45cm，2周岁约47cm，3周岁约48.5cm，4～10岁共增加约1.5cm，18岁可达53cm或以上，以后几乎不再变化。

（1）头形异常

1）大颅　即头形过大。主要表现为小儿头颅均匀增大呈圆形，颅缝开裂，相比之下脸部较小，面容呈倒三角形，双目呈落日征（双目下视，上部巩膜外露），伴有智力低下，多因先天不足，肾精亏损，水液停聚于脑所致（图2-1）。

2）小颅　即头形过小。主要表现为小儿颅缝早闭，头颅顶部尖凸高起，额部窄小，而脸部相对较大，伴有智力低下，多因先天肾精不足，颅骨发育不良所致（图2-2）。

3）方颅　小儿前额左右凸出，头顶平坦呈方形，多因肾精不足，或脾胃虚弱，颅骨发育不良所致，可见于佝偻病、胎传梅毒等患儿（图2-3）。

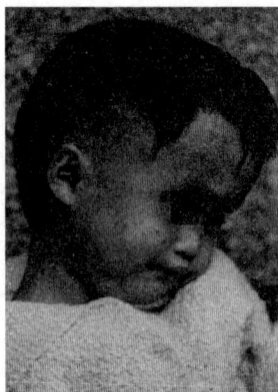 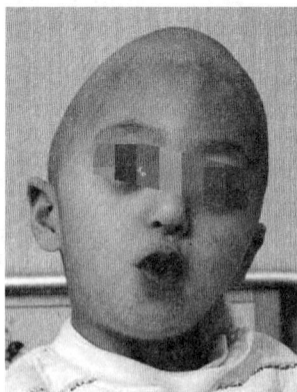 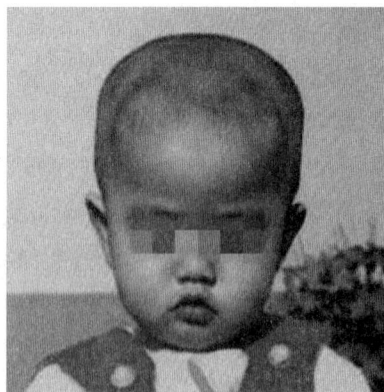

图2-1　大颅　　　　　　图2-2　小颅　　　　　　图2-3　方颅

（2）囟门异常　囟门是婴幼儿颅骨缝接合处尚未闭合时所形成的骨间隙，有前囟、后囟之分。后囟呈三角形，在出生后2～4个月闭合；前囟呈菱形，在出生后12～18个月内闭合。囟门是临床观察小儿发育和营养状况的主要部位之一。囟门异常的主要病证有囟填、囟陷、解颅等。

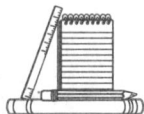

1）囟填 即囟门凸起，多属实证，多因温病火邪上攻，或脑髓有病，或颅内水液停聚所致。但小儿在哭泣时囟门暂时凸起不属病态。

2）囟陷 即囟门凹陷，多属虚证，多因吐泻伤津，气血不足，或先天肾精亏虚，脑髓失充所致。但6个月以内的婴儿囟门微陷则属正常。

3）解颅 即囟门迟闭，该合不合，是先天肾气不足，或后天脾胃虚弱，骨骼失养，发育不良所致，多见于佝偻病患儿，常兼有"五软"（头软、项软、手足软、肌肉软、口软）、"五迟"（立迟、行迟、发迟、齿迟、语迟）等症状。

（3）动态异常 头摇不能自主，不论成人或小儿，多为肝风内动之兆，或为老年人气血亏虚，脑神失养所致。

（4）头发异常 发为血之余，肾之华。观察头发的色泽和疏密等可以了解肾气的盛衰和精血的盈亏。正常人头发多浓密色黑而润泽，是肾气充盛，精血充足的表现。

1）色泽异常 发黄干枯，稀疏易落，多属精血不足，可见于慢性虚损患者，或大病后精血未复者。青少年白发，伴有失眠健忘者，多为劳神伤血所致；亦有发白而无任何不适者，为先天禀赋所致，不属病态；发白，伴有腰酸、耳鸣等症者，多属肾虚。小儿头发稀疏黄软，生长迟缓，甚或久不生发，多因先天不足，肾精亏损，或喂养不当，气血亏虚，发失所养而致；小儿发结如穗，枯黄无泽，伴见面黄肌瘦者，多为疳积。

2）头发脱落 头发突然片状脱落，显露圆形或椭圆形光亮头皮而无自觉症状者，称为"斑秃"，多为血虚受风，或长期精神紧张、焦虑、恐惧等情志刺激，暗耗精血，发失所养而致；若头顶发脱，称为"顶秃"，常因劳神过度，耗伤精血或先天遗传因素所致；青壮年头发稀疏易落，伴眩晕、健忘、腰膝酸软者，为肾虚；若头发易脱，伴头皮瘙痒、多屑多脂者，多为血热化燥或兼痰湿所致。

2. 望面部 面为心之华，观察面部的色泽、形态和神情变化不仅可以了解神的旺衰，而且可以测知脏腑精气的盛衰和有关的病变。面部的色泽、神情变化已在全身望诊中介绍，这里重点介绍面部的形态变化及意义。

（1）面形异常

1）面肿 面部浮肿，皮色不变，多因肺、脾、肾功能失调，水液停聚所致，常见于水肿。头面皮肤焮红灼热，肿胀疼痛，色如涂丹，压之褪色，目不能睁，称"抱头火丹"，多因风热火毒上攻所致。头肿大如斗，面目肿甚，目不能开，称"大头瘟"，多因天行时疫，火毒上攻所致。

2）腮肿 一侧或两侧腮部以耳垂为中心肿起，边缘不清，局部灼热疼痛，或触之有痛感，称"痄腮"，多因外感温毒之邪所致。颧下、颌上、耳周发红肿起，兼寒热、疼痛，称"发颐"，多因阳明热毒上攻所致。

3）面脱 面部肌肉消瘦，两颧高耸，眼窝、面颊凹陷，伴全身骨瘦如柴，又称"面削颧耸"，为脏腑精血耗竭所致，常见于慢性病的危重阶段。

4）口眼㖞斜 单见一侧口眼㖞斜，面肌弛缓，额纹消失，目不能合，鼻唇沟变浅，口角下垂，而无半身瘫痪，属面瘫。口眼㖞斜，鼻唇沟平坦、口角下垂，兼半身不遂，属中风。

（2）特殊面容

1）惊恐貌 患者面部呈恐惧状，多见于小儿惊风、狂犬病、瘿瘤等。

2）苦笑貌 患者面部呈无可奈何的苦笑状，可见于新生儿破伤风等。

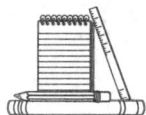

（二）望五官

———【考纲摘要】————————————————————————————————

1. 目的脏腑分属，望目色、目形、目态的主要内容及其临床意义。

2. 望口、唇、齿、龈的主要内容及其临床意义。

3. 望咽喉的主要内容及其临床意义。

————————————————————————————————————

望五官是通过观察目、舌、口、鼻、耳的变化来诊察疾病的方法。望舌将专门介绍，这里主要叙述目、耳、鼻、口与唇、齿与龈、咽喉的望诊内容。

1. 望目　目为肝之窍、心之使，五脏六腑之精气皆上注于目。古人将目的不同部位分属于五脏，后世医家据此发展为"五轮学说"，即两眦血络属心，称为血轮；白睛属肺，称为气轮；黑睛属肝，称为风轮；瞳仁属肾，为水轮；眼胞（睑）属脾，称为肉轮。观察五轮的形色变化可以诊察相应脏腑的病变（图 2-4）。因此，望目不仅可以诊察相应脏腑的病变，而且对于眼科或内科疾病的诊断都有一定的指导意义。

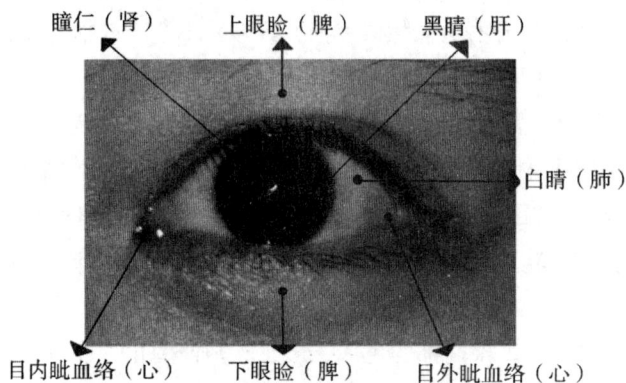

图 2-4　目部五轮部位与五脏分属

望目主要观察目的神、色、形、态的异常改变。

（1）目神　凡视物清晰、精彩内含、神光充沛、有眵有泪者，是目有神，为健康的标志，在病中则提示精气未衰，虽病易治；凡视物模糊、失却精彩、浮光暴露、无眵无泪者，是目无神，提示精气亏虚，病重难治。

（2）目色　正常人眼睑内（睑结膜）与目眦红润，白睛（巩膜）色白，黑睛（角膜）呈无色透明，黄仁（虹膜）呈褐色或棕色。其主要异常改变如下。

1）目赤肿痛　多属实热证。白睛色红，属肺火，或外感风热；目眦赤痛，属心火上炎；睑缘赤烂，属脾经湿热；全目赤肿，属肝经风热。

2）白睛发黄　为黄疸的主要表现，多因湿热内蕴或寒湿困阻，肝胆疏泄失常，胆汁外溢所致。

3）目眦淡白　属血虚、失血，多因血液亏虚，不能上荣于目所致。

4）目胞色黑晦暗　多属肾虚，因肾精亏耗，或肾阳虚衰所致。

5）目眶周围色黑　常见于肾虚水泛或寒湿下注。

（3）目形

1）目胞肿胀　目胞浮肿，皮色不变或较光亮，为水肿病初起；若伴有红、热、痛等症状，多为火热上攻所致。

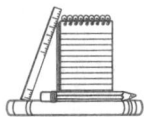

2）眼窝凹陷 眼窝微陷，多因吐泻伤津或气血亏虚所致；眼窝深陷，视不见人，则为脏腑精气衰竭，属病危。

3）眼球凸出 兼气喘胸满，属肺胀；兼颈前喉结旁漫肿，随吞咽动作而上下移动，属瘿病。

4）针眼、眼丹 胞睑边缘肿起如麦粒，红肿较轻，称为"针眼"；胞睑焮红如丹，硬结漫肿，称为"眼丹"。二者皆为风热邪毒或脾胃蕴热上攻于目所致。

（4）目态 正常人瞳孔呈圆形，双侧等大，在自然光线下直径为 3 ～ 4mm，对光反射灵敏，眼球运动灵活。其主要异常改变如下。

1）瞳孔缩小 多因肝胆火炽，或劳损肝肾，虚火上灼所致，也可见于川乌、草乌、毒蕈、有机磷农药、吗啡中毒及出血性中风等。

2）瞳孔散大 一般见于绿风内障、青盲等眼科疾病，或杏仁、麻黄、曼陀罗中毒及外伤等。一侧瞳孔逐渐散大，可见于温热病热极生风证、中风、颅脑外伤或颅内肿瘤等；双侧瞳孔散大，伴有对光反射消失，为肾精耗竭，乃濒死危象。

3）瞪目直视 双目固定前视，伴神昏，为脏腑精气衰竭。

4）目睛上视 指患者两目上视，眼球不能转动，也称"戴眼反折"，多因肝风内动或脏腑精气衰竭所致，属病重。

5）斜视 目睛偏向一侧，多见于外伤或先天所致。

6）闭目障碍 双目闭合障碍，多为瘿病；单侧闭合障碍，多为风中面络；小儿睡眠露睛，多由脾虚胞睑失养所致，常见于吐泻伤津和慢脾风的患儿。

7）眼睑下垂 又称"睑废"。双睑下垂，多为先天不足，脾肾亏虚；单睑下垂，多因脾气虚弱，或外伤所致。

2. 望耳 耳为肾之窍，心寄窍于耳。手足少阳经、手足太阳经和足阳明经均循行分布于耳或耳周，故耳为"宗脉之所聚"。耳通过经络与脏腑、四肢百骸发生联系，尤其与肾、胆关系最为密切。故当人体发生疾病时，常会在耳郭相应部位出现反应点，后世医家据此总结出耳针疗法，成为中医诊治疾病的重要内容。

望耳应注意观察耳的色泽、形态及耳内的变化情况。

（1）色泽变化 正常人耳郭色泽红润，是气血充足的表现。耳轮淡白，多属气血亏虚；耳轮红肿，多为肝胆湿热或热毒上攻；耳轮青黑，多见于阴寒内盛或剧痛的患者；耳轮干枯焦黑，多属肾精亏耗，为病重；小儿耳背有红络、发际处有玫瑰红色的丘疹、耳根发凉，多为麻疹出疹之兆。

（2）形态变化 正常人耳郭厚大，外形对称，是肾气充足的表现。耳郭瘦薄，属先天不足，肾气亏虚；耳轮干枯萎缩，属肾精耗竭；耳轮肌肤甲错，属久病血瘀。

（3）耳道病变 耳道局部红肿疼痛，凸起如椒目，称"耳道疖肿"，多因邪热搏结所致；耳道有脓液流出，称"脓耳"，多为肝胆湿热所致。后期转虚，则多属肾阴不足，虚火上炎。

3. 望鼻 鼻为肺窍，是呼吸的通道，主司嗅觉；鼻为脾之所应，且足阳明胃经循行于鼻旁。鼻与肺、脾胃等脏腑有一定关联，望鼻可以诊察肺、脾胃的病变。望鼻主要是审察鼻之色泽、外形及其分泌物等变化。

（1）色泽变化 健康人鼻色红黄隐隐，明润含蓄，是胃气充足的表现。鼻端色白，为气血亏虚；色赤，为肺脾蕴热；色黄，为内有湿热；色青，多见于阴寒腹痛患者；鼻端色黑，为肾虚寒水内停；鼻端枯槁晦暗，为胃气已衰，属病危。

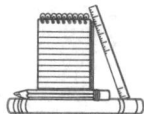

（2）形态变化 鼻头红肿生疖，多属胃热或血热；鼻头、鼻翼部色红生粉刺，称"酒渣鼻"，多因肺胃蕴热，侵入血络所致；鼻柱溃陷，多见于梅毒患者；鼻柱溃陷，伴眉毛脱落，为麻风病；鼻翼翕动，是肺气不宣，呼吸困难的表现，多因痰饮阻肺，或肺热炽盛，肺气不利所致，常见于哮病、喘病等。

（3）鼻道病变 鼻流清涕，多属外感风寒或阳气虚弱；鼻流浊涕，多属外感风热或肺胃蕴热；鼻流腥臭脓涕，日久不愈，称"鼻渊"，多为肺经风热或肝胆湿热上蒸所致；鼻腔出血，称"鼻衄"，多因肺胃蕴热，或阴虚肺燥，伤及鼻络所致；鼻孔内生赘生物，称"鼻息肉"，多因湿热蕴结鼻窍所致。

4. 望口与唇 口为脾之窍，唇为脾之华，手足阳明经环绕口唇，望口与唇的异常变化可以诊察脾与胃的病变。望口唇要注意观察其形色、润泽和动态变化。

（1）色泽变化 正常人唇色红润是胃气充足，气血调匀的表现。唇色淡白多为血虚或失血；唇色红赤多为热盛；唇色青紫多为血瘀，常见于心阳虚衰和严重呼吸困难患者；唇色青黑多属寒盛或痛极，因寒凝血脉，或痛极血络瘀阻所致；口唇呈樱桃红色多见于煤气中毒。

（2）形态变化 唇裂如兔唇多为先天发育畸形所致；口唇干燥，甚则裂口渗血者，为津液已伤，亦见于脾热；口角流涎，小儿多属脾气虚弱，成人多为风中络脉或中风后遗症；口唇糜烂多为脾胃积热上蒸所致；口腔内膜出现黄白色如豆大、表浅的小溃疡点，围以红晕、灼痛，称"口疮"，多因心脾积热，或虚火上灼所致；小儿口腔、舌上满布片状白屑，状如鹅口，称"鹅口疮"，多因邪毒，心脾积热，上蒸于口所致；小儿口腔颊黏膜近臼齿处出现针头大小灰白色斑点，周围绕以红晕，为麻疹将出之兆，对麻疹早期诊断有重要意义。

（3）动态变化 健康人口唇可以随意开合，动作协调。其异常动态如下。

1）口张 口开而不闭，属虚证。若状如鱼口，张口气直，但出不入，则为肺气将绝，属病危。

2）口噤 口闭而难开，牙关紧急，属实证，多因肝风内动所致，可见于中风、痫病、惊风、破伤风等。

3）口撮 上下口唇紧聚，多为正邪交争所致，可见于新生儿脐风、破伤风等。

4）口喎 又称"口僻"，即口角向一侧喎斜，属风邪中络，或见于中风，为风痰阻络所致。

5）口振 口唇振摇，战栗鼓颔多为阳虚寒盛或邪正剧争所致，可见于外感寒邪，温病、伤寒欲作战汗，或疟疾发作。

6）口动 口频繁开合，不能自禁，是胃气虚弱之象；口角掣动不止，则为动风之象。

5. 望齿与龈 齿为骨之余，肾主骨，手足阳明经脉络于齿龈，故有"龈为胃之络"之说。望齿与龈的变化可诊察肾、胃的病变及津液的盈亏。望齿与龈应注意观察其色泽、润燥、荣枯、形态等变化。

（1）齿的色泽变化 牙齿洁白润泽而坚固是肾气旺盛，津液充足的表现；牙齿干燥为胃津已伤；牙齿光燥如石为阳明热盛，津液大伤；牙齿燥如枯骨为肾阴枯竭，常见于温热病的晚期，属病重。

（2）齿的动态异常 牙关紧闭多属风痰阻络或热极生风；睡中咬牙切齿，多为胃热、虫积。

（3）齿龈的色泽变化 齿龈淡红而润泽是胃气充足，气血调匀的表现；齿龈淡白多属血虚或气血两虚；齿龈红肿疼痛多为胃火亢盛；齿龈萎缩，牙根暴露，牙齿松动，称为"牙宣"，多属肾虚或胃阴不足，虚火燔灼，龈肉失养所致。齿龈出血，称"齿衄"，兼齿龈红肿疼痛者，为胃火炽盛；兼齿龈不红不痛、微肿者，属脾虚血失统摄，或肾阴虚，虚火上炎所致。

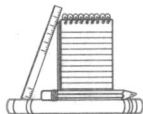

6. 望咽喉 咽喉为肺胃之门户，是进食与呼吸的通道。足少阴肾经循喉咙、夹舌本，与咽喉关系密切。望咽喉主要可以诊察肺、胃、肾的病变。望咽喉时应注意观察其色泽、形态变化。

（1）色泽变化 正常人咽喉淡红润泽，不肿不痛，呼吸通畅，发音正常，食物下咽顺利无阻。若咽部红赤肿痛明显，属实热证，多由肺胃热盛所致；咽部色嫩红，肿痛不甚，多为肺肾阴虚，虚火上炎所致；咽部漫肿，色淡红，疼痛不明显，多因痰湿凝聚所致。

（2）形态变化 一侧或两侧喉核红肿灼痛，甚则溃烂或有黄白脓点，称为"乳蛾"，多因肺胃热毒壅盛或虚火上炎所致；咽喉红肿，疼痛剧烈，吞咽困难，身热恶寒，多为喉痈，多因脏腑蕴热，复感外邪，热毒客于咽喉所致；咽喉溃烂成片，周围红肿疼痛，多属肺胃热毒壅盛所致；咽部溃烂日久，周围淡红或苍白，多属虚证。咽喉部起灰白色伪膜，不易剥离，强剥出血，很快复生，伴犬吠样咳嗽，称为"白喉"，多见于儿童，属外感时行疫毒，或热毒伤阴所致，其传染性较强。

（三）望躯体

望躯体的内容包括望颈项、胸胁、腹部和腰背部。

1. 望颈项 颈项是头和躯干的连接部分，内有气管、食管、脊髓和经脉通过，故为气血、津液、饮食的通行要道。其前部称颈，后部为项。正常人颈项端直挺立，两侧对称，活动自如，气管居中，男性喉结凸出，女性不显，颈侧动脉搏动在安静时不易见到。望颈项应注意观察其外形、动态等。

（1）外形

1）瘿瘤 颈前喉结处，单侧或双侧有肿块凸起，或大或小，可随吞咽上下移动者，称为"瘿瘤"，多因肝郁气滞痰凝，或痰火结聚所致，或与地方水土有关。

2）瘰疬 颈侧颌下有肿块如豆，累累如串珠，推之可移，称为"瘰疬"，多因肺肾阴虚，虚火炼液为痰，或外感风热时毒，气血夹痰壅滞于颈部所致。

3）颈痈、项痈 颈部或项部两侧焮红漫肿，疼痛灼热，甚则溃烂流脓，发于颈部者，称为"颈痈"，发于项部者，称为"项痈"，多因风热邪毒蕴蒸，气血壅滞，痰毒互结于局部所致。

4）颈瘘 颈部肿痛、瘰疬溃破后，久不收口，形成瘘管，称为"颈瘘"，多因痰火久结，气血凝滞，疮孔不收而成。

5）气管偏移 即气管不居中，向一侧偏移，可见于悬饮、气胸、肺部肿瘤等患者。

（2）动态

1）项强 指项部筋脉肌肉拘急或强硬，活动受限。若兼头痛恶寒，多为风寒侵袭太阳经，经气不利所致；若兼头痛高热，甚则神昏抽搐，多为温病火邪上攻或脑髓有病；睡醒后突感项强不适，头部转动时尤甚，称为"落枕"，多因睡姿不当或风寒客于经络，气血不畅所致。

2）项软 指颈项软弱，抬头无力，常见于小儿，为"五软"之一，多属先天肾精亏损或后天脾胃虚弱，发育不良所致。久病、重病颈项软弱，头部下垂，眼窝深陷，多为脏腑精气衰竭，属病危。

3）颈脉异常 安静状态下颈动脉搏动明显，为肝阳上亢或严重血虚所致；卧位时颈静脉明显充盈，称为"颈静脉怒张"，多因心血瘀阻，肺气壅滞，或心肾阳衰，水气凌心所致。

2. 望胸胁 胸腔是由胸骨、肋骨、脊柱共同构成，内藏心肺，属上焦，为宗气所聚之处。肝、胆之经脉循行分布于此。胸廓前有乳房，属胃经，乳头属肝经。望胸胁主要可以诊察心、肺、肝胆、乳房的病变和宗气的盛衰。望胸胁时应注意观察胸廓外形的变化和呼吸运动有无异常情况等。

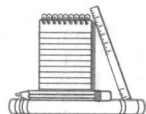

（1）胸廓外形变化　正常人胸廓两侧对称，呈扁圆柱形，成人胸廓左右径大于前后径，两者之比约为1.5∶1，婴幼儿和老年人左右径与前后径几乎相等，两侧锁骨上下窝对称。常见的异常胸廓外形如下。

1）扁平胸　表现为胸廓呈扁平状，其前后径明显小于左右径，常见于肺肾阴虚或气阴两虚之人。

2）桶状胸　表现为胸廓前后径与左右径几乎相等，呈桶状，甚至超过左右径，常见于肺胀，多因久病咳喘，耗伤肺气，肺气不宣而壅滞，气聚胸肺，日久导致胸廓变形。

3）鸡胸、漏斗胸、肋如串珠　胸骨下端前凸，前侧壁肋骨凹陷，形似鸡胸，称为"鸡胸"；胸骨下部剑突处明显凹陷，形似漏斗状，称为"漏斗胸"；胸骨两侧的肋骨与肋软骨连接处明显隆起，状如串珠，称为"肋如串珠"。此三者多因先天不足或后天失养，肾气不充，骨骼发育异常所致，常见于佝偻病患儿。

4）胸廓不对称　一侧胸廓塌陷，多见于肺痿、悬饮后遗症、肺部手术后等；一侧胸廓膨隆，肋间变宽，多见于悬饮、气胸等。

5）乳房肿溃　妇女哺乳期乳房红肿热痛，乳汁不畅，甚则破溃流脓，身热恶寒，称为"乳痈"，多因肝气郁滞、胃热壅盛或外感邪毒所致；乳房肿块单发或多发，不红不热，不痛或胀痛，多属乳岩或乳癖，应及早诊治。

（2）呼吸异常　正常人呼吸均匀，节律整齐，每分钟16～18次，胸廓起伏，左右对称。女性以胸式呼吸为主，男性和儿童以腹式呼吸为主。常见的呼吸异常包括以下几种。

1）呼吸形式异常　胸式呼吸增强，腹式呼吸减弱，多为腹部病变所致，常见于鼓胀、腹内癥积、腹部剧痛等，亦见于妊娠妇女；胸式呼吸减弱，腹式呼吸增强，多为胸部病变所致，常见于肺痿、悬饮、胸部外伤等；两侧胸部呼吸不对称，即胸部一侧呼吸运动较另一侧明显减弱，为减弱一侧的胸部有病，可见于悬饮、气胸、肺肿瘤等。

2）呼吸时间异常　吸气时间延长，多因吸气困难所致，可见于急喉风、白喉等；呼气时间延长，伴口张目凸、端坐呼吸，多为呼气困难所致，可见于哮病、肺胀、尘肺等。

3）呼吸强度异常　呼吸急促，胸部起伏显著，多为邪热、痰浊阻肺，肺气失宣所致；呼吸微弱，胸廓起伏不显，多为肺气亏虚。

4）呼吸节律异常　呼吸节律不整，表现为呼吸由浅渐深，再由深渐浅，以至暂停，往返重复，或呼吸与暂停交替出现，皆为肺气虚衰之象，属病重。

3.望腹部　腹部指躯干正面剑突以下至耻骨联合以上的部位，属中、下焦，内藏肝、胆、脾、胃、小肠、大肠、肾、膀胱、女子胞等脏器。望腹部可以诊察内在脏腑的病变和气血的盛衰。正常人腹部平坦对称，直立时腹部可稍隆起，约与胸平齐，仰卧时则稍凹陷。望腹部应注意观察其外形、皮肤色泽变化及紧张度等。

（1）腹部膨隆　即患者仰卧时前腹壁明显高于胸骨至耻骨中点连线。兼腹壁青筋暴露，四肢消瘦，多属鼓胀（图2-5），多因肝、脾、肾受损，气滞血瘀水停所致；兼周身浮肿者，属水肿，为肺、脾、肾三脏功能失调，水液代谢障碍，水湿停聚，泛溢肌肤所致。仅见腹部局部膨隆者，多见于积聚等病。

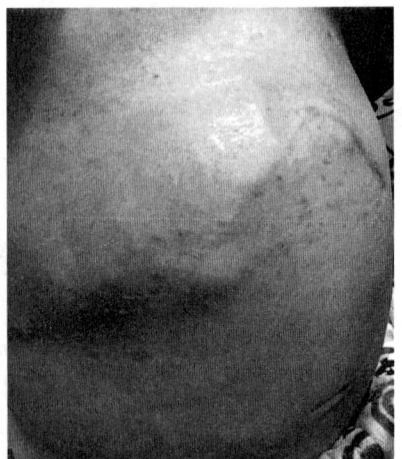

图2-5　鼓胀

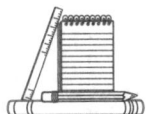

（2）腹部凹陷 即患者仰卧时前腹壁明显低于胸骨至耻骨中点连线。兼形体消瘦，多因久病脾胃虚弱，气血不足，机体失养，或新病吐泻太过，津液大伤所致；前腹壁凹陷几乎贴近脊柱，肋弓、髂嵴、耻骨联合显露，腹外形如舟状，称为"舟状腹"，因脏腑精气耗竭，精液干涸所致，属病危。

（3）青筋暴露 即患者腹大坚满，腹壁青筋暴露，多因肝郁气滞，脾虚湿阻日久，血行不畅，脉络瘀阻所致，见于鼓胀重证。

4.望腰背部 正常人腰背部两侧对称，直立时脊柱居中，颈、腰段稍向前弯曲，胸、骶段稍向后弯曲，但无左右侧弯，俯仰转侧自如。

背为胸中之府，内藏心、肺；腰为肾之府。督脉贯脊行于正中，足太阳膀胱经经脉分行夹于腰背两侧，经上有五脏六腑之背俞穴，带脉横行环绕腰腹，总束阴阳诸经，皆与腰背密切相关。望腰背部可以诊察有关脏腑、经络的病变。望腰背部应重点观察脊柱及腰背部有无形态异常及活动受限。

（1）外形异常

1）脊柱后凸 即脊柱过度向后凸出，致使前胸塌陷，背部凸起，又称"龟背"，俗称"驼背"，多因肾气亏虚，发育不良，或脊椎疾患所致，亦可见于老年人。久病患者后背弯曲，两肩下垂，称为"背曲肩随"，为脏腑精气虚衰之象。

2）脊柱侧凸 即脊柱偏离正中线，或左或右弯曲，俗称"脊柱侧弯"，常因小儿发育期坐、立姿势不当所致，亦可见于先天不足、发育不良的患儿和一侧胸部有病的患者。

3）脊疳 即患者极度消瘦，以致脊骨凸出似锯齿状，属脏腑精气严重亏损之象，常见于慢性重病患者。

（2）动态异常

1）角弓反张 即腰背反折如弓，常伴见颈项强直、四肢抽搐等，属肝风内动，筋脉拘急之象，可见于惊风、破伤风。

2）腰部拘急 即腰部疼痛，活动受限，转侧不利，多因寒湿内侵，经气受阻，或跌仆闪挫，血脉瘀滞所致。

（四）望四肢

四肢主要由五体（皮、肉、筋、脉、骨）组成。五体由五脏所主，赖五脏精血之濡养，故四肢与五脏关系密切，其中脾与四肢的关系尤为密切，全身主要经脉均循行分布于四肢。望四肢可以诊察脏腑的病变和循行于四肢经脉的病变。望四肢时主要观察四肢的外形和动态变化。

1.外形异常

（1）四肢肿胀 双侧下肢呈凹陷性水肿，多见于水肿患者；单侧肢体肿胀，多因经脉阻滞不通所致。

（2）四肢萎缩 即四肢或某一肢体消瘦，肌肉萎缩，松软无力，多因脾胃亏虚，气血不足，或经络闭阻，肢体失养所致，多见于痿证、中风偏瘫。

（3）膝部肿大 膝部红肿热痛、屈伸不利，多为热痹，因风湿热邪蕴结所致；膝部肿大，股胫肌肉消瘦，形如鹤膝，称为"鹤膝风"（图2-6），多因寒湿久留，气血亏虚所致。

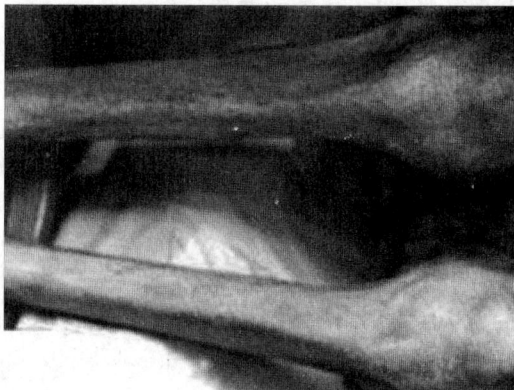

（4）下肢畸形 直立时两踝并拢而两膝分

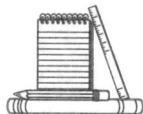

图2-6 鹤膝风

离，为膝内翻，又称"O"型腿（图2-7）；两膝并拢而两踝分离，为膝外翻，又称"X"型腿（图2-8）；当膝关节固定时，足掌部活动受限，呈固定性内翻、内收畸形，为足内翻；足掌部呈固定性外翻、外展，为足外翻。上述畸形皆属先天不足，肾气不充，或后天失养，脾胃虚弱，发育不良所致。

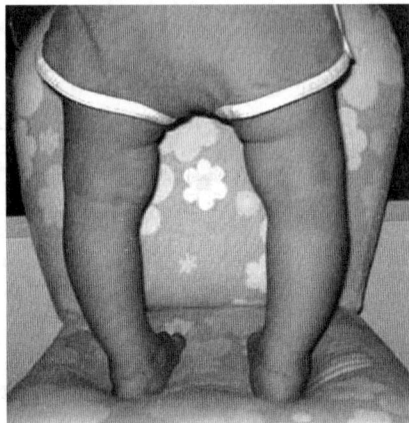

图2-7　"O"型腿

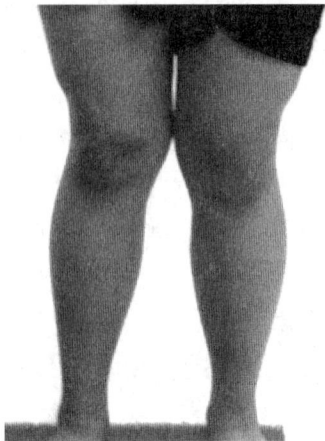

图2-8　"X"型腿

（5）小腿青筋暴露　即小腿脉络粗大隆起、显露弯曲，形似蚯蚓，久立后更明显，多因寒湿内侵，或气虚血行不畅，瘀血阻络所致。

（6）手指变形　手指关节呈梭状畸形，活动受限，称为"梭状指"，多因风湿久蕴，痰瘀阻络，筋脉拘挛所致。手指或足趾末端增生肥厚，膨大如杵，称为"杵状指"（图2-9），常伴气喘唇暗，多因心肺虚损，痰瘀互结所致。

2. 动态异常

（1）手足颤动　指手或足不自主地颤抖或振摇不定，为肝风内动之征，也可因饮酒过度所致。

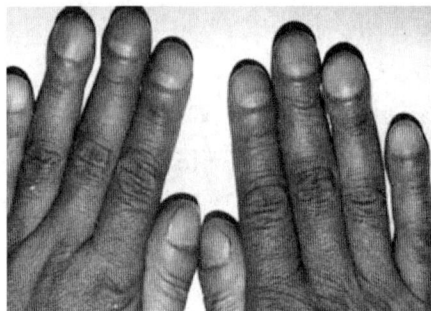

图2-9　杵状指

（2）手足蠕动　指手足时时掣动，动作迟缓，力量较弱，类似虫之蠕行，为阴血亏虚，筋脉失养，肝风内动所致。

（3）手足拘急　指手足筋脉拘挛收紧，难以屈伸。在手可表现为腕部屈曲，手指强直，拇指内收贴近掌心，与小指相对；在足可表现为踝关节后弯，足趾挺直而倾向足心，多因寒邪凝滞或气血亏虚，筋脉失养所致。

（4）四肢抽搐　指四肢肌肉不自主地收缩，多因肝风内动，筋脉拘急所致，常见于痉病、痫病、破伤风、惊风等。

（5）肢体痿废　指四肢痿软无力，肌肉萎缩，功能障碍，甚至功能丧失，多因脾胃虚弱，肝肾亏损，四肢筋肉失养所致。

（五）望二阴

二阴指前阴和后阴。前阴包括外生殖器和尿道，后阴即肛门。前阴为肾所司，宗筋所聚，肝之经脉绕行阴器，妇女阴户通于胞宫并与冲任二脉密切相关，故前阴病变与肾、膀胱、肝密切相关。后阴为排便之门户，也为肾所司，而脾主运化，大肠主传导糟粕，故后阴病变与脾胃、肠、肾关系密切。

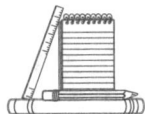

1. 望前阴 望男性前阴主要观察阴茎、阴囊、睾丸有无硬结、肿胀、溃疡及异常形色的改变；对女性前阴的诊察需要有明确的适应证，一般由妇科医生负责检查，确需男医生检查时，需在女护士陪同下进行。

（1）外阴肿胀 男性阴囊或女性阴户肿胀，称为"阴肿"。阴肿而不痒不痛，皮色不红者，多为全身水肿的局部表现，见于严重水肿的患者；阴囊肿大，触之有水囊样感，透光试验可见橙红色的半透明状，称为"水疝"；阴囊肿大，但不透光，也不坚硬，平卧或腹内压降低时疝块可回缩，但站立过久或腹内压增高时疝块凸出，称为"狐疝"，可因小肠坠入阴囊，或内有瘀血、水液停聚，或脉络迂曲，睾丸肿胀等引起；阴囊或阴户红肿、瘙痒、灼痛，多为肝经湿热下注所致。

（2）外阴收缩 男性阴囊、阴茎或女性阴户收缩，拘急疼痛，称为"阴缩"，多因外感寒邪，侵袭肝经，凝滞气血，筋脉拘急收引所致。

（3）外阴生疮 前阴部生疮，或有硬结破溃腐烂，时流脓水或血水者，称为"阴疮"，多因肝胆湿热循经下注浸淫，或感染梅毒所致。硬结溃后呈菜花样，有腐臭气，多为癌肿，病属难治。

（4）外阴湿疹 男子阴囊或女子大小阴唇起疹，红肿湿烂或有渗液，瘙痒灼痛，分别称为"肾囊风"和"女阴湿疹"，多因肝胆湿热循经下注所致。

（5）阴挺 妇女阴户中有物凸出如梨状，称为"子宫脱垂"，又称"阴挺"，多因脾虚气陷，升举无力，或产后劳伤，使胞宫下坠阴户之外所致。

2. 望后阴 望后阴时，应注意观察肛门部有无红肿、痔疮、裂口、瘘管等病变。

（1）肛痈 肛门周围局部红肿，疼痛明显，甚至溃破流脓，称为"肛痈"，多因湿热下注，或外感热毒，使肛周局部气血壅滞，肉腐血败而成。

（2）肛裂 肛管皮肤层裂伤或形成溃疡，称为"肛裂"，多因阴津亏损或热结肠燥，大便燥结坚硬，排便时擦伤肛门皮肤所致。

（3）痔疮 肛门内外出现紫红色柔软肿块，称为"痔疮"。其生于肛门齿状线以内者为内痔，以外者为外痔，内外皆有者为混合痔。其多由肠中湿热蕴结或血热肠燥，或久坐、便秘等，使肛门局部血络瘀滞所致。

（4）肛瘘 肛痈或痔疮溃破后久不收口所形成的管腔外流脓水，称为"肛瘘"。表现为局部痒痛，脓水淋沥，缠绵难愈。其病机与肛痈、痔疮相同。

（5）脱肛 直肠全层或直肠黏膜组织脱出肛门外，称为"脱肛"。轻者大便时脱出，便后缩回；重者脱出后不能自回，需用手慢慢推还，多因脾虚中气下陷所致。

（六）望皮肤

---【考纲摘要】---

1. 望皮肤色泽的内容及其临床意义。

2. 望斑疹的内容及其临床意义。

正常人皮肤润泽、柔韧光滑，是脏腑精气充足，气血津液充沛的表现。皮肤为一身之表，卫气循行其间，有卫护机体的作用。它通过经络与内在脏腑、气血发生密切联系，尤其与肺关系最为密切。望皮肤，除了可以诊察皮肤局部的病证，亦可测知内脏的病变和气血津液的盛衰。望皮肤应注意其色泽、形态的变化及皮肤特有病证等。

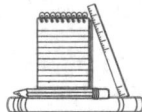

1. 色泽形态变化

（1）皮肤发赤　皮肤突然色红成片，色如涂丹，焮热肿痛，边界清楚，称为"丹毒"。发于头面者，称"抱头火丹"；发于小腿、足部者，称"流火"；发于全身，游走不定者，称"赤游丹"。发于上部者，多因风热化火所致；发于下部者，多因湿热化火或外伤感染邪毒所致。

（2）皮肤发黄　周身皮肤发黄，伴见目黄、面黄、小便黄者，称为"黄疸"。黄疸有阳黄和阴黄之分，黄而鲜明如橘色，为"阳黄"，多因湿热内蕴所致；黄而晦暗如烟熏，为"阴黄"，多因寒湿内阻所致。

（3）皮肤发黑　皮肤色黑而晦暗，干枯不荣，多因劳伤肾精所致；周身皮肤色黑而晦暗，亦可由肾阳虚衰，失于温运所致。

（4）皮肤白斑　皮肤出现点、片状白色改变，大小不等，边界清楚，无异常感觉，进展缓慢者，称为"白癜风"，多因风湿侵袭，气血失和，肌肤失荣所致。

（5）皮肤干枯　皮肤干涩不荣，甚则皲裂脱屑，多为津液已伤，或营血亏虚，肌肤失荣所致。

（6）肌肤甲错　皮肤干枯粗糙，状若鱼鳞，称为"肌肤甲错"，多因血瘀日久，肌肤失养所致。

（7）皮肤肿胀　周身肌肤浮肿，按之凹陷者，为水肿。其中，肿势较急，头面先肿，继及全身，腰以上肿甚者，属"阳水"，多因外感风邪，肺失通调所致。肿势较缓，下肢先肿，渐及全身，腰以下肿甚者，属"阴水"，多因脾肾阳虚，水湿泛溢所致。

2. 皮肤病证

（1）斑疹　斑和疹均为全身性疾病表现于皮肤的症状，两者虽常并称，但实质有别。

1）斑　色深红或青紫，多点大成片，平铺于皮肤，抚之不碍手，压之不褪色。斑有阳斑和阴斑之分。

①阳斑：呈片状，色深红或紫红，兼身热、面赤、脉数等，多因外感温热邪毒内迫营血，血溢脉外所致。

②阴斑：斑点大小不一，色淡红或紫暗，隐隐稀少，发无定处，出没无常，兼神疲、脉虚等，多因脾气虚衰，血失统摄所致。

2）疹　皮肤色红，点小如粟，高出皮肤，抚之碍手，压之褪色者为疹。疹有麻疹、风疹、瘾疹等不同。

①麻疹：属儿科常见传染病，多见于冬末春初。发疹前一般有类似感冒的症状，如咳嗽、打喷嚏、鼻流清涕、眼泪汪汪、发热等；发病后2～3天可见患儿颊黏膜出现麻疹斑；发热3～4天后开始出疹，疹色桃红，形似麻粒，先见于耳后发际，渐延及颜面、躯干和四肢，疹发透彻后，按出疹顺序逐渐消退，有糠麸样脱屑，留下暂时性褐色沉着，多因外感风热时邪所致。

②风疹：疹色淡红，细小稀疏，瘙痒不已，症状轻微，因外感风邪所致。

③瘾疹：皮肤突然出现淡红色或苍白色丘疹，大小形态各异，瘙痒难忍，搔后增大、增多，甚至融合成片，发无定处，出没迅速，反复发作，因外感风邪，郁于皮肤，或身体过敏所致。

无论斑或疹，在外感病中见之，若色红身热先见于胸腹，后延及四肢，斑疹透发后热退神清者，是邪去正安，为顺；若斑疹布点稠密成团，色深红或紫暗，先见于四肢，后延及胸腹，壮热不退，神志不清者，是邪气内陷，为逆。

（2）水疱　皮肤上出现成簇或散在性小水疱，主要有白痦、水痘、热气疮、湿疹、缠腰火丹等。

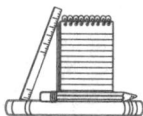

1）白痦　皮肤出现白色小疱疹，晶莹如粟，高出皮肤，擦破流水，多发于颈胸部，四肢偶见，面部不发，常兼身热不扬、胸闷脘痞等症状，多因外感湿热之邪，郁于肌表，汗出不彻所致，见于湿温病。

2）水痘　属儿科常见传染病。开始时皮肤出现粉红色斑丘疹，随后迅速变成椭圆形小水疱，晶莹明亮，顶满无脐，浆液稀薄，皮薄易破，破后结痂，不留瘢痕，大小不等，分批出现，多因外感时邪，内蕴湿热所致。

3）热气疮　口唇周围、鼻孔周围、面颊及外阴等皮肤黏膜交界处出现成簇粟米大小的水疱，灼热痒痛，多因外感风热，或肺胃蕴热上蒸所致。

4）湿疹　周身或局部皮肤出现红斑，迅速形成丘疹、水疱，破后渗液，形成红色湿润之糜烂面，多因风、湿、热邪蕴结，郁于肌肤而成。

5）缠腰火丹　沿一侧腰部或胸胁出现皮肤焮红，继之出现成簇小水疱，排列如带状，灼热刺痛，缠腰而生，多因肝经湿热熏蒸肌肤所致。

（3）疮疡　指各种致病因素侵袭人体后引起的发于皮肉筋骨之间的化脓性疾病，常见的有痈、疽、疔、疖等。

1）痈　患部红肿，根盘紧束，焮热疼痛，易于成脓，易消、易溃、易敛，属阳证，多因湿热火毒蕴结，气血壅滞所致。其特点是未脓易消，已脓易溃，脓液黏稠，疮口易敛，属阳证。

2）疽　患部漫肿无头，皮色不变或晦暗，疼痛彻骨，病位较深，难消、难溃、难敛，溃后易损伤筋骨，属阴证，多为气血亏虚，寒痰凝滞而成。其特点是未脓难消，已脓难溃，脓汁稀薄，疮口难敛，溃后易伤筋骨，属阴证。

3）疔　患处形小如粟，顶白根深，坚硬如钉，麻木痒痛，多发于颜面和手足，多因外感风热蕴毒，或脏腑火毒炽盛所致。其特点是邪毒深重，易于扩散。

4）疖　病患起于浅表，形小而圆，红肿热痛不甚，易于成脓，脓出即愈，因外感热毒或湿热内蕴发于肌肤，使气血壅滞而成。其特点是病位表浅，症状轻微。

三、望排出物

──【考纲摘要】────────────
望痰、涕的内容及其临床意义。

望排出物是指通过观察患者排出物的形、色、质、量等的变化，以诊察病情的方法。

排出物包括排泄物、分泌物及某些病变时产生的病理产物。排出物为脏腑生理功能和病理活动的产物，通过观察其形、色、质、量的变化，可了解脏腑功能是否正常，以及病性的寒热虚实。

望排出物总的规律：凡色白、清稀者，多属虚证、寒证；色黄、稠浊者，多属实证、热证。

（一）望痰涎涕

1. 望痰　痰为水液代谢障碍所产生的一种病理产物。"肺为贮痰之器""脾为生痰之源"，肺、脾、肾三脏与水液代谢密切相关，所以，望痰可以诊察肺、脾、肾三脏的功能状态及病邪的性质。

痰白、质清稀者，属寒痰，因寒邪客肺，津液不化，聚而为痰，或脾阳不足，温运无力，湿聚为痰，上逆于肺所致；痰白、质滑、量多，易咳出者，属湿痰，因脾失健运，水湿内停，

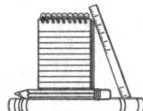

聚而成痰，上逆于肺所致；痰黄、质黏稠，甚则结块者，属热痰，因邪热犯肺，肺热壅盛，煎灼津液为痰；痰少而黏，难于咳出者，属燥痰，因燥邪伤肺，肺津耗伤，或肺阴亏虚，肺失清肃所致；痰中带血，色鲜红者，称咳血，因热伤肺络，或痰热邪毒壅阻，肺络受损所致；咳吐脓血痰，气腥臭者，属肺痈，因热毒壅肺，血败肉腐而成。

2.望涎　涎是口腔分泌的黏液，为脾之液，为脾精所化，又为脾气所摄，具有濡润口腔、协助进食和促进消化的作用。望涎可以诊察脾与胃的病变。

口中清涎量多者，多属脾胃阳虚，气不化津所致；口中黏涎者，多属脾胃湿热，湿浊上泛所致；小儿口角流涎，涎渍颐下，称"滞颐"，多因脾虚不能摄津所致，亦可见于胃热、虫积或消化不良；睡中流涎者，多属胃中有热，或宿食内停，痰热内蕴所致；口角流涎，伴口眼㖞斜者，多见于中风后遗症，或因风邪中络所致。

3.望涕　涕是鼻腔分泌的液体，为肺之液，具有滋润鼻腔的作用。望涕主要观察色、质、量的变化，可以诊察肺的病变。

新病鼻塞流清涕，属外感风寒；鼻流浊涕，属外感风热；阵发性清涕量多如注，伴喷嚏频作者，多属鼻鼽，因肺气亏虚，卫表不固，风寒束于肺卫所致。久流浊涕，质稠、量多、气腥臭者，多为鼻渊，是湿热蕴阻所致。

（二）望呕吐物

呕吐由胃气上逆所致，通过观察呕吐物形、色、质、量的变化，有助于辨别呕吐的病因和病性的寒热虚实。

呕吐物清稀无臭或呕吐清水者，多为寒呕，因胃阳不足，或寒邪犯胃所致；呕吐物酸腐，夹杂不消化食物者，多属伤食，因食滞胃脘，胃气上逆所致；呕吐黄绿色苦水者，多属肝胆湿热或内有郁热所致；呕吐物暗红有血块，或吐血鲜红，夹有食物残渣者，多属胃有积热，或肝火犯胃，或胃腑瘀血所致；呕吐清水痰涎，伴胃脘有振水声，口干不欲饮者，多因脾失健运，饮停胃脘所致。

（三）望大便

大便的形成和排泄与脾、胃、大肠密切相关，同时受肝、肾、肺三脏功能的影响。通过观察大便的形、色、质、量、次数等变化，可以诊察相关脏腑的功能状况，判断病性的寒热虚实。正常的大便色黄，呈软圆状，干湿适中。

大便清稀如水样，伴腹胀或冷痛者，属寒湿泄泻，因外感寒湿或饮食生冷，脾失健运，清浊不分所致；大便黄褐如糜，味臭伴肛门灼热者，属湿热泄泻，因外感暑湿或湿热之邪伤及胃肠，大肠传导失职所致；大便稀溏，完谷不化，或如鸭溏者，属脾虚或脾肾亏虚，因脾胃气虚或阳虚，运化失职，或肾阳虚衰，火不暖土，脾失健运所致；大便夹有黏冻、脓血，伴腹痛、里急后重者，属痢疾，因饮食不洁，湿热邪毒蕴结大肠，肠络受损所致；大便色灰白呈陶土色，多见于黄疸，因肝胆疏泄失常，胆汁不能下注于肠以助消化所致；大便干燥硬结，排出困难，甚则燥结如羊屎者，多因热盛伤津或阴血亏虚，肠道失润，传导不利所致。大便出血，简称"便血"，多因肠络受损所致。其中血色鲜红，附在大便表面或于排便前后滴出者，为近血（在降结肠及以下部位出血），可见于风热灼伤肠络所致的肠风下血、痔疮或肛裂出血等；血色暗红或紫黑，如柏油状，与大便混合者，为远血（在升结肠及以上部位出血），可因脾气亏虚，气不摄血，或胃肠热盛，灼伤脉络，迫血妄行，或胃肠瘀血积滞所致。

（四）望小便

小便的形成和排泄与体内津液代谢密切相关，有赖于肾和膀胱的气化，肺的通调，脾的运

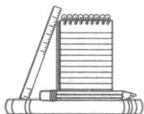

化，三焦的决渎等脏腑功能的正常。观察小便色、质、量、次数的变化可以了解体内津液的盈亏及相关脏腑的功能状态。正常小便颜色淡黄，清净而不浑浊。

小便清长者，多属虚寒证，因阳虚气化无力，气不化津，水津下趋膀胱所致；小便短黄者，多属实热证，因热盛伤津，或汗、吐、下而津亏，化源不足所致；尿中带血者，多因下焦热盛或阴虚火旺，热伤血络，或湿热蕴结膀胱，或结石损伤血络，或脾肾不固，统血无力所致；尿有砂石者，多因湿热蕴结膀胱，煎熬津液，日久结为砂石所致；小便浑浊如米泔水，或油腻如脂膏者，称为"尿浊"，多因脾肾亏虚，清浊不分，脂液下流，或下焦湿热，气化不利，清浊不分并下趋所致。

四、望小儿食指络脉

──【考纲摘要】────────────────────
1. 望小儿食指络脉的方法及其正常表现。
2. 小儿食指络脉病理变化的临床表现及其意义。

望小儿食指络脉又称望小儿指纹，是观察 3 岁以内小儿食指掌侧前缘部浅表络脉的形色变化以诊察病情的方法。

（一）望小儿食指络脉的原理

食指掌侧前缘浅表络脉与寸口脉同属手太阴肺经，其形色变化，在一定程度上反映了寸口脉的变化，故望小儿食指络脉与诊寸口脉的意义相同。另外，3 岁以内小儿寸口脉位短小，诊脉时常哭闹，不易配合，影响诊脉效果，且小儿皮肤薄嫩，络脉暴露，便于观察，故常以望食指络脉作为辅助诊断的方法，以弥补小儿脉诊的不足。

（二）望小儿食指络脉的方法

抱小儿于光亮处，医生用左手拇指和食指握住小儿食指末端，再用右手拇指内侧缘从小儿食指掌侧指尖向指根部轻推几次，用力要适中，使络脉显露，便于观察。

（三）小儿食指络脉的三关定位

小儿食指按指节分为三关：食指第 1 节（掌指横纹至第 2 节横纹之间）为风关，食指第 2 节（第 2 节横纹至第 3 节横纹之间）为气关，食指第 3 节（第 3 节横纹至指端）为命关（图 2-10）。

（四）小儿正常食指络脉

小儿正常食指络脉在食指掌侧前缘，纹色浅红、红黄相兼，隐隐显露于风关之内，其形态多为斜形、单支，粗细适中。

图 2-10　小儿食指脉络三关示意图

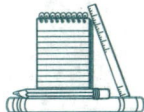

（五）小儿食指络脉的形色变化和临床意义

望小儿食指络脉应注意观察其显隐、色泽、形态、长短等内容，其辨证要领可概括为浮沉分表里，红紫辨寒热，淡滞定虚实，三关测轻重。

1. 浮沉分表里　络脉的浮沉变化可反映病位的深浅，以辨别证之表里。

络脉浮显，为病邪在表，见于外感表证，因外邪袭表，正气抗邪，鼓舞气血趋向于表，故络脉浮显。络脉沉隐，为病邪在里，见于外感病病邪入里，或内伤里证。因邪气内困，阻滞气

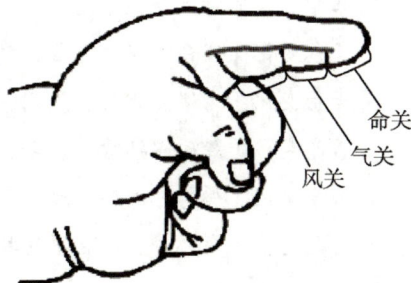

血难以外达，故络脉沉隐。

2.红紫辨寒热　络脉颜色的变化主要反映病邪的性质。络脉色深浓而暗滞者多属实证，为邪气亢盛；络脉色浅淡者多属虚证，为正气虚衰。

络脉鲜红，属外感表证、寒证。因外邪袭表，气血趋向于表，指纹浮显，故见鲜红。络脉紫红，属里证、热证。因里热炽盛，络脉扩张，气血壅滞，故见紫红。络脉青色，主疼痛、惊风。因"痛则不通"，络脉气血郁滞，或肝风内动，筋脉拘急，使络脉郁阻，故见青色。络脉紫黑，为血络郁闭，属病情危重。因邪气亢盛，心肺虚衰，脉络瘀阻，故见紫黑。络脉淡白，属脾虚、疳积。因脾胃气虚，气血生化乏源，络脉不充，故纹色淡白。

3.淡滞定虚实　络脉的形状淡滞可测疾病的虚实。

络脉增粗，分支明显，多属实证、热证，是由邪正相争，气血壅滞所致。络脉变细，分支不显，多属虚证、寒证，是由气血不足，络脉不充所致。

4.三关测轻重　络脉的长短可测邪气之浅深，病情之轻重。

络脉显现于风关时，示邪气入络，邪浅而病轻。络脉从风关透至气关，其色较深，示邪气入经，邪深病重。络脉达于命关，其色更深，示邪入脏腑，病情严重，可能危及生命。络脉直达指端，称为"透关射甲"，其色紫黑，示病情凶险，预后不良。

（六）影响小儿食指络脉的因素

小儿食指络脉受多种因素的影响。例如年幼儿络脉长而显露；年长儿络脉短而不显。皮肤薄嫩者指纹显而易见；皮肤较厚者，络脉常模糊不显。肥胖儿络脉较深而不显；体瘦儿络脉较浅而易显。天热络脉扩张，指纹增粗变长；天冷络脉收缩，指纹变细缩短。因此，望小儿食指络脉需排除相关因素的影响，只有这样才能做出正确的诊断。

五、舌诊

【考纲摘要】

1.舌诊原理。

2.舌诊方法与注意事项。

3.正常舌象的特点及临床意义。

4.舌色变化（淡白、淡红、红、绛、青紫）的特征与临床意义。

5.舌形变化（老嫩、胖瘦、点刺、裂纹、齿痕）的特征与临床意义。

6.舌态变化（强硬、痿软、颤动、歪斜、吐弄、短缩）的特征与临床意义。

7.苔质变化（厚薄、润燥、腐腻、剥脱、真假）的特征与临床意义。

8.苔色变化（白、黄、灰黑）的特征与临床意义。

9.舌质和舌苔的综合诊察。

10.舌诊的临床意义。

舌诊是通过观察患者舌质和舌苔的变化以诊察疾病的一种方法。凡脏腑的虚实、气血的盛衰、津液的盈亏、病邪的性质、病位的浅深、预后的好坏，皆能较为客观地从舌象上反映出来，成为中医诊病的重要依据。所以，舌诊在诊察病情、判断疾病、辨别病证等方面具有非常重要的意义。

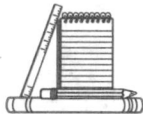

（一）舌诊基础

舌诊是望诊的重要内容，是中医诊法的特色之一，中医诊病需灵活运用望、闻、问、切四种方法，做到四诊相互结合、四诊合参。四诊中特别具有中医诊法特点的是望诊和切脉两种诊法，所以，《素问·五脏生成》曰："能合脉色，可以万全。"由此可见舌诊在中医诊断中具有重要的地位。

1. 舌的结构与舌象　舌为肌性器官，由横纹肌和黏膜组成，其主要功能是辨别滋味、调节声音、搅拌食物、协助吞咽。通常整个舌的肌肉组织称"舌体"。舌体的上面称"舌背"，又称"舌面"，舌体的下面称"舌底"，习惯上舌体的前端称"舌尖"，舌体的中部称"舌中"，舌体的后部、人字沟之前称"舌根"，舌的两边称"舌边"。

舌黏膜覆盖在舌体表面，形成许多细小凸起，称为"舌乳头"。根据乳头的形状不同，舌乳头可分为丝状乳头、蕈状乳头、轮状乳头和叶状乳头等。其中丝状乳头量大、细长呈乳白色，蕈状乳头形如蘑菇，内含毛细血管的凸起，二者共同参与舌象的形成；轮状乳头和叶状乳头则与味觉有关。

舌质主要由肌肉和丰富的血管、神经组成，舌体的色泽、形态和水液分布情况，在疾病过程中较易发生变化而反映疾病的本质。蕈状乳头表面的上皮细胞透明，透过上皮隐约可见乳头内的毛细血管，肉眼观察呈红色小点。蕈状乳头的色泽和形态改变是舌质变化的主要因素。

舌苔是附着于舌面的一层苔状物，由丝状乳头、脱落细胞、黏液、食物残渣等混合而成。丝状乳头表面的上皮细胞有轻度角化和脱落，常呈微白色，是正常舌呈薄白苔的要素。

舌象是舌的征象，包括舌体的颜色、质地、性状、动态，舌苔的形质、颜色，以及舌的动作和味觉。舌色主要反映血液成分和循环功能；舌体的大小形状与机体的水液代谢和营养状况有关；舌的动作和味觉可受神经系统功能的影响；舌苔的厚薄与人体消化吸收能力、体质的强弱及感受病邪的轻重有关。病情的进退能及时反映在舌质变化上，而苔色能提示疾病的性质。

2. 舌与经络、脏腑的关系　舌与脏腑、经络密切相关，五脏六腑直接或间接地通过经络、经筋与舌相联系，特别是心、脾胃与舌的关系更为密切。

"舌为心之苗"，手少阴心经之别系舌本。舌的脉络丰富，赖气血以充盈。心主血脉，故人体气血运行情况可反映在舌质的颜色上；心主神明，舌体的运动受心神的支配，因而舌体运动是否灵活、语言是否清晰与心神密切相关。所以，舌可反映心神的病变。

"舌为脾胃之外候"，足太阴脾经连舌本、散舌下。舌苔禀胃气而生，舌体赖气血充养，而脾主运化，胃为水谷之海，脾为后天之本、气血生化之源，因此，舌象的形成和变化与脾胃功能密切相关，观察舌象就可以诊察全身气血的盛衰和脾胃的病理变化。

肝藏血主筋，足厥阴肝经络舌本；肾藏精，足少阴肾经循喉咙，夹舌本；足太阳膀胱之经筋结于舌本；肺系上达咽喉，与舌根相连；其他脏腑也通过经络直接或间接地与舌产生联系。体内脏腑一旦发生病变，舌象就会出现相应的变化，所以，察舌象的变化可以测知内在脏腑的病变。

脏腑的病变反映于舌面具有一定的分布规律，即舌尖属心肺，舌边属肝胆，舌中属脾胃，舌根属肾。

3. 精气神与舌象　舌为血管丰富的肌性组织，赖气血的营养、津液的滋润和神的支配、协调以发挥其正常的生理功能。舌体的形质和舌色，与气血的盛衰和运行状态有关；舌苔和舌体的润燥，与津液的盈亏有关。唾为肾液，涎为脾液，它们都来自舌下肉阜部涎腺的开口（金津、

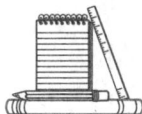

玉液），其生成、输布与肾、脾、胃等脏腑密切相关。因此，通过观察舌质及舌苔的颜色、形态、润燥等可以判断气血的盛衰、津液的盈亏。

舌具有敏锐的味觉，能灵活自如地运动以搅拌食物、辅助发音，这些都离不开神，尤其是心神的主宰和协调。因此，舌体运动是否灵活、语言是否清晰、味觉是否灵敏在一定程度上能反映心神是否正常。

（二）舌诊的方法与注意事项

1. 舌诊的方法

（1）**舌诊体位和伸舌姿态** 望舌时患者或坐或仰卧，头略抬起，自然地将舌伸出口外，舌体放松，舌面平展，舌尖略向下，尽量张口使舌体充分暴露。如伸舌过分用力、舌体紧张蜷曲或伸舌时间过长等，都会影响舌体的血液循环而引起舌色改变，或舌苔紧凑变样，或干湿度发生变化。

（2）**按顺序观察舌象** 望舌一般可按舌尖－舌中－舌边－舌根－舌下络脉的顺序进行。舌质颜色易变，伸舌时间过长可使舌色失真，而舌苔受观察时间的影响较小，因而望舌应先看舌质，再看舌苔。若一次望舌判断不准确，可让患者休息片刻后，重新望舌。

（3）**刮舌法和揩舌法** 刮舌法是以适中的力量，用消毒压舌板的边缘，在舌面上由后向前刮3～5次；揩舌法是用消毒纱布裹于手指上，蘸少许生理盐水在舌面上揩抹数次。这两种方法的目的是观察苔底，鉴别舌苔有根无根、苔的松腐与坚敛，排除染苔。若舌苔刮之不去或刮而留下污迹，多为里实有邪；若刮之易去，刮后舌体明净光滑，则多属虚证。

2. 舌诊的注意事项 为了保障舌诊的真实性和可靠性，应尽量减少或避免各种非疾病因素对舌象的影响，必须注意以下几点。

（1）**光线的影响** 面向自然光线，但需注意避免阳光直射，光线的强弱与色调对颜色的影响极大。如光线暗，舌色暗滞；白炽灯下舌苔多偏黄；日光灯下舌色多偏紫；周围有色物体的反射光也可使舌色发生相应变化。因此，望舌应以白天充足柔和的自然光线为佳，如在夜间或暗处，用日光灯为好，光线则需直接照射舌面。

（2）**饮食或药物的影响** 饮食及药物可使舌象发生变化。望舌一般在进食10分钟后进行，用清水漱口后观察较为真实。进食后，因食物反复摩擦，可使舌苔由厚变薄；饮水后，可使干燥舌苔变得湿润；刚进辛热食物，舌质偏红；过食肥甘之品或服大量镇静剂，可使舌苔厚腻；长期服用某些抗生素，可产生黑腻苔或霉腐苔。

另外，舌象与病情不相符时，特别需要注意有无染苔，可通过询问饮食、服药等情况予以鉴别。某些饮食物或药物，可使舌苔染色，称为"染苔"。如饮用椰汁、豆浆、牛奶、钡剂等可使舌苔变白、变厚；进食柿子、橘子、蛋黄、核黄素等，可使舌苔变黄；食用各种黑褐色药品、食品，或吃槟榔、橄榄、酸梅，长期吸烟等，可使舌苔染成灰色、黑色。一般染苔多在短时间内自然褪去，或可经刮舌、揩舌除去。

（3）**口腔对舌象的影响** 牙齿残缺可造成同侧舌苔偏厚；义齿可使舌边留有齿痕；张口呼吸者往往舌苔干燥。这些因素所致的舌象异常非机体的病理征象，临床上应认真鉴别，避免误诊。

（三）舌诊的内容

舌诊主要是观察舌质、舌苔和舌下络脉的变化。望舌质包括望舌的颜色、形质和动态，可诊察脏腑虚实、气血盛衰。望舌苔包括望苔质和苔色，可诊察病邪的性质、浅深及邪正消长。《医门棒喝》曰："观舌质可验其正之阴阳虚实，审苔垢即知邪之寒热浅深。"望舌下络脉包括望

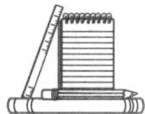

舌下络脉的长度、形态、色泽、粗细、舌下血络等变化。望舌时,需全面观察舌质与舌苔,并进行综合分析,只有这样才能对病情做出正确的判断。

(四)正常舌象与生理变异

1. 正常舌象 正常的舌象特征:舌色淡红明润,舌苔薄白均匀润泽,舌体大小适中、柔软灵活,简称"淡红舌,薄白苔"。正常舌象提示脏腑功能正常、气血津液充盈、胃气旺盛。

2. 舌象的生理变异

(1)年龄因素 年龄是舌象生理变异的重要因素。儿童为稚阴稚阳之体,脾胃功能不全,生长发育很快,往往处于代谢旺盛而营养相对不足的状态,故舌质多淡嫩而舌苔偏少;老年人精气渐衰,脏腑功能减退,气血运行迟缓,舌黏膜角化增多,舌色较暗红或呈紫暗色。只要全身无明显病变,以上舌象都属生理性变异。

(2)体质禀赋因素 先天体质禀赋的不同可致异常舌象。肥胖之人舌体多胖大且舌色偏淡,消瘦之人舌体略瘦小且舌色偏红。另外,先天性裂纹舌、齿痕舌、地图舌等,除有相应病理表现外,一般多无临床意义,但可表现出对某些疾病或病邪的易感性和好发性。

(3)性别因素 舌象一般与性别无明显关系,但女性在经前期可因舌蕈状乳头充血而使舌质偏红,或舌尖、舌边有明显的红刺,经期后即恢复正常。

(4)气候因素 天人相应的生理现象亦可反映在舌象上。气候的变化引起舌象的相应变化比较常见。夏季气候炎热潮湿,舌苔多略黄而厚腻;秋季气候干燥,舌苔多微干而欠润;冬季严寒,舌常湿润。

需要强调的是,正常人体出现异常舌象,除生理因素外,因舌象能灵敏地反映机体内部病变,舌象变化往往早于自觉症状出现,故这样的异常舌象可能是疾病前期的征象,此时可通过问诊与一些长期不变、无任何不适症状的生理性变异舌象相鉴别。

(五)望舌质

望舌质包括观察舌的神气、色泽、形质、动态及舌下络脉五部分内容。

1. 望舌神 舌神,即舌体的荣枯。

[舌象特征]舌体荣润,红活鲜明,运动灵活自如,称"荣舌",为舌有神;舌体色泽晦暗,干枯死板,运动不灵,称"枯舌",为舌无神。

[临床意义]舌质的荣枯,即舌之有神、无神,是衡量机体正气盛衰的标志之一,是估计疾病轻重和预后的依据。荣舌为健康人的舌象,提示正气旺盛,气血充盛,津液充足,或虽病正气未衰,邪气轻浅,病属善候;枯舌提示邪盛正衰,气血精津枯竭,脏腑正气极度衰败,邪气较深,病属恶候。

2. 望舌色 舌色,即舌质的颜色,正常人的舌色是淡红润泽的,而病理舌色一般分为淡红舌、淡白舌、红舌、绛舌、青紫舌5种。

(1)淡红舌

[舌象特征]舌色淡红润泽,白中透红(彩图1)。

[临床意义]舌色与肤色形成原理一致,红色为血之色,明润为胃气之华。淡红舌反映心气旺盛,胃气强盛,故《舌苔统志》曰:"舌色淡红,平人之候……红者心之气,淡者胃之气。"淡红舌为气血调和之象,多见于健康人,故《舌鉴辨正·红舌总论》曰:"全舌淡红,不浅不深者,平人也。"

外感病初起,病情轻浅,尚未伤及气血及内脏,舌色仍可保持淡红色;内伤杂病,若见舌色淡红明润,提示阴阳平和,气血充盈,病情尚轻,或为疾病转愈之佳兆。

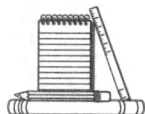

（2）淡白舌

[舌象特征]比正常舌色浅淡，白色偏多、红色偏少（彩图2）。舌色白，几无血色者，称为"枯白舌"。

[临床意义]主气血两虚、阳虚。

气血亏虚，血不上荣，或阳虚内寒，经脉收引，舌部血行减少，均可导致舌肌脉络空虚而不充盈，表现出舌色浅淡。《舌鉴辨正》曰："（淡白舌）虚寒舌之本色。"淡白光莹，舌体瘦薄，为气血两虚；淡白湿润，舌体胖嫩，属阳虚水湿内停。脱血夺气，病情危重，舌无血气充养，则显枯白无华。《温热论》指出："舌淡红无色者，或干而色不荣者，当是胃津伤而气无化液也。"

（3）红舌

[舌象特征]较正常舌色红，甚至呈鲜红色。红舌可见于整个舌体，亦可见于舌尖、舌边（彩图3）。

[临床意义]主实热、阴虚。

血得热则循行加速，舌体脉络充盈，或因阴液亏乏，虚火上炎，故舌色鲜红。舌色稍红，或仅舌边、舌尖略红，多属外感风热表证初起；全舌老红，苔黄者，为实热证；舌体小，舌鲜红少苔，或有裂纹，或红光无苔，为虚热证。舌尖红赤破溃，多为心火上炎；舌两边红，多为肝经有热。舌红有出血点，在外感热病多为邪热迫血妄行，即吐衄、发斑；内伤杂病见红舌者，往往是内脏出血的征兆。

（4）绛舌

[舌象特征]较红舌颜色更深，或略带暗红色（彩图4）。

[临床意义]主热入营血、阴虚火旺。

绛舌多由红舌发展而成，多由热入营血，耗伤营阴，血液浓缩而瘀滞；或阴虚水涸，虚火上炎，舌体脉络充盈所致。舌绛有苔多属温热病热入营血，绛色愈深，热邪愈甚；舌绛而少苔或无苔，或有裂纹，多属阴虚火旺或热病后期阴液耗损。《辨舌指南》曰："绛而光亮者，胃阴亡也。""舌虽绛而不鲜，干枯而萎者，肾阴涸也。"

（5）青紫舌

[舌象特征]全舌呈紫色，为红绛舌加深加暗而成。淡白舌而泛现紫色，称为"淡紫舌"；舌红而泛现紫色，称为"紫红舌"；绛舌中泛现紫色，称为"绛紫舌"；舌体局部出现青紫色斑点，大小不等，不高出舌面，称为"斑点舌"（彩图5）。斑点舌中，大者称"瘀斑"，小者称"瘀点"。

[临床意义]主血瘀、热极、寒极、酒毒。

紫红舌、绛紫舌，多为红绛舌进一步发展而来。全舌青紫，多为全身性血行瘀滞；舌有紫色斑点，多为瘀血阻滞局部；舌色紫红或绛紫，干枯少津，舌苔黄而干，多因热毒壅盛，内入营血，营阴受灼，气血壅滞所致；舌色淡紫或紫暗而湿润，多因阳气虚衰，运血无力，或阴寒内盛，血脉瘀滞所致；舌色青紫，为寒凝血瘀之重症，提示阴寒极盛，阳气受遏，血行凝泣；舌紫而肿胀，多因酒毒内蕴所致，常见于酒癖患者。

3.望舌形　舌形是舌的形状，包括老嫩、胖瘦、点刺、裂纹、齿痕等方面的特征。

（1）老、嫩舌

[舌象特征]舌质纹理粗糙或皱缩，坚敛而不柔软，舌色较暗，称"苍老舌"（彩图6）；舌质纹理细腻，浮胖娇嫩，舌色浅淡者，称"娇嫩舌"（彩图7）。

[临床意义]老舌多见于实证；嫩舌多见于虚证。

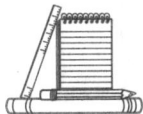

舌质老、嫩是舌色和舌形的综合表现，是辨别疾病虚实的重要指标之一。实邪亢盛，正邪剧争，气血壅滞，则使舌质显得坚敛苍老；气血不足，不能充盈舌体脉络，或阳气亏虚，运血无力，寒湿内生，津液内停，则使舌体显得浮胖娇嫩。《辨舌指南》曰："凡舌质坚敛而苍老，不论苔色白、黄、灰、黑，病多属实；舌质浮胖娇嫩，不拘苔色灰、黑、黄、白，病多属虚。"

（2）胖、瘦舌

［舌象特征］舌体较正常舌大而厚，伸舌满口，称"胖大舌"（彩图 8）；舌体肿大满嘴，甚至不能闭口，舌体不能缩回，称"肿胀舌"；舌体比正常舌瘦小而薄，称"瘦薄舌"（彩图 9）。

［临床意义］胖大舌多主水湿内停、痰湿热毒上泛；瘦薄舌多主气血两虚、阴虚火旺。

舌淡胖大，多因脾肾阳虚，津液输布障碍，水湿内停所致；舌红胖大，多因脾胃湿热或痰热内蕴，或平素嗜酒，湿热夹酒毒上泛所致；舌红绛肿胀，多因心脾热盛，热毒上壅所致；舌青紫晦暗而肿胀，常因某些药物、食物中毒，血液凝涩，络脉瘀滞所致。此外，先天性舌血管瘤患者可因舌局部血络瘀阻呈现青紫肿胀，多无全身辨证意义。胖大舌多兼见舌边齿痕。

瘦薄舌多因气血阴液不足，不能充盈舌体，舌失去濡养所致。舌体瘦薄而淡，为气血两虚；舌体瘦薄而色红绛干燥，为阴虚火旺，津液耗伤。

（3）点、刺舌

［舌象特征］为蕈状乳头增生，数目增多，充血肿大而形成。点，是凸起于舌面的红色或紫红色星点。大者为星，称"红星舌"；小者为点，称"红点舌"（彩图 10）。刺，是舌乳头凸起如刺，摸之棘手的红色或黄黑色点刺，称为"芒刺舌"（彩图 11）。点刺多见于舌尖部。

［临床意义］主脏腑热极，血分热盛。一般点刺越多，提示邪热愈甚。《温热论》指出："不拘何色，舌上生芒刺者，皆是上焦热极也。"

根据点刺出现的部位，可区分热在何脏。舌尖生点刺，多为心火亢盛；舌中生点刺，多为胃肠热盛；舌边生点刺，多为肝胆火盛。观察点刺的颜色可以判断气血运行情况及病情的轻重。舌红生芒刺，多为气分热盛；点刺色鲜红，多为血热内盛，或阴虚火旺；点刺舌紫绛，为热入营血而气血瘀滞。

（4）裂纹舌

［舌象特征］舌面上出现各种形状的裂纹、裂沟，深浅不一，而裂沟中并无舌苔覆盖。裂纹既可见于全舌，亦可见于局部，形状不一，可呈"人""川""爻""丨"等形状，严重者可呈回状、卵石状，或如刀割样、剪碎样（彩图 12）。

［临床意义］主热证。

舌红绛而有裂纹提示邪热内盛，阴液大伤，或阴虚液亏，舌体失于濡养，因而舌面萎缩；舌淡白而有裂纹，提示血虚不能上荣于舌；舌淡白、胖嫩而有裂纹且见齿痕，提示脾失健运，湿邪内侵，精微不能濡养舌体。

在健康人中，约 0.5% 的人舌面上有纵、横裂纹，其上有舌苔覆盖，且无不适症状，称"先天性裂纹舌"，应与病理性裂纹舌加以鉴别，此不属病态。

（5）齿痕舌

［舌象特征］舌体边缘有牙齿压迫的痕迹（彩图 13）。

［临床意义］主脾虚、水湿内停。

舌边有齿痕，多因舌体胖大，牙齿挤压所致，常与胖大舌同见。舌淡胖大而润，舌边有齿痕者，多因阳虚不能运化水湿，水湿内停或寒湿壅盛所致；舌质淡红而舌边有齿痕者，多为气虚或脾虚；舌红肿胀满口，舌有齿痕者，多因痰浊湿热壅滞所致；舌淡红而嫩，舌体不大，边有轻微齿痕者，

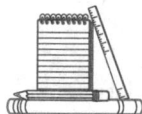

为先天性齿痕舌。疾病过程中见先天性齿痕舌，提示病情较轻，多见于气血不足者或小儿。

4. 望舌态   舌态，即舌体的动态。运动灵活为正常舌态，提示脏腑功能旺盛，气血充盈，经脉调和。常见的病理舌态包括痿软、强硬、歪斜、颤动、吐弄、短缩等。

（1）痿软舌

［舌象特征］舌体软弱无力，不能随意伸缩回旋。

［临床意义］主阴液亏损，或气血俱虚。

舌痿软而淡白无华者，多属于慢病久病，因气血虚衰，阴液亏损，舌体筋脉失养所致；舌红干而渐痿者，多因肝肾阴亏，舌肌筋脉失养所致；舌痿软而红绛少苔或无苔者，多见于外感病后期，因热极伤阴，或内伤杂病，阴虚火旺所致。

（2）强硬舌

［舌象特征］舌失柔和，屈伸不利，或板硬强直，不能转动，伴语言謇涩。

［临床意义］主热入心包、高热伤津，或风痰阻络。

舌主调节发音，故强硬舌多兼见语言謇涩。《备急千金要方》曰：“舌强不能言，病在脏腑。”说明舌强硬虽为局部表现，但与内在脏腑病变密切相关。

强硬舌多因外感热病，邪入心包，心神被扰，舌无主宰，或高热伤津，筋脉失养，或肝风夹痰，风痰阻滞，舌体失于柔和之性所致，表现出舌体强硬不灵。舌体强硬，色红绛而少津者，多因邪热炽盛，热陷心包，或热盛伤津所致；舌体强硬，胖大兼厚腻苔者，多因风痰阻络所致；舌强，语言謇涩，伴肢体麻木、眩晕者，多为中风先兆。

（3）歪斜舌

［舌象特征］伸舌时舌体偏向一侧，或左或右（彩图14）。

［临床意义］多见于中风、中风先兆或暗痱。

肝风夹痰或夹瘀，痰瘀阻滞一侧经络，使受阻一侧舌肌弛缓，收缩无力，而健侧舌肌正常，所以伸舌时向健侧歪斜。

（4）颤动舌

［舌象特征］舌体不自主地震颤、抖动。轻者仅伸舌时颤动；重者不伸舌时亦抖颤难宁。

［临床意义］主气血虚衰，或阴液亏损，或热极生风，或肝阳化风之肝风内动，亦主酒毒内蕴。

凡气血亏虚，筋脉失于濡养而无力平展舌体，或热极阴亏而动风、肝阳化风、酒毒内蕴等，皆可出现舌颤动。舌淡白而颤动者，多属血虚生风；舌绛紫而颤动者，多属热极生风；舌红少津而颤动者，多属阴虚动风；舌红绛而颤动不已，伴眩晕肢麻者，为肝阳化风。

（5）吐弄舌

［舌象特征］舌伸出口外，不即回缩者，称为“吐舌”；舌反复吐而即回，或舌反复舐口唇，抖动不宁者，称为“弄舌”。

［临床意义］主心脾有热。

心热则动风，脾热则耗津，以致舌体筋脉紧缩不舒而动摇。舌质红而吐弄，为心脾有热；舌色紫绛而吐弄，多见于疫毒攻心，或正气已绝；小儿智力发育不全，亦可见吐弄舌。

（6）短缩舌

［舌象特征］舌体卷短、紧缩，不能伸长，甚至舌不抵齿。短缩舌常与痿软舌并见。

［临床意义］主寒凝筋脉、气血虚衰、热盛津伤、痰浊阻滞等，多属病情危重。

舌短缩，色淡紫或青紫而湿润，多因阳气暴脱，寒凝筋脉，舌脉拳缩所致；舌短缩而舌质淡嫩，多因气血俱虚，舌失充养，筋脉痿弱所致；舌短缩而舌体胖大、苔黏腻，多因脾虚不运，

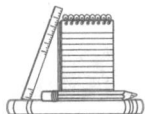

痰浊内蕴，经气阻滞所致；舌短缩而红绛干燥，多因热盛伤津，筋脉挛急所致。此外，先天性舌系带过短，称"舌绊"，可见明显舌短缩而影响舌体伸出，无辨证意义，但应注意与短缩舌鉴别。

（六）望舌苔

舌苔是附着于舌面的一层苔状物，由脾胃阳气蒸化胃中水谷之气上聚于舌面而成。《伤寒论本旨·辨舌苔》指出："舌苔由胃中生气所现，而胃气由心脾发生，故无病之人常有薄苔，是胃中之生气，如地上之微草，若不毛之地，则土无生气矣。"正常的舌苔表现为薄白均匀，干湿适中，舌面的中部和根部稍厚。异常舌苔多由外邪侵袭或脏腑失调导致脾胃浊气上升而成。望舌苔主要是观察苔色和苔质的变化。

1. 望苔质 苔质的变化包括厚薄、润燥、腐腻、剥脱、有根无根、真假、偏全等。

（1）薄、厚苔

［舌象特征］舌苔的厚薄以"见底""不见底"作为衡量标准。薄苔可透过舌苔隐隐见到舌质，又称"见底苔"（彩图15）；厚苔是透过舌苔见不到苔下的舌质，又称"不见底苔"（彩图16）。

［临床意义］主邪正盛衰和邪气浅深。

薄苔是正常舌苔的表现之一，其舌苔薄而均匀，或中部稍厚，干湿适中，提示胃有生发之气。外感疾病初起在表，病情轻浅，或内伤病病情较轻，胃气未伤，舌苔亦无明显变化，可见到薄苔。

厚苔是胃气夹痰、饮、水、湿、食积等邪气熏蒸，积滞舌面所致，主邪盛入里，或内有邪气等。舌苔厚或舌中根部尤著者多提示外感病邪气已入里，或胃肠内有宿食，或痰浊停滞，病情较重。

在疾病过程中，舌苔厚薄的变化主要反映邪正的消长进退。《辨舌指南》曰："舌常有苔，无苔者虚也。苔垢薄者，形气不足；苔垢厚者，病气有余。"舌苔由薄变厚提示邪气渐盛，或表邪入里，为病进；舌苔由厚变薄，舌上复生薄白新苔，提示邪去正复，为病退。舌苔的厚薄转化以渐变为佳，若薄苔突然增厚提示邪气极盛，迅速入里；厚苔骤然消退，而舌上无新苔复生为正不敌邪或胃气暴绝。

（2）润、燥苔

［舌象特征］舌苔润泽有津，干湿适中，称为"润苔"；舌面水分过多，伸舌欲滴，扪之湿滑，称为"滑苔"。舌苔干燥，扪之无津，甚则干裂，称为"燥苔"；苔质粗糙，水分极少，扪之碍手，称为"糙苔"。

［临床意义］主津液盈亏和输布情况。

润苔是正常舌苔的表现，是胃津、肾液上承布露舌面的表现。病中见润苔提示津液未伤，风寒表证、湿证初起或食滞、瘀血等，均可见润苔。滑苔为水湿内聚的表现，主痰饮、主湿。寒湿内侵，或阳虚不能运化水液，寒湿、痰饮内生等，均可见滑苔。

燥苔主津液已伤，常见于高热、大汗、吐泻后，或过服温燥药物致津液不足，舌苔失于滋润而干燥；亦有因痰饮、瘀血内阻，阳气被遏，津液不能上承润泽舌面而见燥苔者，属津液输布障碍。糙苔多由燥苔进一步加重而成。舌苔粗糙，津液极少，多见于热盛伤津之重证；苔质粗糙而不干者，多为秽浊之邪盘踞中焦。

舌苔由润变燥表示热盛津伤或津失输布；舌苔由燥转润为热退津复或饮邪始化。《辨舌指南》曰："滋润者其常，燥涩者其变；滋润者为津液未伤，燥涩者为津液已耗。"

（3）腐、腻苔

［舌象特征］苔质颗粒细腻致密，融合成片，如涂有油腻之物，中厚边薄，紧贴舌面，揩之

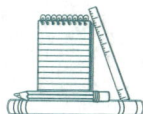

不去，刮之不脱，称为"腻苔"（彩图17）。苔质颗粒粗大，质地疏松，状如豆腐渣堆积于舌面，边中皆厚，揩之易去，称为"腐苔"。舌上黏厚一层，有如疮脓，称为"脓腐苔"。《辨舌指南》指出："腐者无迹，揩之即去，为正气将欲化邪；腻者有形，揩之不去，为秽浊盘踞中宫。"

［临床意义］腐、腻苔主痰浊、食积；脓腐苔主内痈。

腻苔为湿浊内蕴，阳气郁遏，痰饮湿浊停聚于舌面所致。苔薄腻，或腻而不板滞者，主食积，或脾虚湿困；苔白腻而滑，主痰浊、寒湿内阻；苔黏腻而厚，口中发甜，主脾胃湿热上犯；苔黄腻而厚，主痰热、湿热、暑湿而致腑气不畅。

腐苔为胃气衰败，阳热有余，蒸腾湿浊上泛所致，多见于食积胃肠，或痰浊内蕴。脓腐苔多见于内痈或邪毒内结，属邪盛病重。病中腐苔渐退，续生薄白新苔，为病邪消散，正气渐复之象；若腐苔脱落，不能续生新苔，为久病胃气衰败，属无根苔。

（4）剥脱苔

［舌象特征］舌苔全部或部分脱落，脱落处光滑无苔，称为"剥脱苔"（彩图18）。舌苔不规则地剥脱，边缘凸起，界限清楚，形似地图，部位时有转移者，称为"地图舌"。舌苔剥脱处，舌面不光滑，仍有新生苔质颗粒，或舌乳头可见者，称为"类剥苔"。舌苔全部剥脱，舌面光洁如镜者，称为"镜面舌"。

［临床意义］主胃气不足，胃阴枯竭，或气血两虚。

舌红苔剥者，多为阴虚；舌淡苔剥或类剥苔，多为血虚或气血两虚；镜面舌色红绛者，为胃阴枯竭，胃无生发之气；舌苔部分脱落，未剥脱处仍有腻苔者，为正气已虚而痰浊未化，其病情复杂。

剥脱部位，多与舌面脏腑分布相应。舌苔前剥，多为肺阴不足；舌苔中剥，多为胃阴不足；舌苔根剥，为肾阴枯竭。剥苔的范围大小多与气阴或气血不足程度有关。舌苔从全到剥是胃气阴不足，正气渐衰的表现；舌苔剥脱后，复生薄白新苔，为邪去正胜，胃气渐复之佳兆。

另外，辨舌苔的剥落还应与先天性剥苔加以区别。先天性剥苔是先天剥苔，呈菱形，其部位常在舌面中央人字沟之前，多因先天发育不良所致，无辨证意义。

（5）有根、无根苔

［舌象特征］舌苔紧贴于舌面，中厚边薄、不易脱落、脱后新苔渐生者，称为"有根苔"；舌苔疏松浮于舌面，苔易刮脱、不易复生或舌面光剥如镜者，称为"无根苔"。

［临床意义］有根苔是有胃气的征象，提示气血有源，预后良好；无根苔提示胃气衰败，气血乏源，预后不良。病之初、中期，舌见有根苔且厚，说明胃气壅实，病较深重；久病见有根苔，说明胃气尚存；新病出现无根苔，属邪浊渐聚，病情较轻；久病出现无根苔，属胃气匮乏，不能上蒸，病情危重。

（6）真、假苔

［舌象特征］舌苔真假与有根苔、无根苔关系密切。舌苔紧贴舌面，刮之难去，刮后仍留有苔迹，不露舌质，舌苔如从舌体上生出者，称为"真苔"；舌苔不紧贴舌面，不像舌所自生而似涂于舌面，苔易刮脱，刮后无垢而舌质光洁者，称为"假苔"。

［临床意义］新病见真苔，病情较重；见假苔，病情轻浅。久病见真苔，主胃气尚存，病情预后较好；见假苔，主胃气衰败，病情预后不好。

判断真、假苔以"有根""无根"为标准。真苔是脾胃气熏蒸、食浊等邪气上聚于舌面而成，舌苔有根蒂，与舌体不可分离。假苔是因胃气匮乏，不能续生新苔，而已生之旧苔逐渐脱离舌体，浮于舌面，苔无根蒂，刮后无垢。病之初、中期，舌见真苔且厚，为胃气壅实，病较

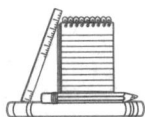

深重；久病见真苔，说明胃气尚存；新病见假苔，属邪浊渐聚，病情较轻；久病见假苔，是胃气匮乏，不能上润，病情危重。舌面上浮一层厚苔，望似无根，刮后却见已有薄薄新苔者，是疾病向愈的征象。

（7）偏、全苔

[舌象特征] 舌苔满布舌面，称为"全苔"。舌苔仅布于前、后、左、右之某一局部，称为"偏苔"。

[临床意义] 病中见全苔，主邪气散漫，多为湿痰阻滞之征；舌苔偏于某处，常为舌部分候的脏腑有停聚之邪气。舌苔偏于舌尖部，是邪气入里未深，而胃气已先伤；舌苔偏于舌根部，为外邪虽退，但胃气停滞依旧；舌苔仅见于舌中，常是痰饮、食浊停滞中焦；舌苔偏于左或右，常提示肝胆湿热之类的疾患。

偏苔应与剥苔相鉴别，偏苔为舌苔分布上的病理现象，并非剥苔之本来有苔而剥落，以致舌苔显示偏于某处。因一侧牙齿脱落，摩擦减少而使该侧舌苔较厚者，亦应与病理性偏苔相鉴别。

2. 望苔色 苔色，即舌苔的颜色，可分为白苔、黄苔、灰黑苔三类。

（1）白苔

[舌象特征] 舌面上附着的白色苔状物为白苔（彩图19）。白苔有厚薄、润燥、滑腻之分。

[临床意义] 可为正常舌苔，白苔为舌苔之本色，是最常见的苔色，其他苔色均可由白苔转化而成。病中见白苔多主表证、寒证、湿证，亦可见于热证。《伤寒论本旨》指出："凡苔垢，色白者为寒，白甚者，寒甚也。"

苔薄白而润多为正常舌象，亦提示表证初起，或为里证病轻，或为阳虚内寒；苔薄白而滑，多为外感寒湿，或脾肾阳虚，水湿内停；苔薄白而干，常见于风热表证；苔白厚腻，多为湿浊内停，或为痰饮、食积；苔白厚而干，为痰浊湿热内蕴；苔白厚如积粉，扪之不燥者，称为"积粉苔"，多系秽浊湿邪与热毒相结而成，常见于瘟疫或内痈；苔白而燥裂，粗糙如砂石，提示邪热炽盛，津液大亏。

（2）黄苔

[舌象特征] 黄苔有淡黄、深黄、焦黄之分。苔呈浅黄色，称为"淡黄苔"或"微黄苔"；苔色黄而深厚，称为"深黄苔"或"正黄苔"；舌苔深黄，中带黑褐色，称为"焦黄苔"或"老黄苔"（彩图20）。

[临床意义] 主热证、里证。

邪热熏灼于舌，则苔呈黄色，苔色越黄，说明热邪越甚。《医学入门》指出："热深入胃，则苔黄。"

就部位而言，舌尖苔黄为热在上焦，舌中苔黄为热在中焦，舌根苔黄为热在下焦，舌边苔黄为热在肝胆；就颜色深淡而言，淡黄苔为热轻，深黄苔为热甚，焦黄苔为热极。

舌苔由白转黄或黄白相间为外感表邪化热入里而表邪尚未入里的表里相兼阶段。舌苔薄黄提示邪热较轻，多见于风热表证，或风寒化热入里初期；黄滑苔多为阳虚寒湿之体，痰饮聚久化热，或为气血亏虚，复感湿热之邪；黄腻苔为湿热或痰热内蕴，或食积化热；苔黄而干，中有裂纹似花瓣，称为"黄瓣苔"，提示燥热内结胃肠；苔深黄干燥，颗粒粗大，望之如砂，扪之糙手，称为"黄糙苔"，提示热盛伤津；苔黄黑相兼，称为"焦黄苔"，亦提示热盛伤津。

（3）灰黑苔

[舌象特征] 苔色浅黑称为"灰苔"；苔色深灰称为"黑苔"。灰苔与黑苔只是颜色浅深不同，而临床意义相同，常合称为"灰黑苔"。

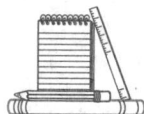

［临床意义］主阴寒内盛或里热炽盛。苔质的润燥是辨别寒热的重要指征。

灰苔多由白苔晦暗转化而成；黑苔多在疾病持续到一定时日、发展到相当程度后，由灰苔或焦黄苔转化而来。灰黑苔既可见于寒湿病中，也可见于热性病中，但无论寒热均属重证，黑色越深，病情越重。《敖氏伤寒金镜录》曰："舌见黑色，水克火明矣，患此者百无一治。""若见舌胎如黑漆之光者，十无一生。"这里需要与吸烟过多之舌苔灰黑但无全身明显症状者相鉴别。

寒湿病中出现灰黑苔，多由白苔转化而成，其舌苔灰黑必湿润多津；热性病中出现灰黑苔，多由黄苔转变而成，其舌苔灰黑必干燥无津液；苔灰黑而干燥，为热极伤阴，阴虚火旺；苔灰黑而润滑，为阴盛阳虚，痰湿久郁；舌边、舌尖呈白腻苔，而舌中、舌根部出现灰黑苔，舌面湿滑，多因阳虚寒湿内盛或痰饮内蕴所致；舌边、舌尖为黄腻苔，而舌中为灰黑苔，多因湿热内蕴，日久不化所致；舌苔焦黑干燥，舌质干裂起刺，多因热极津枯所致；苔黄黑者称为"霉酱苔"，多因胃肠素有湿浊宿食，积久化热，熏蒸秽浊上泛舌面所致，可见于湿热夹瘀的病证。

各类舌苔主病见表 2-2。

表 2-2　舌苔主病简表

舌质	舌苔	舌象特点	对应病证
淡红	薄白	淡红舌，薄白苔	健康人；风寒表证；病势轻浅
	白苔	舌尖红，白苔	风热表证；心火亢盛
	黄白相兼	淡红舌，黄白苔	外感表证将要传里化热
	白腻而厚	淡红舌，白厚腻苔	湿浊痰饮内停；食积胃肠；寒湿痹证
	薄黄	淡红舌，薄黄苔	里热轻证
	黄干少津	淡红舌，黄干苔	里热伤津化燥
	黄腻	淡红舌，黄腻苔	里有湿热，痰热内蕴，食积化热
鲜红	白而干燥	红舌，白干苔	邪热入里伤津
	白黏	红舌，白黏苔	里热夹痰湿；阴虚兼痰湿
	薄黄少津	红舌，薄黄干苔	里热证，津液已伤
	厚黄少津	红舌，厚黄干苔	气分热盛，阴液耗损
	黄腻	红舌，黄腻苔	湿热内蕴；痰热互结
绛红	焦黄干燥	绛舌，焦黄苔	邪热深重；胃肠热结
	黑而干燥	绛舌，黑干苔	热极伤阴
	无苔	绛舌，无苔	热入血分；阴虚火旺
青紫	黄燥	紫舌，黄燥苔	热极津枯
	焦黑而干	紫舌，苔黑干焦	热毒深重，津液大伤
	白润	紫舌，白润苔	阳衰寒盛；气血凝滞
淡白	无苔	淡白舌，无苔	久病阳衰；气血俱虚
	透明	淡白舌，无苔	脾胃虚寒
	边薄白中无	淡白舌，中剥苔	气血两虚；胃阴不足
	白苔	淡白舌，白苔	阳气不足；气血虚弱
	白腻	淡白舌，白腻苔	脾胃虚弱，痰湿停聚

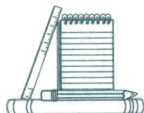

知识链接

察舌辨证歌

1.舌之与苔,首须辨识,苔为苔垢,舌是本质。苔察气病,舌候血疾;阴阳表里,寒热虚实,邪气浅深,察苔可知;脏腑虚实,舌质可识。

2.舌苔变化,各有分部;舌尖心肺,中央胃脘,舌根属肾,四畔脾土,舌之两旁,肝胆地步;另有一法,三脘分看,尖上根下,舌中中脘。

3.辨舌津液,润燥滑涩。润多正常,湿厚属湿。润而多津,滑苔之色。涩又浮粗,燥则津劫。

4.有神无神,别在荣枯。荣为荣润,津液充布,红润鲜明,气血丰富;枯无血色,正气将竭,津乏干枯,病属危急。

5.红舌主热,尚多分别。心火上炎,舌尖色赤。红在舌边,肝胆有热。温病初期,尖边多赤,见于杂病,心肝之色,头痛失眠,烦躁便实。红色鲜艳,亦各有殊,温病热甚,杂病阴虚。舌心干红,阴液被劫。光嫩无津,为镜面舌,病多主凶,津液枯竭。若气血虚,淡红舌质。

6.绛色深红,温热传营。纯绛鲜泽,包络热盛。干枯而萎,涸渴肾阴;兼见嗌干,大命将倾。更有一种,绛舌少苔,甚至舌裂,阴液将殆。绛舌黏腻,似苔非苔,湿邪夹浊,芳香宣开。望之若干,扪之有津,津液已伤,湿热熏蒸,浊痰蒙窍,清泄生津。

7.紫舌主病,有阳有阴;有苔无苔,主要区分。润燥深浅,满舌或斑,主病不同,轻重两般。黄苔紫舌,脏腑积热;兼见干燥,通下为急。舌见青紫,浮苔滑润,伤寒初起,直中三阴。瘀血之病,舌紫且晦,一般滑润,或见灰苔,重则满舌,轻则斑块;痛久入络,与此同类。酒客成积,舌多紫斑。中心白滑,醉后伤寒。紫舌肿大,酒毒为患,冲心危险,性命难挽。

8.蓝色变化,略如紫舌;尚能生苔,正气未竭。光蓝无苔,色萎不泽,证极危险,元气败绝。蓝不满舌,主证各别;瘟疫秽浊,兼苔粉白;黄腻浊苔,湿温郁热;苔滑中蓝,湿痰之舌。

9.黑主重病,有阴有阳;嫩滑湿润,寒极为殃;粗涩干焦,热极所伤。血已败坏,古称死证;辨准早救,或可得胜。

10.苍老娇嫩,亦要分析。坚敛苍老,实热壅结,神气尚存,病多属实。浮肿虚寒,亦属痰湿。娇嫩齿印,虚弱之识。

11.纹剥芒刺,各有标志。纹在舌质,几如碎瓷,血虚热甚,亦见阴虚。剥如剥落,一块光洁,阴伤现象,每难填没。病情更重,整舌剥脱,舌生芒刺,有黑黄色,不论前后,化燥之志。舌体胀大,痰饮热湿。舌体瘦瘪,诸虚证急。

12.软而柔和,正常舌质,运动灵活,气血相得。痿绛阴亏,运动无力,色见淡红,气血虚极。舌体强硬,风火痰别;舌强瘫痪,心脾风入;赤肿而硬,心火已极;痰肿而硬,苔浊灰色。舌之伸舒,常人自如;倘伸无力,颤动属虚。舌欲舒伸,根如线牵,其因有三,燥寒痰涎,均病筋脉,舌强语謇。燥干寒急,风痰粘连。舌舒痰热,麻痹虚证。至于一侧,风中络证。吐弄舐唇,心脾积热,小儿惊风,常可见得。舌忽缩短,干红阴损,白润寒凝,黏腻痰卷。

13.有根无根,亦须分别,中气存亡,有关得失。有根之苔,从舌生来,紧贴舌面,均匀铺开。无根之苔,厚苔一片,四围净洁,如涂舌面。

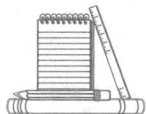

14. 苔厚苔薄，内外邪结。表寒均薄，兼证各别；邪积苔厚，内证多实。腐苔松厚，揩之即去，正将化邪，阳气有余。腻则黏舌，刮亦不脱，痰湿踞中，阳被阴遏。腐苔如霉，或如腐脓，胃气败坏，或有内痈。

15. 苔布满舌，邪气散漫，表证薄白；白腻属痰，用药宜慎，防多变幻。苔生一偏，中后或前，或左或右，按部钻研。苔色变换，顺逆可寻；由白而黄，黄退生新，此为顺向，邪解正胜。白黄灰黑，逐渐加甚，正气不支，病邪日深。苔若骤退，不由渐化，邪气内陷，病危可怕。

16. 食物染苔，注意分别。枇杷橄榄，变黄变黑。甜酸咸物，色酒果汁，均能染苔，多白润舌。

17. 白苔主表，并湿虚寒。苔白而滑，外感风寒。白苔舌红，风温初染。白苔转黄，邪气内传。白苔绛底，湿遏热伏。白苔黏腻，痰湿内搏。白苔湿润，边尖齿印，并兼胖舌，湿痰之证。虚证白苔，望之明净，舌多嫩滑，阳虚之证。

18. 黄苔主病，属里属热。微黄不燥，初传当别；黄而干燥，里热已极。舌苔黄聚，阳明腑实。燥生黑刺，或者发裂，均为热深，阴液消失。黄而滑腻，痰湿热结。以上黄苔，均属热实。别有一种，淡松花色，色黄而淡，胖嫩舌质，津润而冷，脾虚有湿。

19. 灰苔主病，寒热阴阳，辨在润燥，察之当详。由黄转灰，苔燥干厚，伤寒传经，里热证候。苔由骤见，并无积垢，薄而滑润，三阴证候。苔灰微黑，滑润舌质，痰饮水肿，细辨自识。

20. 黑苔与灰，辨证相近，灰黑渐来，里热日深。黑而燥裂，津伤热盛。苔根黑燥，下焦热甚。均属实热，急下存阴。黑而滑润，阴寒直中。杂病阳虚，苔亦相同。另一种人，平素痰饮，舌常灰黑，舌面滑润，证无险恶，切勿惊心。

21. 平素体质，舌苔有别。常见多苔，灰黄或白，病在脾胃，属于湿热；至有病时，苔反薄脱，中气不足，留心辨识。舌赤无苔，尖边红点，见于平时，阴亏可验。

22. 润燥厚薄，可知邪正；察舌关键，辨证纲领。润为津存，燥乃热乘；厚是病进，薄为邪轻。结合苔色，病情自明。若因饮食，混冲当侦。诊而后食，厚薄分清；诊而后饮，润燥分明。以上舌苔，牢记当真；临证不惑，运用要灵。

（七）望舌下络脉

舌系带两侧各有一条纵行的大络脉，称为"舌下络脉"。正常舌下络脉，其管径不超过2.7mm，长度不超过舌尖至舌下肉阜连线的3/5，颜色暗红，脉络无怒张、紧束、弯曲、增生，排列有序。绝大多数为单支，极少有双支出现。

1. 望舌下络脉的内容　望舌下络脉主要观察其长度、形态、色泽、粗细、舌下小血络等变化。

2. 望舌下络脉的方法与注意事项

（1）观察方法　让患者张口，将舌体向上腭方向翘起，舌尖轻抵上腭，舌体自然放松，舌下络脉充分显露。首先观察舌系带两侧大络脉的长短、粗细、颜色，以及有无怒张、弯曲、囊状或囊柱状等异常改变，然后观察周边细小络脉的颜色、形态有无异常。

（2）注意事项　嘱患者翘舌时舌体要自然放松，做到充分暴露舌下络脉；不要用力太过，用力伸舌、蜷舌、上翘过度可使舌色变深，舌肌紧束，舌脉变细变短，显现不充分；观察中遇患者感到疲劳时，可嘱患者休息片刻，蜷舌再看；遇患者不会蜷舌时，可借助于压舌

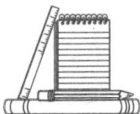

板观察。

3. 舌下络脉的异常变化和临床意义 舌下络脉的形色变化可反映气血的运行状况。舌下络脉色紫、脉形粗张、弯曲柔软或周围有结节者，多因气滞血瘀所致；色青或淡紫，脉形直而紧束者，多因寒凝血瘀，或阳虚血滞所致；舌底瘀丝，色多青或紫，在脉络之间有紫色瘀点，或出现明显的瘀血舌底，多见于各种瘀血证的早期或郁证，其形成原因有气滞、寒凝、热郁、痰湿、气虚、阳虚等，需结合其他症状综合分析。

（八）舌象分析要点与舌诊的临床意义

1. 舌象分析要点

（1）**舌的神气与胃气的综合判断** 舌象有神气、有胃气表明正气未衰，病情较轻，或病情虽重，预后良好；舌象无神气、无胃气，反映正气已虚，或不易恢复，病情较重，预后较差。

1）**舌之神气** 舌神是对舌质的色泽和动态的观察。舌神是全身神气表现的一部分，通过观察舌神可把握体内气血津液盈亏、脏腑盛衰，以及疾病转归等基本情况。

舌体颜色反映气血盛衰；舌体润泽与否可反映津液盈亏；舌体运动反映脏腑虚实。舌色红活明润，舌体活动自如者，为有神气；舌色晦暗枯涩，活动不灵者，为无神气。舌之神气尤以舌色是否"红活润泽"为辨别要点。有神之舌，说明阴阳、气血、精神皆足，生机旺盛，虽病而预后较好；无神之舌，说明阴阳气血精神皆衰，生机已微，预后较差。

2）**舌之胃气** 主要是对舌苔有根、无根的观察。胃气的盛衰可从舌苔是否有根表现出来。有根苔提示胃气充足；无根苔提示胃气衰败。

（2）**舌质与舌苔的综合判断** 舌质与舌苔的变化所反映的生理病理意义各有所侧重。舌质主要反映脏腑气血津液的盛衰，即正气；舌苔主要反映病邪的性质和胃气的盛衰，即病邪。需要注意的是，中医学讲求整体观，疾病是一个复杂的发展过程，人作为一个有机整体，舌象与机体的脏腑、气血及各项生理功能都有密切联系。临诊时不仅要分别掌握舌质、舌苔的基本变化及其主病，还应注意舌质和舌苔之间的相互关系，将舌质和舌苔结合起来进行综合分析。

一般情况下，舌质与舌苔的变化是统一的，舌质与舌苔变化一致说明病变比较单纯。舌质红，舌苔黄而干燥，主实热证；舌质红绛而有裂纹，舌苔焦黄干燥，多主热极津伤；舌质红瘦，苔少或无苔，主阴虚内热；舌质淡嫩，舌苔白润，主虚寒证；青紫舌，舌苔白腻，多为气血瘀阻，痰湿内停。

在临床实践中，舌质与舌苔的变化并不总是统一的，有时甚至出现相反的状况，这种情况说明病因病机比较复杂，临证时应对二者的病因病机及相互关系进行综合分析。舌质淡白、舌苔黄腻者，淡白舌多主虚寒，黄腻苔常为湿热之征，其舌色与舌苔所反映的病性相反。因舌质主要反映正气，舌苔主要反映病邪，所以平素脾胃虚寒者，复感湿热之邪，便见上述舌象。所以，当舌质、舌苔所反映的病性不一致时，往往提示体内存在两种或两种以上的病理变化，而舌象的辨证意义则是二者的结合，故应注意分析病变的标本缓急。

常见舌苔、舌质相反的舌象的辨证要点：淡白舌、白燥苔，主脾肺气虚证，或燥邪伤肺证；淡白舌、黄滑苔，主素体阳虚，感受湿热；淡白舌、黄燥苔，主气血两虚，兼气分热盛；红舌、黄滑腻苔，主胃肠湿热；绛舌、白粉苔，主瘟疫邪陷营分；青紫舌、黄滑苔，主寒凝血脉，兼痰食内停。

（3）**舌象的动态分析** 疾病发展过程中，舌象随之相应变化，通过对舌象的动态观察，可以了解疾病的进退、顺逆等病变态势。外感病中，舌苔由薄变厚，表明病邪由表入里；舌苔由白转黄，为病邪化热之象；舌色转红，舌苔干燥，为邪热充斥，气营两燔；舌苔剥落，舌质光

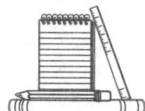

红，为热入营血，气阴俱伤。在内伤杂病的发展过程中，舌象具有一定的变化规律。中风患者舌质淡红，舌苔薄白，表示病情较轻，预后良好；舌色由淡红转红，再转暗红、红绛、紫暗，舌苔由白转黄腻或焦黑，表明风痰化热，瘀血阻滞。反之，舌色由暗红、紫暗转为淡红，舌苔渐化，提示病情趋向稳定、好转。掌握舌象变化与疾病进退的关系便可更好地认识疾病演变的规律，为早期诊断、早期治疗提供内在依据。

2. 舌诊的临床意义

（1）判断邪正盛衰　诊察舌质的神、色、形态的变化是判断正气盛衰的重要依据。舌质红润为气血旺盛；舌色淡白为气血两虚；舌色暗滞，运动失灵，为失神，提示脏气衰败，正气大伤，预后不良。舌苔的有无可判断胃气的存亡。舌苔有根是胃气充足；舌苔无根或光剥无苔是胃气衰败；舌苔厚则为邪气盛；舌苔薄则为邪气不盛。

（2）区别病邪性质　不同性质的病邪可使舌象出现不同的改变。热邪可致舌红绛、舌苔黄或灰黑而干燥；寒邪可致舌淡紫、苔白或灰黑而滑腻；燥邪可致舌红少津；湿浊、痰饮、食积内阻，或外感秽浊之气，均可见舌苔厚腻；内有瘀血，则可见苔紫暗或有斑点，或舌下络脉怒张。所以，风、寒、热、燥、湿、痰、瘀、食等病因，大多可从舌象上加以鉴别。

（3）辨别病位浅深　邪气入侵人体部位的深浅不同，舌象亦会发生相应的变化。苔薄说明病位尚浅，主病邪在表；苔厚提示病位深入，主病邪入里；舌红则邪尚在气分；舌绛紫则邪已深入营血。

（4）推断病势进退　观察舌象的动态变化可测知疾病进退趋势。从舌质上看，舌色由淡红转为红、绛或绛紫，或舌面有芒刺、裂纹，是邪热内入营血，有伤阴、血瘀之势；由淡红舌转淡白、淡紫湿润，舌体胖嫩有齿痕，为阳气受伤，阴寒内盛，病邪由表入里，由轻转重，病情由单纯变为复杂，为病进。从舌苔上看，苔色由白转黄，由黄转灰黑，苔质由薄转厚，由润转燥，多为病邪由表入里，病情由轻变重，病性由寒化热，邪热内盛，津液耗伤，为病进；反之，舌苔由厚变薄，由黄转白，由燥变润，为病邪渐退，津液复生，病情向愈。舌苔骤增骤退，多为病情骤变所致。薄苔突然增厚是邪气急骤入里的表现；满舌厚苔突然消退是邪盛正衰、胃气暴绝的表现，二者皆为恶候。

（5）估计病情预后　舌荣有神、舌面有苔、舌态正常者，为邪气未盛，正气未伤，胃气未败，预后较好；舌质枯晦、舌苔无根、舌态异常者，为正气亏虚，胃气衰败，病情多凶险。

常见舌象辨证见表2-3。

表2-3　常见舌象辨证一览表

苔质分类	临床表现	所主病证
全苔	苔质较厚，铺满全舌	湿痰结滞
苔质偏外	舌面的前半部有苔，或薄或厚，后半部少苔或无苔	太阳证或少阳证
苔质偏内	舌面的后半部有苔，或薄或厚，前半部少苔或无苔	中焦脾胃积滞或素有痰饮证
苔质偏左	舌面左侧苔质偏厚而滑	脏结证
苔质偏右	舌面右侧苔质偏厚而滑	少阳证
苔质有根	薄苔平铺于舌面，舌中心部苔质较厚	正常舌象
苔质无根	舌面中心部苔质较厚，四边洁净无苔	脾肾阳虚，或误服寒凉药伤阳、误服湿热药伤阴
苔质薄	质薄，似有似无	外感表证初起或气阴两虚

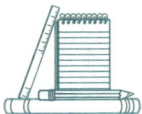

续表

苔质分类	临床表现	所主病证
苔质厚	苔质较厚，平铺于舌面	湿痰结滞
苔质润	苔质薄而滋润	正常舌象
	苔质水湿溙溙，口不渴	湿证；寒湿证
苔质燥	苔质干燥无津，口渴	实热证；虚热证
	苔质干燥无津，口不渴	气阴两虚或阳气虚不能化津上润
苔质滑	水湿溙溙，扪之湿，唾液多，表面呈透明状	湿证；寒证；寒痰
苔质涩	津液少，苔质干涩，口中无味，似有麻木感觉	热证；实热；虚热；温病
苔质腻	舌面中心部苔质较厚、两边较薄，质地细密	痰饮食积，湿浊顽痰

小 结

　　望诊为望、闻、问、切四诊之首，在中医诊断学中占有重要地位，故有"望而知之谓之神"之说。望诊的内容包括全身望诊（望神、望色、望形、望态）、局部望诊（望头面、望五官、望躯体、望四肢、望二阴、望皮肤）、望排出物、望小儿食指络脉，以及舌诊（望舌质、望舌苔、望舌下络脉）等。望诊的重点是全身望诊和舌诊。全身望诊尤以望神最为重要，望神时医生要做到全神贯注，认真细致，一觉即会。舌诊是中医临床诊察疾病必不可少的、最具中医特色的一种诊断方法，是辨证治疗的重要依据。舌象是人体内脏的一面镜子，观察舌象可以了解机体的健康状况、判断疾病的轻重属性。舌诊部分概述了中医舌诊的基础理论、临床意义和运用方法；介绍了典型舌象的主要特征及病理、生理意义。然而，对初学者来说，为了全面而详尽地观察患者、获取更多的病情资料，可按照全身望诊和局部望诊的顺序进行望诊，以求准确诊断疾病、精准辨别病证。

复习思考题

1. 下列各项，不属于得神表现的是（　　　）
   A. 目光精彩　　　　　　　　　　B. 神志清楚
   C. 颧赤如妆　　　　　　　　　　D. 面色荣润
   E. 呼吸调匀

2. 下列各项，不属于黑色所主病证的是（　　　）
   A. 寒证　　　　　　　　　　　　B. 水饮
   C. 瘀血　　　　　　　　　　　　D. 肾虚
   E. 脾虚

3. 形瘦食多属（　　　）
   A. 形盛气虚　　　　　　　　　　B. 形气有余
   C. 阴虚火旺　　　　　　　　　　D. 胃火亢盛
   E. 脏腑精气衰竭

4. 全目赤肿的病因是（　　　）
   A. 外感风热　　　　　　　　　　B. 肝经风热

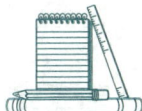

C. 脾胃湿热   D. 肺热壅盛

E. 心火上炎

5. 小儿食指络脉紫红的临床意义是（   ）

　　A. 外感表证   B. 里实热证

　　C. 血络闭郁   D. 痛证

　　E. 惊风

6. 舌尖所候的脏腑是（   ）

　　A. 肝胆   B. 肾神

　　C. 心肺   D. 脾胃

　　E. 三焦

7. 舌苔辨别病邪深浅，主要依据是（   ）

　　A. 舌苔的有无   B. 舌苔的厚薄

　　C. 舌苔的颜色   D. 舌苔的润燥

　　E. 舌苔的真假

8. 下列各项，属正常舌象表现的是（   ）

　　A. 舌质红   B. 舌体瘦薄

　　C. 舌体淡嫩少苔   D. 舌淡红苔薄白

　　E. 舌体短缩

9. 舌淡白胖嫩，舌苔水滑的临床意义是（   ）

　　A. 气虚夹湿   B. 阳虚水停

　　C. 热痰内蕴   D. 瘀血内停

　　E. 气分有湿

10. 阴虚火旺的舌象是（   ）

　　A. 舌淡，苔白润   B. 舌红，苔黄厚

　　C. 舌红，苔黄腻   D. 舌淡红，苔薄

　　E. 舌红绛

11. 舌苔有根无根的常见于（   ）

　　A. 气血盈亏   B. 邪气盛衰

　　C. 津液存亡   D. 胃气有无

　　E. 脏腑虚实

12. 简述少神的临床表现及意义。

13. 简述青色的主病及临床意义。

14. 简述望诊的注意事项。

15. 舌诊的临床意义体现在哪些方面？

16. 舌色的变化有哪些？其临床意义是什么？

17. 望苔质主要观察舌苔的哪些方面？各具何种临床意义？

扫一扫，知答案

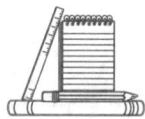

项目二 闻 诊

扫一扫，查阅本项目 PPT 等数字资源

【学习目标】

1.掌握音哑与失音、谵语、郑声、独语、错语、狂言、言謇、咳嗽、喘、哮、呕吐、短气、少气、鼻鼾、呃逆、嗳气、太息的临床表现和意义。

2.熟悉呼吸、语言、呕吐等声音的高低、强弱、清浊表现和临床意义。

3.了解口气、汗气、痰气和二便、带下、病室气味的临床意义。

4.具有运用闻诊方法诊察疾病的基本能力；具有分析各种异常声音和气味变化的病机的能力。

案例导入

李某，男，63 岁。患者半个月前因受凉后出现咳嗽频作，甚则呼吸困难，短促急迫。自服"急支糖浆"未效，遂来就诊。现症：咳吐大量白色黏痰，继而胸闷，憋气，形寒肢冷。体检：患者喘息不止，张口抬肩，喉间痰鸣，颈静脉怒张，桶状胸。听诊双肺可闻及肺底细湿啰音，心律齐，呼吸 25 次 / 分。舌色淡白苔白腻，脉滑。

问题

1.患者所患何种病症？

2.哮和喘的闻诊特点有何不同？

闻诊是通过听声音和嗅气味来了解健康状况及收集病情资料、诊察疾病的方法。听声音包括听辨患者的语声、语言、呼吸、咳嗽、呕吐、呃逆、嗳气、太息、喷嚏、呵欠、鼻鼾、肠鸣等各种声响；嗅气味包括嗅病体发出的异常气味、排出物的气味及病室的气味。人体的各种声音和气味都是在脏腑生理活动和病理变化过程中产生的，所以，通过诊察各种声音和气味的异常变化可以判断脏腑的生理功能和病理变化，为临床诊病、辨证提供依据。

一、听声音

【考纲摘要】

1.音哑与失音的临床表现及其意义。

2.谵语、郑声、独语、错语、狂言、言謇的临床表现及其意义。

3.咳嗽、喘、哮的临床表现及其意义。

4.呕吐、呃逆、嗳气的临床表现及其意义。

5.太息的临床表现及其意义。

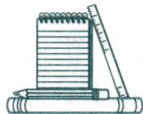

听声音指听辨患者语声、语言和气息的高低、强弱、清浊、缓急等变化，以及咳嗽、呕吐、肠鸣等异常声响，以判断脏腑功能和病变性质的诊察方法。

声音的发出，大多是肺、喉、会厌、舌、齿、唇、口、鼻等器官协调活动，共同发挥作用的结果，同时与肺、心、肾等脏腑有着密切关系。肺主气、司呼吸，气动则有声，故肺气为发声的动力；肾主纳气，为气之根，肾间动气上出于舌，才能发出声音；心主神志，言语发声受心神支配等，均与发声有关。因此，听辨声音不仅可以诊察发音器官的病变，而且可以根据声音的变化进一步推断脏腑和整体的病理变化。

（一）正常声音

正常声音指人在正常生理状态下发出的声音，亦称为"常声"。其特点为发声自然，声调和畅，言语清楚，应答自如，言与意符等，为气血充盛，发音器官和脏腑功能正常的表现。由于年龄、性别、禀赋等不同，正常声音亦有高低、强弱、清浊等不同。一般男性多声低而浊，女性多声高而清，儿童则声音尖利清脆，老人则声音浑厚低沉，每种声音都有其个性特征。此外，语声的变化亦与情志变化相关，如喜时发声多欢悦，怒时发声多忿厉急疾，悲哀时发声多悲惨断续，敬则发声多正直严肃，爱则发声多温柔和悦。这些因情感触动而发出的声音均属正常声音。

（二）异常声音

异常声音，又称"病变声音"，指人在病理状态下发出的声音，是疾病反映于语声、语言及人体其他声响方面的变化。

1. 语声异常　语声指患者在疾病过程中说话的声音，以及呻吟、惊呼、太息等异常声响。通过听辨语声的变化可以判断正气的盛衰、邪气的性质和病情的轻重。语声的听辨应注意语声的有无，语调的高低、强弱、清浊、钝锐，以及有无异常声响。一般而言，凡语声高亢、洪亮有力、声音连续者，多属阳证、实证、热证，是阳盛气实、功能亢奋的表现；语声低微、细弱无力、声音断续者，多属阴证、虚证、寒证，多为禀赋不足、气血虚衰的表现。常见的语声异常有以下几种：

（1）语声重浊　指发出的声音沉闷而不清晰，或似有鼻音，又称"声重"。多为外感风寒，或痰湿阻肺，导致肺气失宣，鼻窍不利而成。

（2）音哑与失音　语声嘶哑者，称为"音哑"；语而无声者，称为"失音"，古称"喑"。两者的病因病机基本相同，前者病轻，后者病重。新病音哑或失音，多属实证，多因外感风寒，或风热袭肺，或痰浊壅肺，肺气不宣，清肃失职所致，即所谓"金实不鸣"。久病音哑或失音，多属虚证，多因精气耗伤，肺肾阴虚，虚火灼肺，以致津亏肺损，声音难出，即所谓"金破不鸣"。若久病重病，突然语声嘶哑，多是脏气将绝之危象。暴怒叫喊，或持续高声宣讲，耗气伤阴，咽喉失润，亦可导致音哑或失音。妇女妊娠后期出现音哑或失音者，称为"妊娠失音"，古称"子喑"，多因胞胎阻碍肾之络脉，使肾精不能上荣于咽喉所致，一般分娩后即愈。

此外，还要注意失音和失语的区别。失音是指神志清楚而不能发出声音，即"语而无声"；失语为神志清晰，虽能发出声音，但表达障碍而语言难成，或语不成句，即"有声而无语"，多见于脑中风或脑外伤之后遗症。

（3）呻吟　指病痛难忍时所发出的哼哼声，多因身有痛楚或胀满不舒所致。新病呻吟，声音高亢有力者，多属实证；久病呻吟，声音低微无力者，多属虚证。

（4）惊呼　指患者突然发出的惊叫声。其声尖锐，表情惊恐，多为剧痛或惊恐所致。小儿阵发惊呼，多为受惊；成人发出惊呼，除惊恐外，多为剧痛，或精神失常。

2. 语言异常　听语言主要是听辨语言表达与应答能力有无异常，吐字是否清晰流利等。正常人语言清晰，言意相符；心病之人，语言错乱，言意不符。心主神明，言为心声，所以，语

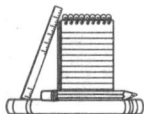

言异常主要反映心神的病变。

（1）谵语 指神志不清，语无伦次，声高有力，多伴身热烦躁，多因邪热亢盛，扰乱心神所致，属实证，即《伤寒论》所言"实则谵语"，常见于外感热病，热入心包，或肠热腑实，痰热扰乱心神等证。

（2）郑声 指神志不清，语言重复，时断时续，语声低弱模糊，多因久病脏腑衰竭，心神散乱所致，属虚证，即《伤寒论》所言"虚则郑声"，常见于多种疾病的晚期、危重阶段。

（3）独语 指自言自语，喃喃不休，见人语止，首尾不续，多因心气不足，神失所养，或气郁痰阻，蒙蔽心神所致，常见于癫病、郁病。

（4）错语 指神志清楚，语言表述经常出错，说后自知言错。错语有虚实之分，虚证多因心气不足，心神失养所致，常见于久病体虚，或老年脏气衰弱之人；实证多为痰浊、瘀血、气郁等阻遏心神所致。

（5）狂言 指精神错乱，狂躁妄言，语无伦次，不避亲疏。《素问·脉要精微论》曰："衣被不敛，言语善恶，不避亲疏者，此神明之乱也。"狂言多因情志不遂，气郁化火，痰火互结，扰乱神明所致，多属阳证、实证，常见于狂病、伤寒蓄血证。

（6）言謇 指神志清楚，思维正常，但语言不流利，吐字不清晰。因习惯而成者，称为"口吃"，不属病态。病中语謇，每与舌强并见，多因风痰阻络所致，常见于中风先兆，或中风后遗症。

3. 呼吸异常 闻呼吸指诊察患者呼吸频率的快慢，气息的强弱粗细，呼吸音的清浊，以及呼吸是否均匀通畅等。人体在正常状态下，呼吸均匀通畅，不快不慢，运动或情绪激动时呼吸加快，睡眠时呼吸变慢、变深，皆属生理性变化。一般呼吸气粗而快者，多属实证；呼吸气微而慢者，多属虚证。

（1）喘 指呼吸困难，短促急迫，甚则张口抬肩，鼻翼扇动，难以平卧。其发病与肺、肾关系密切，临床有虚实之分。凡发病急骤，声高息粗，胸中胀闷，唯以呼出为快，形体强壮，脉实有力者，为实喘，多因风寒、风热袭肺，或痰热壅肺，痰饮停肺，肺失肃降，肺气上逆所致。凡发病徐缓，声低息微，息短不续，动则喘甚，唯以深吸气为快，形体羸弱，脉虚无力者，为虚喘，多因肺气不足，肺精无以下输于肾，肺肾亏虚，气失摄纳所致。

（2）哮 指呼吸急促似喘，喉间有哮鸣音，常反复发作，缠绵难愈。哮分寒热。寒哮，又称"冷哮"，多在冬春季节遇冷而作，多因阳虚痰饮内伏，复感外邪引动诱发；也可因久居寒湿之地，或过食酸、咸、生冷等而诱发。热哮，常在夏秋季节因气候燥热发作，或因阴虚火旺，或痰热阻肺所致。

喘与哮的区别：喘以呼吸困难、气息急促为主，兼有张口抬肩、鼻翼扇动，无喉间哮鸣音；哮以喉间哮鸣音为特征，无张口抬肩、鼻翼扇动。明代虞抟《医学正传·哮喘》说："夫喘促喉中如水鸡声者，谓之哮；气促而连续不能以息者，谓之喘。"喘不兼哮，但哮必兼喘。临床上哮与喘常同时出现，故常并称为"哮喘"。

（3）短气 指呼吸气急短促，数而不接续，似喘而不抬肩，喉中无哮鸣音。短气有虚实之分。虚证短气，声低息微，兼体弱神疲、乏力等，多因体质虚弱，肺气不足，或元气亏虚所致；实证短气，常兼有呼吸息粗，或胸部窒闷、胸腹胀满等，多因痰饮、胃肠积滞、气滞或瘀阻所致。

（4）少气 指呼吸微弱而声低，气少不足以息，言语无力，又称"气微"，主诸虚劳损，多因久病体虚或肺肾气虚所致。

（5）鼻鼾 指熟睡或昏迷时鼻喉发出的一种声响，是气道不利所发出的异常呼吸声。熟睡有鼾声，但又无其他明显症状者，多因慢性鼻病，或睡姿不当所致，常见于老年人及体胖多痰

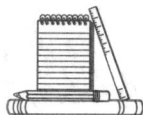

者。若昏睡不醒或神识昏迷而鼾声不断者，多属高热神昏，或中风入脏之危候。

4. 咳嗽　指肺气向上冲击喉间，气道受到刺激而发出的一种"咳、咳"声响，多因外邪袭肺，痰湿阻肺，内伤损肺，或有害气体刺激等，使肺失宣降，肺气上逆而致。古人认为，有声无痰谓之咳，有痰无声谓之嗽，有痰有声谓之咳嗽。咳嗽多见于肺系疾病，然而其他脏腑病变亦可累及肺脏而引起咳嗽，故《素问·咳论》曰："五脏六腑皆令人咳，非独肺也。"临床上除听辨咳嗽的声音外，还必须结合伴随咳嗽咳出的痰的色、量、质的特征，以及发病时间、病史和兼症等进行诊察，以辨别病证的寒热虚实。

咳声重浊，痰白清稀，鼻塞不通，多属外感风寒，因风寒束肺，肺失肃降所致；咳声不扬，痰稠色黄，不易咳出，多属热证，因热邪犯肺，灼伤肺津，肺失清肃所致；咳声重浊紧闷，痰多易咳，多属实证，因寒痰、痰湿停聚于肺，肺气失宣所致；咳声低微无力，多属虚证，多因久病肺气虚损，宣降无力所致；干咳无痰，或痰少而黏，不易咳出，多属燥邪犯肺，或肺阴亏虚，清肃失职所致；咳嗽呈阵发性，发则连声不绝，咳声终止时有鸡啼样回声，为顿咳，因其病程较长，缠绵难愈，又称"百日咳"，常见于小儿，多因风痰搏结，郁而化热，阻遏气道所致。咳声如犬吠，伴声音嘶哑，吸气困难，喉中有伪膜，重擦出血，随之复生，见于白喉，因时行疫毒攻喉所致。

5. 呕吐　指胃内容物（包括饮食物、痰涎、水液等）上涌，经口而吐出，是胃失和降，胃气上逆的表现，前人称有物无声为"吐"；有声无物为"干呕"；有声有物为"呕吐"，但临床上难以截然分开，一般统称为呕吐。临床上根据呕吐声音的强弱、吐势的缓急、呕吐物的性状、气味及兼症等，可判断病证的寒热虚实。总之，暴病多实，久病多虚。

吐势徐缓、声音微弱、呕吐物清稀者，多属虚寒证，常因脾胃阳虚，脾失健适，胃失和降，胃气上逆所致。吐势较猛、声音壮厉、呕吐物呈黏稠黄水或酸或苦者，多属实证，常因热邪伤胃，胃气失和上逆而致。呕吐酸腐食物，多属伤食，常因暴饮暴食，或过食肥甘厚味，损伤脾胃，食滞胃脘，胃失和降，胃气上逆所致。对于某些比较特殊的呕吐，应四诊合参，综合分析，方可做出准确的诊断。如饮食不洁，餐后呕吐，或共同进餐者多人发生吐泻，多为食物中毒；朝食暮吐或暮食朝吐，称为"胃反"，多属脾胃阳虚；口干欲饮，饮入即吐，称为"水逆"，多因痰饮停胃，胃气上逆所致。总之，呕吐者，暴病多实，久病多虚。

6. 呃逆　指从咽喉部发出一种不由自主的冲击声，声短而频，呃呃作响，不能自制的症状。唐代以前称"哕"，俗称"打呃"，是胃气上逆所致。临床上可根据呃声的高低强弱、间歇时间的长短来判断病证的寒热虚实。

一般呃声频作、高亢而短、其声有力者，多属实证；呃声低沉、声弱无力者，多属虚证。新病呃逆、其声有力者，多属寒邪或热邪客于胃；久病、重病呃逆不止且声低无力者，多属胃气衰败之危候。偶发呃逆，呃声不高不低，持续时间短暂且无其他病史及兼症者，多因饮食刺激，或偶感风寒，属一时胃气上逆动膈所致，不视为病态，多不治而愈。

7. 嗳气　是指胃中气体上出咽喉所发出的一种长而缓的声音，古称"噫"，俗称"打饱嗝"，也是胃气上逆的表现。临床根据嗳气声音的强弱和气味的不同，可判断病证的寒热虚实。

嗳气酸腐兼脘腹胀满而厌食者，多因食滞胃脘，胃气上逆所致，属实证。嗳气频作响亮、嗳气后脘腹胀减、嗳气发作随情志变化而增减者，多因肝气犯胃所致，属实证。嗳气低沉断续、无酸腐气味，兼见纳呆食少者，多因脾胃气虚，胃气失和上逆所致，属虚证，多见于老年人或久病体弱者。嗳气频作兼脘腹冷痛、得温缓解者，多因寒邪客胃或胃阳亏虚所致，实证、虚证兼有。日常饱食或饮碳酸饮料后，偶见嗳气而无其他兼症者，不属病态。

8. 太息　指情绪抑郁，胸闷不畅时发出的长吁或短叹声，又称"叹息"，多因情志不遂，肝

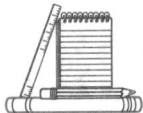

气郁结所致。太息之后患者常自觉宽舒愉悦。

9. 呵欠 指张口深吸气微微发出的声响。常因困倦欲睡而欠者,不属病态。不拘时间,呵欠频作不止,称为"数欠",多因阴盛阳衰所致,常见于体虚之人。

10. 喷嚏 指肺气上冲于喉鼻而发出的声响。若新病喷嚏频作,兼恶寒发热、鼻塞流清涕者,多因外感风寒,鼻窍不利所致,属表寒证;若季节变化,反复出现喷嚏、鼻痒、流清涕,多属于气虚、阳虚之体,易受风邪侵袭。常人偶发喷嚏,不属病态。

11. 肠鸣 指腹中胃肠蠕动所产生的声响。正常情况下,肠鸣音低弱而和缓,一般难以直接闻及;而当腹中气机不和时,胃肠中水气相搏发出的声响可直接闻及。临床可根据肠鸣发生的频率、强度、音调及兼症等加以辨别。脘腹部如囊裹水、振动有声、起立行走或以手按抚胃脘部其声下移者,称为"振水声",多因水饮停聚于胃,中焦气机受阻所致;脘腹部饥肠辘辘,得温得食则减,受寒、饥饿时加重者,多因中气不足,胃肠虚寒所致;肠鸣高亢频急,脘腹痞满,大便泄泻者,多因风寒湿邪客于胃肠,气机紊乱所致;肠鸣阵作,伴有腹痛欲泻,泻后痛减,胸胁满闷不舒者,为肝脾不调所致。肠鸣稀少,多因肠道传导功能障碍所致;肠鸣音完全消失,腹部胀满疼痛、拒按者,属肠道气滞不通之重症,可见于肠痹。

二、嗅气味

──【考纲摘要】─────

1. 口气、排泄物之气味异常的临床表现。

2. 病室气味异常的临床表现。

─────────────────────

嗅气味指嗅辨患者身体散发的气味与病室气味以诊察疾病的方法。在疾病情况下,由于邪气侵扰,脏腑功能失调,气血运行失常,秽浊排除不利,产生腐浊之气,可出现体气、口气、分泌物、排泄物的气味异常。一般气味酸腐臭秽者,多属实热;气味不重或微有腥臭者,多属虚寒。因此,嗅气味可以辨别病证的寒热虚实。

(一)**病体之气**

病体之气指患者身体散发的各种异常气味,包括口气、汗、痰、涕、呕吐物、二便、经、带、恶露等排出物的异常气味。临床上,医生除直接闻诊所得外,还可以通过询问患者或陪诊者而获知。

1. 口气 指从口中散发的异常气味。正常人呼吸或讲话时,口中无异常气味散出。口中散发臭气,称为"口臭",多与口腔不洁、龋齿、便秘及消化不良等因素有关。口气酸臭,兼见纳呆食少、脘腹胀满者,多属食积胃肠;口气臭秽者,多属胃热;口气腐臭或兼咳吐脓血者,多属内有溃腐脓疡;口气臭秽难闻、牙龈腐烂者,多为牙疳病。

2. 汗气 指患者随汗而出而散发的气味。汗气腥膻,多见于风湿、湿温、热病等,多因风湿热邪久蕴皮肤或汗后衣物不洁所致。汗气臭秽者,多见于瘟疫,多因暑热火毒内盛所致;腋下汗气膻臊者,因湿热内蕴所致,可见于狐臭病。

3. 痰涕之气 正常状态下,人体排出少量痰或涕,一般无异常气味。咳吐痰涎清稀量多、无异味者,属寒证;咳痰黄稠味腥者,多为热邪壅肺所致;咳吐浊痰脓血、腥臭异常者,属肺痈,多因热毒炽盛,血腐化脓所致;鼻流清涕、无异味者,多因外感风寒所致;鼻流浊涕腥秽、状如鱼脑者,称为"鼻渊",多因湿热上蒸所致。

4. 呕吐物之气 呕吐物清稀无臭味者,多属胃寒;气味腐臭而秽浊者,多属胃热。呕吐未

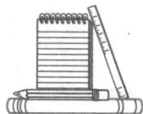

消化食物，气味酸腐者，为食积；呕吐脓血而腥臭者，多为内有痈疡。

5. 排泄物之气　包括大小便及妇人经血、带下等的异常气味。临床应结合望诊、问诊综合判断。

大便臭秽难闻者，多为肠中郁热；大便溏泄而腥者，多为脾胃虚寒；大便泄泻、臭如败卵或夹有未消化食物、矢气酸臭者，多为伤食。

小便臊臭、黄赤浑浊者，多属膀胱湿热；尿液散发烂苹果气味者，多属消渴病后期。

妇女经血臭秽者，多为热证；经血气腥者，多为寒证。

妇女带下臭秽而黄稠者，多属湿热；带下腥臭而清稀者，多属寒湿；带下奇臭、色混杂者，应进一步检查，以排除妇科癌病。

（二）病室之气

病室之气是由患者身体或其排泄物、分泌物的气味散发于室内而成。气味从病体发出以致充斥病室，说明病情危重。临床通过嗅病室气味可推断病势，并可作为诊断特殊疾病的参考。

病室有血腥气味，多为失血证；病室有尿臊气，多见于水肿晚期患者；病室有烂苹果气味，多见于消渴重症患者；病室有蒜臭气味，多见于有机磷农药中毒；病室散发腐臭气味，病者多患有疮疡溃腐之疾；病室臭气触人，多为瘟疫类疾病；病室有尸臭气味者，多为脏腑败坏，病属危重。

小　结

闻诊是通过听声音和嗅气味来收集病情资料，以诊察疾病的方法。听声音包括听辨患者在疾病过程中的语声、语言、呼吸、咳嗽、呕吐、呃逆、嗳气、太息、喷嚏、鼻鼾、肠鸣等各种声响；嗅气味包括嗅病体发出的异常气味、排出物的气味及病室的气味。

语声指患者在疾病过程中说话的声音及呻吟、惊呼等异常声响。语声的听辨应注意语声的有无，语调的高低、强弱、清浊、钝锐及有无呻吟、惊呼等异常声响。一般而言，凡语声高亢、洪亮有力、声音连续者，多属阳证、实证、热证；语声低微、细弱无力、声音断续者，多属阴证、虚证、寒证。常见的语声异常有语声重浊、暗哑和失音、呻吟、惊呼等。

语言指患者语言表达与应答能力有无异常、吐字是否清晰流利等。常见的语言异常有谵语、郑声、独语、错语、狂言、语謇等。闻呼吸指诊察患者呼吸频率的快慢、气息的强弱、呼吸音的清浊，以及呼吸是否均匀通畅等。一般呼吸气粗而快者，多属实证；呼吸气微而慢者，多属虚证。常见的呼吸异常有喘、哮、短气、少气等。疾病状态下，咳嗽除听辨咳嗽的声音外，还必须结合伴随咳嗽咳出的痰的色、量、质特征，以及发病时间、病史和兼症进行诊察。呕吐应根据呕吐声音的强弱、吐势的缓急、呕吐物的性状、气味及兼症，呃逆应根据呃声的高低强弱、间歇时间的长短，嗳气应根据嗳气声音的强弱和气味的不同等，以判断病证的寒热虚实。嗅气味指嗅辨患者身体散发的气味与病室气味以诊察疾病的方法。一般气味酸腐臭秽者，多属实热；气味不重或微有腥臭者，多属虚寒。

复习思考题

1. 下列哪项不属于闻诊内容（　　　　）

    A. 错语　　　　　　　　　　　　B. 呃逆

    C. 嗳气　　　　　　　　　　　　D. 咳嗽

    E. 耳鸣

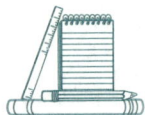

2. 外感风寒或风热之邪，或痰湿壅肺，肺失宣肃，导致的音哑或失音，称为（　　）

    A. 子喑　　　　　　　　　　B. 金破不鸣

    C. 金实不鸣　　　　　　　　D. 少气

    E. 短气

3. 咳声如犬吠样，可见于（　　）

    A. 百日咳　　　　　　　　　B. 白喉

    C. 感冒　　　　　　　　　　D. 肺痨

    E. 肺痿

4. 顿咳常见于（　　）

    A. 青年　　　　　　　　　　B. 老人

    C. 小儿　　　　　　　　　　D. 女性

    E. 男性

5. 咳声重浊紧闷、痰多易咳者，多属（　　）

    A. 血瘀　　　　　　　　　　B. 痰湿

    C. 肺痿　　　　　　　　　　D. 燥热

    E. 肺热

6. 何谓哮喘？其病因病机和临床意义是什么？

7. 常见的语言异常有哪些？各有何临床意义？

8. 如何辨别咳嗽的寒热虚实？

扫一扫，知答案

项目三　问　诊

扫一扫，查阅本项目 PPT 等数字资源

【学习目标】

1. 掌握问诊的主要内容、方法。

2. 掌握主诉的概念和临床意义。

3. 掌握常见病证的概念和临床意义。

4. 熟悉问诊的注意事项。

5. 能熟练运用问诊收集病史资料，准确说出主诉。

案例导入

医生：您怎么不舒服了？

患者：头痛。

医生：多长时间了？

患者：1周。

医生：您能描述一下您头痛的特点吗？

患者：左半侧头部胀痛。

医生：以前疼过吗？

患者：疼过，从两年前开始，每年犯几次，常常在工作压力大、精神紧张时复发。

医生：您的睡眠如何？

患者：最近睡眠也不好，有时入睡困难，做梦多，第二天感到没睡够。

医生：您的胃口好吗？

患者：还可以。

医生：平时感到口干吗？喜欢喝水吗？

患者：最近总觉得口干，早晨起来会口苦，喜欢喝水。

医生：大便正常吗？

患者：大便偏干，1～2天解一次大便。

……

问题

请结合本案例分析问诊的作用及问诊的方法。

一、问诊的意义、方法与注意事项

问诊是医生通过有目的、有步骤地询问患者或陪诊者，以了解疾病的发生、发展、诊治经过、现在症状和与疾病有关的其他情况，收集病史资料，用以诊察疾病的一种方法。

（一）问诊的意义

问诊在临床诊断中具有十分重要的地位，是诊病之要领，临证之首务，故曰"问而知之谓之工"。疾病的发生、发展、变化过程，诊治经过，患者的自觉症状、既往病史、生活习惯、饮食嗜好等诸多情况，是医生分析病情、判断病位、掌握病性、准确辨证不可缺少的重要依据，只有通过问诊才能获得。特别是在疾病早期，患者只有自觉症状，而无客观体征时，问诊就显得尤为重要。问诊还可以了解患者的思想动态，以及其他与疾病有关的情况，有利于医生正确诊治疾病，疏导患者心理，建立良好的医患关系。

（二）问诊的方法与注意事项

问诊是医生了解病情，获取病证资料的一种诊断技能。医生通过问诊，能否及时、准确、客观、真实、全面地获取有关病情资料，与医生问诊水平的高低、问诊方法与技巧的运用和临床实践经验的多少等因素密切相关。临床中要想正确掌握和灵活运用好问诊技能、提高问诊的效率，就必须在熟记问诊内容的基础上，掌握好问诊的方法与技巧，与患者建立良好的、有效的沟通，并不断加强临床实践。

1. 问诊的方法

（1）善抓重点，全面询问　问诊不是医患之间的简单交谈，也不是医生对患者的泛泛而问。在问诊过程中，医生必须要认真倾听患者叙述的病痛，做到重点突出，全面详尽，善于从中抓住主症、明确主诉，并围绕主诉有目的地进行深入细致、全面详尽的询问。

（2）边问边辨，问辨结合　在问诊过程中，医生要善于应用中医基本理论，分析患者叙述的主要症状，并结合望、闻、切三诊收集的信息，进一步有目的、有重点地询问，做到边问边

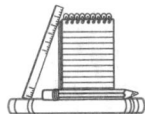

辨，边辨边问，问辨结合，从而减少问诊的盲目性，以利于疾病的正确诊断。

2. 问诊的注意事项

（1）**环境宜安静** 问诊应在安静适宜的环境下进行，以免受到干扰，对于某些病情不便当众表述的患者，应单独进行询问，以便让患者无顾虑地叙述病情。

（2）**态度应和蔼** 医生对患者的疾苦要关心体贴，视患者如亲人，在询问病情时，态度既要严肃认真，又要和蔼可亲，细心询问，耐心听取患者叙述病情，使患者感到温暖亲切，愿意主动陈述病情。如遇病情较重或较难治愈的患者，要鼓励患者树立战胜疾病的信心。医生切忌使用悲观、惊讶的语言或表情，以免增加患者的思想负担，给患者带来负面影响而使病情加重。

（3）**语言宜通俗** 医生在询问病情时，语言要通俗易懂，切忌使用患者听不懂的医学术语，以便患者能准确叙述病情。

（4）**内容忌片面** 问诊过程中，如遇患者叙述病情不够清楚，医生可对患者进行必要的、有目的的追问或做出某些提示，但绝不可凭个人主观意愿暗示、套问患者，以避免所获病情资料片面或失真，影响正确诊断。

（5）**重点抓主诉** 医生在问诊时，应重视患者的主诉，善于抓住主诉，并围绕主诉进行有目的而深入的询问。既要重视主症，也要了解一般兼症，广泛收集有关的辨证资料，以避免遗漏病情，影响正确诊断。

此外，询问病情应直接询问患者本人，若因病重、意识不清等而不能自述者，可向知情人或陪诊者进行询问，但当患者恢复陈述能力时，应及时加以核实或补充，以便掌握准确、可靠的资料。如遇危急患者，应坚持"抢救为先"的原则，抓住主症，扼要询问，重点检查，以便争取时机，迅速进行抢救。等待患者病情缓解后，再进行详细询问，以完善病史资料，切不可机械地苛求完整记录而延误抢救时机，造成不良后果。

二、问诊的内容

考纲摘要

1. 主诉的概念与意义。

2. 十问歌。

问诊的内容主要包括一般情况、主诉、现病史、既往史、个人生活史、家族史等。问诊时应根据就诊对象初诊或复诊、门诊或住院等实际情况，采取有针对性的、主次分明的询问。

（一）一般情况

一般情况包括患者的姓名、性别、年龄、婚否、民族、职业、籍贯、工作单位、现住址、电话号码等。

询问一般情况的意义：一是对患者的诊断和治疗负责；二是便于医生获得与疾病有关的资料，为诊断治疗提供一定的依据；三是便于联系和随访。不同年龄、性别、职业、籍贯的人群，各有不同的多发病。问年龄，可初步了解患者体质的强弱及某些易发疾病，如婴幼儿气血未充，脏腑娇嫩，故易患外感、水痘、麻疹、顿咳、惊风、伤食等病证；青壮年气血充盛，抗病力强，病多实证；老年人气血虚衰，抗病力下降，病多虚证，而癌病、胸痹、中风等也多见于中老年。

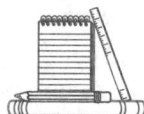

不同的性别，易患不同的疾病，如妇女有月经、带下、妊娠、产育等方面的特殊疾病；男子可有遗精、阳痿等特殊病变。另外，对职业和籍贯的询问亦可作为诊病之参考，尤其对于职业病及地方病的诊断具有重要的意义。如长期水中作业者易患寒湿痹证；矽肺、汞中毒、铅中毒等疾病常与所从事的职业有关；某些地区因水土关系而使人易患瘿瘤；疟疾在岭南等地发病率较高；蛊虫病多见于长江中下游一带等。

（二）主诉

主诉包括患者就诊时最感痛苦的症状、体征及持续时间。主诉一般只有一两个症状，是患者就诊的主要原因、疾病的主要矛盾，是问诊的核心内容和辨证的主要依据。

询问主诉时，医生首先要善于抓住主诉，然后以主诉为中心，进一步问清其部位、性质、程度、持续时间等情况。一般病情简单、病程短者主诉容易确定；病情复杂、病程长、多脏病变、症状繁多者提取主诉相对困难。

确切的主诉可作为某系统疾病的诊断向导，可初步估计疾病的范畴、类别和病势的轻重、缓急。如患者叙述有心悸、胸痛、眩晕、汗出、神疲、乏力等感觉，其中主要症状是心悸、胸痛，医生便可以此为主诉或主症，初步考虑为心病。然后围绕该主症进一步深入询问胸痛的部位、性质、程度、时间及有关兼症和病史，再结合其他三诊全面诊察，以便做出正确诊断。

主诉不能使用病名，记录主诉时要用具体的症状和体征来描述，文字要简洁精炼，一般不超过 20 个字，如"咳嗽 1 周余""胃脘灼痛 3 年余，加重 3 天"等。

（三）现病史

现病史是围绕主诉从起病到就诊时，疾病的发生、发展、变化及诊治的经过。其内容包括发病情况、病变过程、诊治经过和现在症四个部分。

1. 发病情况　主要包括发病时间的新久，发病原因或诱因，疾病最初的症状、性质、部位，曾做过哪些处理等。询问发病情况，对辨别疾病的病因、病位、病性有重要意义。一般起病急、时间短者，多为外感病，属实证；患病已久、反复发作、经久不愈者，多为内伤病，属虚证或虚实夹杂证；因情志不舒所致胁肋胀痛、急躁易怒者，多属肝气郁结；因暴饮暴食所致胃脘胀满疼痛者，多属胃有积滞。

2. 病变过程　是从起病到就诊时的病情变化。询问病变过程，应按发病时间的先后顺序，询问其某一阶段发病的原因或诱因，出现过哪些主要表现，症状的性质、程度有何变化，何时好转或加重，何时出现新的病情，病情变化有无规律等。通过询问病变过程，可以了解疾病邪正斗争情况和病情发展趋势等。

3. 诊治经过　是患者从起病到就诊的过程中，曾经被医生做出的诊断和治疗情况。询问诊治经过，主要询问初诊患者曾做过哪些检查、结果怎样、做过何种诊断、经过哪些治疗、治疗的效果和反应如何等。了解既往的诊治情况可作为疾病当前诊断与治疗的参考和借鉴。

4. 现在症　是辨证与辨病的重要依据，是问诊的主要内容。因内容繁多，故后面另列项目进行讨论。

（四）既往史

既往史又称"过去病史"，主要包括患者既往健康状况和既往患病情况。询问既往病史，对诊断和治疗现患疾病具有一定参考意义。

1. 既往健康状况　与其现患疾病有一定的关系，可作为分析判断病情的依据。素体健壮，现患疾病多为实证；素体衰弱，现患疾病多为虚证；素体阴虚，易感温燥之邪，多为热证；素体阳虚，易受寒湿之邪，多为寒证。

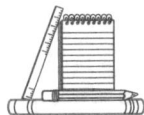

2. 既往患病情况 主要包括患者过去曾患过何种其他疾病，是否接受过预防接种，有无药物、食物或其他物品的过敏史，有无外伤史、输血史、手术史等。询问既往病史对诊断现患疾病有一定的参考作用。如哮病、痫病等，经治疗症状虽已消失，但尚未根除，遇某些诱因常可导致旧病复发。

（五）个人生活史

个人生活史的内容主要包括生活经历、精神情志、饮食起居和婚姻生育等。询问患者个人生活史，对诊断具有十分重要的意义。

1. 生活经历 了解生活经历有助于排除某些地方病或传染病；询问患者的出生地、居住地、经历地，对有地方病或传染病流行的地区应注意询问。

2. 精神情志 精神情志的变化对某些疾病的发生、发展与变化有一定影响。因此，了解患者的性格特征、当前精神情志状况及其与疾病的关系等有助于病情诊断，有助于医生对患者进行思想和心理上的开导，以利于疾病的治疗。

3. 饮食起居 饮食偏嗜、生活起居失调是导致某些疾病发生的原因之一，了解饮食和烟、酒、茶等嗜好，以及生活起居情况对分析判断病情有一定意义。饮食嗜好、生活起居不当，不仅影响健康，甚至可导致疾病。素嗜肥甘者，多病痰湿；偏食辛辣者，易患热证；贪食生冷者，易患寒证；喜热恶凉者，多为阴偏盛；喜凉恶热者，多为阳偏盛；好逸恶劳者，常脾失健运，易生痰湿；劳倦过度者，常精气耗伤，易患诸虚劳损；起居失常、饮食无节、嗜酒过度者，易患肝胃疾病等。

4. 婚姻生育 主要询问成年患者是否结婚、结婚年龄、配偶和子女的健康状况等。育龄期女性应询问其月经初潮年龄或绝经年龄、月经周期、行经天数和带下的色、质、量等变化。已婚女性还应询问其妊娠次数、生产胎数和有无流产、早产、难产，以及避孕方式等。

（六）家族史

家族史主要包括患者的父母、兄弟姐妹、子女等直系三代亲属的健康状况和患病情况。询问家族史对诊断某些遗传病和传染病具有重要意义，有些遗传性疾病，如癫病、狂病、痫病等与血缘关系密切；有些传染性疾病如肺痨、疫病等，与在一起生活的人密切接触有关。另外，必要时还应注意询问直系亲属的死亡原因。

三、问现在症

现在症是当前病理变化的反映，是问诊的主要内容，是辨证的主要依据。问现在症是对患者就诊时所感到的痛苦和不适，以及与疾病有关的全身情况进行详细询问。问现在症的内容十分丰富，明代医家张介宾在《景岳全书·传忠录·十问》中创造性地提出了"十问"内容；而清代医家陈念祖在此基础上，在《医学实在易》中总结并提出了"十问歌"。十问歌内容言简意赅，至今仍指导着临床实践。但在实际运用中，并非每位患者、每种疾病都需依此顺序询问，而应该有目的地结合病情灵活掌握，不能千篇一律地机械套问。

知识链接

十问歌

一问寒热二问汗，三问头身四问便，五问饮食六胸腹，七聋八渴俱当辨，九问旧病十问因，再兼服药参机变，妇女尤必问经期，迟速闭崩皆可见，再添片语告儿科，天花麻疹全占验。

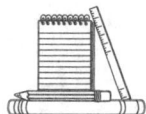

（一）问寒热

1. 恶寒发热的临床表现及其意义。

2. 但寒不热的临床表现及其意义。

3. 但热不寒（壮热、潮热、微热）的临床表现及其意义。

4. 寒热往来的临床表现及其意义。

问寒热是询问患者有无怕冷或发热的感觉。寒与热是疾病的常见症状，是问诊的重点内容，是辨别病邪性质和机体阴阳盛衰的重要依据。

寒是患者怕冷的感觉，临床上有恶风、恶寒、畏寒、寒战之别。患者遇风觉冷，避风则寒冷缓解，称"恶风"；患者自觉怕冷，加衣覆被，或近火取暖，寒冷不能缓解，称"恶寒"；患者身寒怕冷，加衣覆被，或近火取暖，寒冷缓解，称"畏寒"；患者恶寒重，全身发抖，称"寒战"。

热是患者发热的感觉，即体温高于正常，或患者体温正常，但自觉全身或某一局部发热。如患者自觉胸中烦热，伴五心烦热；患者感觉有热自骨内向外蒸发的"骨蒸发热"。

寒与热是正邪交争、阴阳盛衰的反映。寒热的产生取决于病邪的性质和机体阴阳的盛衰。邪气致病时，患者感受寒邪，多见恶寒等症；感受热邪，多见发热等症。机体阴阳失调时，阳盛则热，阴盛则寒，阴虚则热，阳虚则寒。故询问患者怕冷与发热的情况可辨别病变的性质和阴阳盛衰的变化。

知识链接

人体正常体温（国内标准）：腋测 36 ～ 37℃，口测 36.3 ～ 37.2℃，肛测 36.5 ～ 37.7℃。

问寒热，首先要询问患者有无怕冷或发热的症状，其次要问怕冷与发热的表现形式、寒热的轻重、出现的时间、持续时间的长短及伴随症状等。临床常见的寒热症状有恶寒发热、但寒不热、但热不寒、寒热往来 4 种类型。

1. 恶寒发热　指患者恶寒与发热同时出现，多见于外感病的初期阶段，主表证，是诊断外感表证的重要依据。恶寒多因外邪袭表，卫阳被遏，肌腠失于温煦所致；发热多因外邪袭表，卫阳被遏，邪正斗争，郁而发热所致。在外感疾病中，邪在肌表，阻遏卫阳，肌表失于温煦，皆会出现或轻或重的恶寒表现，故又有"有一分恶寒，便有一分表证"的说法。

临床上常因感受外邪的性质不同，恶寒发热又可分为以下 3 种类型。

（1）**恶寒重发热轻**　即患者感觉恶寒明显，伴有轻微发热，是外感风寒的特征，主风寒表证、风寒湿表证。因寒为阴邪，寒邪伤阳，故恶寒明显；又因寒性凝滞，寒闭卫阳，故同时有轻微发热。若兼无汗、身痛、脉浮紧，属风寒表实证；兼汗出，脉浮缓，属风寒表虚证；兼头身重痛，胸脘痞闷，属风寒湿表证。

（2）**发热重恶寒轻**　即患者感觉发热较重，同时又感轻微怕冷，是外感风热的特征，主风热表证、暑热证。因风热为阳邪，阳邪致病则阳盛，阳盛则热，故发热较重；又因风热袭表，腠理开泄，故同时有轻微恶寒。若兼口渴、咽喉疼痛、脉浮数，属风热表证；兼头重痛如裹、

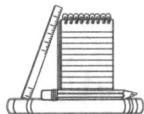

心烦口渴、脉洪大，属暑热证。

（3）发热轻而恶风 即患者感觉有轻微发热，伴有恶风感，是外感风邪的特征，主伤风表证、燥邪伤表证。因风性开泄，致使患者腠理疏松，而阳气郁遏不甚，故发热恶风皆轻。兼自汗、脉浮，属风邪袭表证；兼鼻干咽燥、咳嗽痰少，属燥邪伤表证。

外感表证的寒热轻重与病邪性质、邪正盛衰密切相关。感邪性质属寒者，恶寒重；感邪性质属热者，发热重；正邪斗争剧烈者，多表现为发热；正邪斗争不剧烈者，多表现为恶寒。恶寒发热在表证中比较多见，但不是只有表证才会出现，如疮疡在火毒内发的早期或酿脓的中期，以及破溃而毒邪未去、正不胜邪的末期皆会出现恶寒发热，这是邪正相搏的反映。

2. 但寒不热 是患者只感怕冷而不觉发热的症状，多因阴盛或阳虚所致，主里寒证，根据发病急缓、病程长短可分为以下两种类型。

（1）新病恶寒 主里实寒证，可见于外感病初起尚未发热之时，或寒邪直接侵袭脏腑、经络者。患者突然恶寒，四肢不温，或脘腹冷痛，或咳喘痰鸣者，多因感受寒邪，阳气郁遏，肌表失其温煦所致。若恶寒严重，伴有全身发抖的症状，称为"寒战"，多为邪正剧烈相争所致，常见于瘟疫、伤寒和疟疾等。

（2）久病畏寒 主里虚寒证，多因阳气虚衰，肌体失于温煦所致，常伴面白舌淡、脉沉迟无力等。

3. 但热不寒 是指发热而不觉怕冷，甚或反恶热，多属阳盛或阴虚所致，主里热证。临床根据发热的轻重、时间、特点等不同，分为壮热、潮热、微热3种类型。

（1）壮热 是患者高热（体温在39℃以上）持续不退，不恶寒反恶热，多因外邪入里，邪正相搏，阳热内盛，蒸达于外所致，主里实热证，可见于伤寒病的阳明证和外感温热病的气分证，多兼见面赤、汗多、烦渴饮冷、舌红苔黄、脉洪大等热盛症状。

（2）潮热 是定时发热，或定时热甚，如潮汐之有定时。临床常见3种类型。

1）日晡潮热 是日晡即申时（下午3～5时）发热明显，或热势加重，多因胃肠燥热，日晡之时阳明经气旺盛，邪热与正气交争加剧所致，常见于阳明腑实证，多兼见口渴饮冷、腹满硬痛、大便秘结等症。

2）湿温潮热 是午后发热明显，且身热不扬（肌肤初扪之不觉很热，久扪即感灼手），多因湿热内蕴所致，常见于湿温病，兼见头身困重、胸闷呕恶等症。

3）阴虚潮热 是午后及夜间发热，又称"骨蒸潮热"，多因阴液亏损，阴不制阳，内生虚热所致，可见于阴虚内热证或温病热入营分，常表现为五心烦热、骨蒸潮热，多兼见盗汗、颧红、舌红少津等症。

（3）微热 热势不高，一般在37～38℃，或自觉发热。微热一般发热时间较长，属内伤发热，包括阴虚发热、气虚发热和小儿疰夏等，亦可因气郁、血瘀等所致。

1）阴虚发热 即阴虚潮热，多见于外感温热病后期。

2）气虚发热 即气虚引起的长期低热，劳累后发热明显，多因脾胃虚损，清阳不升，阳气不能宣泄，郁于肌表所致，兼见神疲乏力、少气懒言、自汗头晕、腹胀便溏、舌淡脉虚等症。

3）小儿疰夏 即小儿在炎热的夏季长期发热不已，至秋凉时不治自愈，又称"小儿夏季热"，多因小儿气阴不足（体温调节机能尚不完善），不能适应夏令炎热气候所致，常兼见烦躁口渴、无汗多尿等症。

4. 寒热往来 指恶寒与发热交替发作，又称"往来寒热"，因邪正相争，互为进退所致，主半表半里证，可见于少阳病和疟疾。临床常见两种类型。

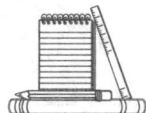

（1）寒热往来无定时　即患者时冷时热，一日发作多次，无时间规律，多因外邪由表内传而尚未达里，邪气停留于半表半里之间，邪正相争，相持不下，邪胜则恶寒，正胜则发热，所致恶寒与发热交替发作，主少阳病、半表半里证，多兼见胸胁苦满、默默不欲饮食、心烦喜呕、口苦、咽干、目眩、脉弦等症。

（2）寒热往来有定时　即寒战与高热交替发作，有明显的时间规律性，多因疟邪侵入人体，伏藏于半表半里之间，入与阴争则寒，出与阳争则热，所致寒战与高热交替出现，休作有时，或一日一发，或二三日一发，常兼见头痛剧烈、口渴、多汗等症，则为疟疾。

（二）问汗

── 【考纲摘要】───────────────────────────

1. 特殊汗出（自汗、盗汗）的临床表现及其意义。

2. 局部汗出（头汗、手足心汗）的临床表现及其意义。
───

汗为津液所化，是由阳气蒸化津液，从玄府达于体表而成，故《素问·阴阳别论》说："阳加于阴谓之汗。"

生理性汗出：指常人在体力活动、剧烈运动、进食辛辣、气候炎热、衣被过厚、情绪激动等情况下的汗出。生理性汗出具有调和营卫、滋润皮肤、载邪外出、调节体温等作用。

病理性汗出：指不当汗出而汗多，或仅见身体的某一局部汗出。当汗出而无汗，也属病理现象。病理性汗出或无汗，与机体正气不足和病邪侵扰等因素密切相关。外邪侵袭，营卫失调，或阳热亢盛，逼津外泄，或阳气不足，不能蒸腾气化，或津血不足，汗失化源等，皆可引起异常汗出，故患者汗出的异常情况，对判断病邪的性质及机体阴阳的盛衰有重要意义。

询问汗出情况时，应注意了解患者有无汗出及汗出的时间、汗量、部位、特点及其主要兼症等。

1. 有汗无汗　汗的有无是判断外邪的性质和阴阳盛衰的重要依据。

（1）有汗　患者有汗，多见于风寒表虚证、风热表证，或里实热证、阴虚内热证、阳气亏虚证、亡阴证、亡阳证等。

1）表证有汗　外感热病汗出，多因风性开泄，热性升散，风热袭表，腠理疏松，津液外泄，或热邪炽盛，迫津外泄所致，常见于风寒表虚证、风热表证。兼发热恶风、脉浮缓等症，为风寒表虚证；兼发热重、恶寒轻、咽痛、脉浮数等症，为风热表证。若卫阳素虚者，因肌表不固，则更易汗出。

2）里证有汗　里证汗出的原因有很多，多因体内阳热炽盛，或阴虚内热，热邪迫津外泄，或阳气不足，不能蒸腾气化所致，常见于里热炽盛、阴虚内热、阳气亏虚、亡阳或亡阴等。临证时应结合汗出的特点及其兼症进行辨证，若汗出量多，兼壮热面赤、口渴饮冷、舌红苔黄者，则属里实热证。因阴虚内热、阳气亏虚、亡阳或亡阴等所致的汗出，其汗出特征各有不同，故列在特殊汗出中论述。

（2）无汗　患者无汗，多见于风寒表实证，或阳气亏虚证，或津血亏虚证等。

1）表证无汗　多因寒性收引，腠理致密，玄府闭塞所致，常见于外感风寒表实证，多兼见恶寒重、发热轻、头身痛、脉浮紧等症。

2）里证无汗　多因津血亏虚，化源不足，或阳气不足，不能蒸腾气化所致，常见于津血亏虚，或阳气不足的患者。

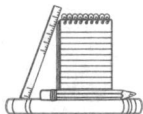

2. 特殊汗出 是在出汗的时间、出汗的状况等方面具有某些特征的病理性汗出。主要有以下情况。

（1）自汗 即患者日间汗出不止，活动尤甚，多因阳气亏虚，不能固护肌表，玄府不密，津液外泄所致，常见于气虚或阳虚证，多兼见气短乏力、神疲畏寒、舌淡脉弱等症。

（2）盗汗 即入睡之后汗出，醒后则汗止。因熟睡之时，卫阳入里，肌表不固，虚热蒸津外泄而睡时汗出；醒后卫阳复归于表，肌表固密，津液不能外泄而醒后汗止，常见于阴虚内热证或气阴两虚证，多兼见颧红潮热、口燥咽干、舌红少苔等症。

（3）绝汗 即患者在病情危重的情况下大汗不止，又称"脱汗"，多因亡阳或亡阴所致。若冷汗淋漓如水，兼见面色苍白、身凉肢厥、脉微欲绝，常见于亡阳证，多因阳气将绝，元气欲脱，不能固护津液而外泄所致。若热汗质黏如油，热而黏手，兼见四肢温暖、脉细数无力等症，常见于亡阴证，多因高热大汗、剧烈吐泻、大量失血等导致阴液重亏，虚热迫津外泄所致。

（4）战汗 即在病势严重之时，先见全身恶寒战栗而后汗出，多因急性热病邪正相争剧烈所致，是病变发展的转折点。临床上应注意观察战汗后病情的变化，如汗出热退，脉静身凉，为邪去正复，是病情好转之佳象；若汗出而身热不减，仍烦躁不安，脉来疾急，为邪盛正衰之危候。正如《濒湖脉学·四言举要》所说："汗后脉静，身凉则安；汗后脉躁，热甚必难。"

（5）冷汗 即汗出而冷，多因突然受到惊吓，或阳气虚弱，津液失于约束所致。若汗出而冷，兼畏寒肢冷等，常见于阳气虚弱。

（6）热汗 即汗出而热，常见于里热证，多因热邪迫津外泄所致。

（7）黄汗 即出汗色如黄柏汁而黏衣，常见于湿热证，多因湿热熏蒸，津液外泄所致。

3. 局部汗出 是身体的某一局部汗出异常。局部汗出是体内病变的反映，其病证有虚、实、寒、热之别，询问时应注意了解汗出的具体部位及伴随症状，以便审症求因。临床常见的局部汗出有以下 5 种。

（1）头汗 即汗出仅见于头部或头项部，又称为"但头汗出"，多因上焦热盛，或中焦湿热熏蒸，或虚阳上越，迫津上泄所致。兼见心烦口渴喜冷饮、苔黄脉数等症，属上焦热盛；兼见身重倦怠、脘闷纳呆、小便不利、舌苔黄腻等症，属中焦湿热；危重患者，突然头额部冷汗不止，兼见面色苍白、四肢厥冷、脉微欲绝等症，属亡阳证。

小儿睡时常见头汗微出，而无其他病证，俗称"蒸笼头"，是因小儿为阳热之体，蒸津外泄所致；进食辛辣、热汤、饮酒而见头汗，是因阳气旺盛，阳热炎上所致。二者皆属生理现象，不属病态。

（2）手足心汗 即汗出局限于手足心。平时天热或情绪变化时，手足心微汗出，多属生理现象；若汗出过多，属病理现象。手足心为足少阴肾经、手厥阴心包经所循行之处，四肢为诸阳之本，而脾主四肢，热邪郁于内，或阴虚阳亢，或阳明热盛，或中焦湿热郁蒸，迫津外出而达于四肢，皆可见手足心出汗。兼见五心烦热、咽干口燥、盗汗等症，主阴虚，多因久病伤阴，心肾虚火妄动，迫津外泄所致；兼见日晡潮热、腹胀便秘等症，主阳明腑实证，多因热结胃肠所致；兼见口干、牙龈肿痛等症，主胃热证，多因热邪蒸腾，迫津外泄所致。

（3）半身汗 即身体的一半出汗，另一半无汗。无汗的半身是病变的部位，多见于中风、痿证及截瘫等患者，多因风痰或瘀痰、风湿之邪阻滞经络，营卫不得周流，气血失于调和所致。

（4）心胸汗 即心胸部易汗出或汗出过多，多因思虑过度，心脾不足，心液失于固摄所致，常见于心脾两虚或心肾不交等证。兼见食少、神疲乏力、多梦健忘等症，属心脾两虚；兼见心烦失寐、心悸不安、眩晕、耳鸣、健忘、五心烦热、咽干口燥、腰膝酸软、遗精带下、舌红、

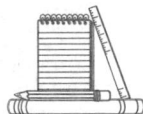

脉细数等症，属心肾不交。

（5）阴汗　即生殖器及其周围部位出汗较多，多因下焦湿热郁蒸或肾气不固所致。

（三）问疼痛

【考纲摘要】

1. 疼痛的性质及其临床意义。

2. 问头痛、胸痛、胁痛、胃脘痛、腹痛、腰痛的要点及其临床意义。

疼痛是临床上最常见的一种自觉症状，可发生于患病机体的任何部位。疼痛的病机很多，可概括为虚实两类。实者为"不通则痛"，多因感受外邪、气滞血瘀、痰浊凝滞、食滞虫积等，阻滞脏腑、经络，闭塞气机，使气血运行不畅所致；虚者为"不荣则痛"，多因气血不足、阴精亏损，使脏腑经络失养所致。

问疼痛，应注意询问疼痛产生的原因、部位、性质、程度、时间、喜恶等。

1. 问疼痛的性质　询问疼痛的性质特点有助于辨清疼痛的病因病机、确定疼痛的证候和治法。

（1）冷痛　指疼痛有冷感而喜暖，遇热减缓，遇寒加重，属寒证。因寒邪阻络，收引凝滞所致者，属于实寒证；因阳气不足，脏腑肢体失于温煦所致者，属于虚寒证。冷痛常见于腰脊、脘腹、四肢关节等处。

（2）灼痛　指疼痛有烧灼感而喜冷，遇热加重，遇寒缓解，属热证。因火邪炽盛所致者，为实热证；因阴虚火旺所致者，为虚热证。灼痛常见于胁肋、胃脘、肌表等处。

（3）胀痛　指疼痛有胀满感。若伴时发时止，多属气滞证，常见于胸胁、脘腹、四肢等处；但若头目胀痛，多因肝阳上亢、肝火上炎所致。

（4）刺痛　指疼痛如针刺之状，部位固定，夜间尤甚，属瘀血证，全身各处可见，多见于头部、胸胁、脘腹等处。

（5）绞痛　指疼痛剧烈如刀绞，难忍拒按，属实证，多因有形实邪阻闭气机，或寒邪凝滞气机所致，常见于真心痛、结石、蛔厥等病。

（6）隐痛　指疼痛不甚剧烈，尚可忍耐，但绵绵不休而喜按，属虚证，多因精血亏损，或阳气不足，机体失养所致，常见于头部、脘腹等处。

（7）重痛　指疼痛有沉重感，属湿证，多因湿阻气机所致，常见于头部、四肢、腰部，甚则全身。但头部重痛，亦可因肝阳上亢，气血上涌所致。

（8）酸痛　指疼痛有酸软感，多因湿邪侵袭肌肉关节，气血运行不畅，或肾虚骨髓失养所致，常见于四肢、腰背等处。

（9）掣痛　指疼痛有抽掣感，或牵扯连及他处而痛，也称引痛、彻痛，多因邪气阻滞、经脉不通或筋脉失养所致。

（10）走窜痛　指痛处游走不定或走窜攻痛，常见于胸胁脘腹、四肢关节等处。胸胁脘腹疼痛，且走窜不定者，称为"窜痛"，多因气滞所致；肢体关节疼痛，且游走不定者，称为"游走痛"，多见于风湿痹证。

（11）固定痛　指痛处固定不移，常见于胸胁脘腹、四肢关节等处。胸胁脘腹疼痛，固定不移，多属瘀血所致；肢体关节疼痛，固定不移，多为寒湿痹证。

（12）空痛　指疼痛有空虚感，常见于头部、小腹部等，多因气血精髓亏虚，组织器官失养所致。

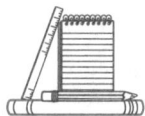

总之，凡新病疼痛、痛势较剧、持续不解、痛而拒按者，多属实证；久病疼痛、痛势较缓、时作时止、痛而喜按者，多属虚证；冷痛喜温、遇寒加剧者，多属寒证；灼热疼痛、喜凉恶热者，多属热证。

2.问疼痛的部位 通过询问疼痛的部位可以了解病变所在的脏腑、经络。

（1）头痛 指整个头部或头的前后、两侧或头顶部的疼痛。根据头痛的具体部位，结合经络的循行，可确定病属何经。后枕连项疼痛，病在太阳经；前额连及眉棱骨疼痛，病在阳明经；两侧头痛，病在少阳经；颠顶疼痛，病在厥阴经。头痛的原因甚多，无论外感、内伤，虚实诸证均可导致头痛。头痛连项，恶寒重发热轻，骨节疼痛，鼻塞流清涕，舌苔薄白，脉浮紧，为风寒头痛；头痛而胀，甚则如裂，发热恶风，面红目赤，口渴欲饮，舌边尖红，脉浮数，为风热头痛；头痛如裹，肢体困重，胸闷纳呆，小便不利，大便溏薄，苔白腻，脉濡，为风湿头痛；头痛眩晕，两侧痛重，心烦易怒，两胁胀痛，舌红苔薄黄，脉弦数，为肝阳头痛；头痛昏蒙，胸脘痞闷，舌苔白腻，脉滑，为痰浊头痛；头痛如针刺，固定不移，经久不愈，舌有瘀斑，脉涩，为瘀血头痛；头痛绵绵，遇劳则剧，神倦乏力，脉大无力，为气虚头痛；头痛而晕，面色少华，心悸失眠，舌质淡，脉细，为血虚头痛。

（2）胸痛 指胸部疼痛，多属心肺病变所致。胸前虚里部位疼痛或痛彻臂内者，病位在心；胸膺部位疼痛且咳喘者，病位在肺。胸痛常见于胸痹、真心痛、肺痈等。胸痛壮热，喘促鼻翕，属肺实热证，多因风热犯肺或热邪壅肺所致；胸痛痞满，咳喘痰多，多因痰浊阻肺所致；胸部胀痛走窜，太息善怒，多因情志郁结，胸中气滞所致；胸部刺痛，固定不移，昼轻夜重，多因气滞血瘀，或跌仆损伤，瘀血阻络所致；胸痛绵绵，咳痰带血，潮热盗汗，多因肺阴不足，虚火灼肺所致；胸痛憋闷，痛引肩臂，多因胸阳不振，痰浊内阻，或气虚血瘀所致；胸背彻痛剧烈，痛如刀绞，面色青灰，手足青至节，多因心脉急骤闭塞所致，见于真心痛；胸痛身热，咳吐脓血腥臭痰，多因邪热壅肺，血败肉腐成脓所致，见于肺痈。

（3）胁痛 指胁部疼痛，多与肝胆病变有关。胁肋胀痛或窜痛，情志抑郁，胸闷善太息，多因情志不畅，肝气郁滞所致；胁肋灼痛，面红目赤，急躁易怒，口苦口干，多因肝胆火旺所致；胁肋胀痛，目黄，身黄，尿黄，纳呆，厌油腻，舌苔黄腻，脉弦滑数，多因肝胆湿热所致；胁肋刺痛，固定拒按，夜间尤甚，甚则胁下癥块，舌质紫暗，脉沉涩，多因瘀血所致；胸胁咳唾引痛，肋间饱满，咳逆喘促，舌苔白腻，脉弦滑，多因饮停胸胁所致。

（4）胃脘痛 指上腹部剑突下疼痛。胃痛暴作，恶寒喜暖，舌苔白，脉弦紧，多因寒邪阻滞所致；胃脘灼痛，消谷善饥，口臭便秘，舌红苔黄，脉数，多因胃火炽盛所致；胃脘隐痛，喜温喜按，舌淡苔白，脉虚弱，多因胃阳虚衰所致；胃脘灼痛隐隐，饥而不欲食，舌红少苔，脉细数，多因胃阴不足，胃络失养所致；胃脘胀痛连胁，嗳气吞酸，急躁易怒，脉弦，多因肝气犯胃所致；脘腹胀痛，恶心厌食，嗳腐吞酸，舌苔厚腻，脉滑，多因饮食停滞所致；胃脘刺痛，固定不移，舌质暗紫，脉涩，多因瘀血阻络所致。

（5）腹痛 指胃脘以下、耻骨毛际以上部位疼痛。腹部的范围较广，可分为大腹、小腹、少腹3个部分。脐以上为大腹，属脾、胃；脐以下至耻骨毛际以上为小腹，属膀胱、胞宫、大小肠；小腹两侧为少腹，为足厥阴肝经所过之处。腹痛拒按，得食痛增，属实证，多因寒凝、热结、气滞、血瘀、食积、虫积等所致；腹痛喜按，得食痛减，属虚证，多因气虚、血虚、阳虚等所致。腹痛喜暖畏寒，得热痛减，属寒证；腹痛喜冷畏热，遇冷痛减，属热证。腹部胀痛，痛无定处，属气滞证；腹部刺痛，固定不移，属血瘀证；大腹隐痛，喜温喜按，食少便溏，属脾胃虚寒；小腹胀满而痛，小便频急涩痛，属膀胱湿热；小腹疼痛，痛而欲泻，泻后痛减，属

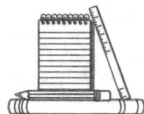

肠道气滞；小腹胀痛或刺痛，随月经周期而发，属胞宫气滞血瘀；少腹冷痛，牵引阴部，多因寒凝肝脉所致；脐周腹痛，起包块，按之可移，时作时止，多因虫积所致。

（6）腰痛　指腰脊正中或腰部两侧疼痛。腰脊或腰骶部冷痛重着，阴雨天加重，得热痛减，脉沉紧，属寒湿腰痛，多因寒湿阻络所致；腰部酸软而痛，属肾虚腰痛，多因肾虚失养所致；腰痛如针刺，或痛连下肢，属瘀血腰痛，多因瘀血阻络或腰椎病变所致；腰部绞痛或钝痛、叩击痛，伴血尿或尿中有砂石，属石淋。

（7）背痛　指背脊部疼痛。背痛多与督脉、足太阳经、手三阳经病证有关。背痛不可俯仰，多因督脉受损所致；背痛连项，多因太阳受寒所致；肩背疼痛，走窜不定，遇风寒痛增，多因风寒湿邪阻络所致。

（8）四肢痛　指四肢、肌肉、筋脉、关节等部位疼痛，常见于痹证，多因风寒湿邪侵袭，或湿热蕴结，痹阻经络所致。四肢疼痛，游走不定，属行痹，多因感受风邪为主所致；四肢疼痛剧烈，遇寒尤甚，得热痛缓，属痛痹，多因感受寒邪为主所致；四肢重着而痛，肌肤麻木不仁，属着痹，多因感受湿邪为主所致；四肢关节灼热肿胀而痛，属热痹，多因感受湿热邪气所致；足跟或胫膝酸痛，多属肾虚所致，常见于年老体衰之人。

（9）周身疼痛　指头身、腰背、四肢等全身部位均感疼痛。新病周身疼痛，多属实证，常因感受风寒湿邪所致；若久病卧床不起而周身疼痛，多属虚证，常因气血亏虚，失其荣养所致。

（四）问头身胸腹

━━【考纲摘要】━━
问头晕、胸闷、心悸、脘痞、腹胀的要点及其临床意义。
━━━

问头身胸腹，指问头身胸腹疼痛以外的其他不适，如头晕、胸闷、心悸、胁胀、脘痞、腹胀、身重、麻木、乏力等。

1.头晕　指患者自觉头脑有晕眩感，轻者闭目可缓解，重者感觉自身或景物旋转，站立不稳，闭目不能缓解。头晕是临床常见症状之一，可由多种原因所致，询问时应注意了解引发或加重头晕的可能因素及兼症。头晕，兼胀痛、烦躁易怒、舌红苔黄、脉弦数，多因肝火上炎，热扰头目所致；兼胀痛、头重脚轻、耳鸣、腰膝酸软、舌红少津、脉弦细，多因肝阳上亢，阳亢生风，扰动清窍所致；因过劳或突然站立而加重，甚至猝然昏倒，兼面白、心悸、神疲体倦、舌淡、脉细弱，多因气血亏虚，脑府失养所致；兼头重如物裹缠、胸闷呕恶、舌苔白腻，多因痰湿内阻，清阳不升，脑府失养所致；外伤后头晕，痛如针刺，部位不移，舌暗，脉涩，多因瘀阻脑络所致；兼耳鸣、健忘或失眠，多因肾气虚衰，脑海失养所致。外感病亦常见头晕，如《三因极一病证方论·眩晕证治》说："如中伤风寒暑湿在三阳经，皆能眩人，头重项强，但风则有汗，寒则掣痛，暑则热闷，湿则重着，吐逆眩倒，属外所因。"

2.胸闷　指患者自觉胸部有痞塞满闷感，又称"胸痞""胸满"。胸闷与心、肺、肝等脏气机不畅关系密切。胸闷兼心悸、气短，多因心气不足，心阳不振所致；兼心痛如刺、舌暗有瘀斑，多因心血瘀阻所致；兼咳喘痰多，多因痰湿阻肺所致；兼胁胀、善太息，多因肝气郁结所致；兼面舌唇淡白，多因心血亏虚所致。

3.心悸　指患者经常自觉心跳、心慌、悸动不安，甚至不能自主。《医碥·悸》说："悸者，心筑筑惕惕然，动而不安也。"心悸是心神或心脏病变的反映，可由多种原因所致。兼面白唇淡、头晕气短，多因气血不足，心失所养所致；兼颧红盗汗，多因阴虚火旺，心神失养所致；兼气短乏力、自汗、肢冷，多因心阳亏虚所致；兼下肢或颜面浮肿、畏寒喘促，多因脾肾阳虚，

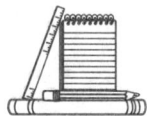

水气凌心所致；兼短气喘息、心胸刺痛、舌暗，多因心脉痹阻所致。

心悸有惊悸与怔忡之分。惊悸，指惊恐而悸，或心悸易惊，恐惧不安。其全身情况较好，病情较轻，常由目见异物、遇险临危等外因所致，出现心神浮动，心气不定，多时发时止等。怔忡，指心跳剧烈，上至心胸，下至脐腹，患者全身情况较差，病情较重，常是惊悸的进一步发展，多由内因引起，出现劳累即发，持续时间较长。

4. 脘痞 指患者自觉胃脘部胀闷不舒，又称"脘胀"。脘痞是脾胃病变的反映。脘痞，嗳腐吞酸，属实证，多因饮食伤胃所致；脘痞，食少，便溏，属虚证，多因脾胃虚弱所致。

5. 腹胀 指患者自觉腹部胀满痞塞不舒，如物支撑，或兼腹部增大。腹胀是脾、胃肠、肝、肾病变的反映。间歇性胀满而喜按属虚证，多因脾胃虚弱所致；持续性胀满不减而拒按属实证，多因食积胃肠或实热内结，阻塞气机所致。腹胀如鼓，皮色苍黄，腹壁青筋暴露，称为"鼓胀"，多因酒食不节，或情志所伤，或虫积血瘀，致使肝、脾、肾功能失常，气、血、水等邪结聚于腹内而成；小儿腹胀而大，面黄肌瘦，纳呆，属疳积，多因脾胃虚弱所致。

6. 胁胀 指胁的一侧或两侧有胀满不舒感。胁胀是肝胆病变的反映。胁胀易怒，善太息，多因肝气郁结所致；胁胀口苦，舌苔黄腻，多因肝胆湿热所致。

7. 身重 指患者自觉身体有沉重酸困的感觉，如负重物，转侧挪动困难。身重是肺、脾、肾病变的反映，常因肺、脾、肾功能失调，水湿滞留肌肤、骨节，或湿热耗伤气阴，机体失养所致。

8. 麻木 指患者肌肤感觉减退，甚至消失，又称"不仁"。麻木常见于头面四肢，多因气血不足，肝风内动，痰湿瘀阻，肌肤失养所致。

9. 乏力 指患者自觉肢体倦怠无力。乏力是肝、脾、肾等脏腑病变的反映，常见于虚劳、肝病、肾病、痿证等多种内科疾病。兼纳差、便溏，多因脾虚湿阻所致；兼少气懒言、头晕自汗、心悸，多因气血不足所致；兼少气懒言、口渴心烦、身热、汗出、尿赤，多因暑热伤气所致。

10. 嘈杂 指患者胃中不适，似饥非饥，似痛非痛，似辣非辣，欲食不能食，有懊恼不宁的感觉，多因胃阴不足，虚热内扰所致。

（五）问耳目

耳能闻声辨音，目能视物察色。耳为肾窍，少阳经循行于耳后，故耳的病变常与肾及肝胆疾病有关。目为肝窍，五脏六腑之精气皆上注于目，故目的病变常与肝及其他脏腑疾病有关。询问患者的听力、视觉的情况，除了可了解耳目有无病变外，还可了解肝、胆、肾、三焦和其他脏腑的病变。

1. 问耳 主要询问患者有无耳鸣、重听、耳聋等听觉的异常变化。听力减退，轻者为重听；重者为耳聋。耳鸣、耳聋可单独出现，也可并见，耳聋常由耳鸣发展而来。临床应注意询问其特点、新久、程度及兼症等，以此作为辨证的依据。

（1）耳鸣 指患者自觉耳内鸣响，或如蝉鸣，或如潮声，妨碍听觉。凡突发耳鸣，声大如蛙鸣，或如潮声，按之鸣声不减，属实证，常因肝胆火盛，上扰清窍，或痰火郁结，壅阻清窍

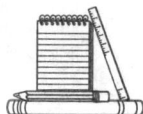

所致。凡渐觉耳鸣，声音细小，如闻蝉鸣，按之鸣声减轻或暂止，属虚证，常因肝肾阴虚，肝阳上扰，或肾虚精亏，髓海不充，耳失所养所致。

（2）耳聋   指患者有不同程度的听力减退，妨碍交谈，甚至听力丧失，不闻外声，亦称"耳闭"。凡新病暴聋者，属实证，常因肝胆火旺，或邪壅上焦，耳窍失灵所致。凡久病或年老渐聋者，属虚证，多因精气虚衰，不能上充清窍所致。

（3）重听   指患者自觉听力减退，听音不清，声音重复。凡日久渐致重听，多属虚证，常因肾之精气虚衰，耳窍失荣所致，多见于年老体衰的患者。若耳骤发重听，多属实证，常因痰浊上蒙，或风邪上袭耳窍所致。

2. 问目   目的病变繁多，问目可了解五脏六腑精气的盛衰，重点是诊察肝的病变。

（1）目眩   指视物旋转动荡，如坐舟车，或眼前如有蚊蝇飞动之感。目眩兼头晕，称为"眩晕"，多因风火上扰，或痰湿上蒙等实邪闭阻清窍所致；亦可因中气下陷，清阳不升，或肝肾不足，精亏血虚所致。

（2）目痛   指单目或双目疼痛。目痛剧属实证，痛微属虚证。目赤而痛，兼头痛眩晕、烦躁易怒，多因肝火上炎所致；目赤肿痛，羞明多眵，多因肝经风热所致；眼珠胀痛，兼头痛头晕、视物昏花、瞳孔散大，属青风内障，即青光眼；两目隐痛、时作时止，多因肝肾阴虚，虚火上炎所致。

（3）目昏、雀盲、视歧   均为视力不同程度减退的病变。目昏即视物昏暗不明，模糊不清。雀盲，即白昼视力正常，黄昏视物不清，如雀之盲，又称"雀目""鸡盲""夜盲"。视歧即视一物成二物而不清。三者多因肝肾亏虚，精血不足，目失充养所致，常见于久病或年老体弱之人。

（六）问睡眠

【考纲摘要】

1. 失眠的临床表现及其意义。

2. 嗜睡的临床表现及其意义。

睡眠是人体生理活动的重要组成部分。睡眠的情况与人体卫气的循行、阴阳的盛衰、气血的盈亏及心肾的功能密切相关。正常情况下，卫气昼行于阳经，阳气盛则醒，夜行于阴经，阴气盛则眠。凡机体气血充盈，阴平阳秘，心肾相交，则睡眠正常，精力充沛；机体阴阳失调，气血亏虚，心肾不交，则睡眠异常。

问睡眠主要询问睡眠时间的长短、入睡的难易、有无多梦等情况，以了解机体阴阳气血的盛衰、心脾肝肾等脏腑功能的强弱。睡眠失常有失眠、嗜睡两种情况。

1. 失眠   指经常不易入睡，或睡后易醒，醒后不能复睡，或睡而不酣，时易惊醒，甚至彻夜不眠，又称"不寐""不得眠"。失眠是阳盛阴虚，阳不入阴，或阳虚阴盛，虚阳上扰，神不守舍的病理表现。凡患者不易入睡，兼心烦多梦、潮热盗汗、腰膝酸软，多因肾阴亏虚，或心火亢盛，心肾不交，扰乱心神所致；睡后易醒，兼心悸、纳少乏力、舌淡脉虚，多因心脾两虚，心神失养所致；失眠，伴急躁易怒、头痛目赤、舌红苔黄、脉弦数，多因肝郁化火，扰乱心神所致；睡中易惊醒，兼眩晕胸闷、胆怯易惊、心悸气短、脉弦细，多因心胆气虚，心神不安所致；夜卧不安，兼脘闷嗳气、腹胀不舒、舌苔厚腻，多因食滞内停，浊气扰心所致，即"胃不和则卧不安"。

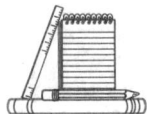

2.嗜睡　指患者神疲困倦，睡意很浓，经常不自主地入睡，又称"多寐""多睡眠"。嗜睡是阳虚阴盛，阳不出阴的病理表现。困倦嗜睡，伴头目昏沉、胸闷脘痞、肢体困重，多因痰湿困脾所致；饭后嗜睡，兼神疲倦怠、食少纳呆，多因脾气虚弱所致；精神极度疲惫，欲睡而未睡，似睡而非睡（但欲寐状态），肢冷脉微，多因心肾阳虚，阴寒内盛所致。

知识链接

嗜睡与昏睡的区别

嗜睡，指患者神疲困倦，时时欲睡，但呼之即醒，应答准确；昏睡，指患者日夜沉睡，神志模糊不清，不能正确应答，属昏迷范畴。昏迷，指神志昏瞀，不省人事，或昏睡不醒，呼之不应，对外界刺激无任何反应。热性病因热入心包，多见高热昏睡之象；中风因痰浊蒙蔽心神，多见昏睡，兼鼾声、痰鸣之象，属昏迷现象。

（七）问饮食口味

【考纲摘要】

1. 口渴与饮水：口渴多饮、渴不多饮的临床表现及其意义。
2. 食欲与食量：食欲减退、厌食、消谷善饥、饥不欲食、除中的临床表现及其意义。
3. 口味：口淡、口甜、口黏腻、口酸、口涩、口苦、口咸的临床表现及其意义。

问饮食口味，是对病理情况下的口渴、饮水、进食、口味等情况的询问，主要了解有无口渴、饮水多少、喜冷喜热、有无食欲、食量多少、食物的喜恶、口中有无异常味觉和气味等。询问饮食口味情况可以了解体内津液的盈亏、输布是否正常，了解脾胃及相关脏腑功能的盛衰。

1.口渴与饮水　口渴，指口干而渴的感觉，是临床常见的自觉症状。饮水，指实际饮水的多少。口渴与否、饮水多少与机体内津液的盈亏、输布情况和阴阳的盛衰有着密切的关系。询问患者口渴与饮水的情况，主要了解患者津液的盛衰和输布状态及病性的寒热虚实。

（1）口不渴　指患者口不渴，不欲饮水，主要反映的是津液未伤，多见于寒证、湿证，或无明显燥热证。

（2）口渴多饮　指患者口渴明显，饮水量多，提示津液大伤，多见于燥证、热证。口干微渴，兼发热，多见于外感温热病初期，伤津较轻；大渴喜冷饮，兼壮热面赤、烦躁多汗、脉洪数，多见于里实热证，常因里热炽盛，津液大伤所致；口渴多饮，伴小便量多、多食易饥、体渐消瘦，属消渴病，多因肾阴亏虚所致；大汗，或剧烈吐下，或大量利尿后见口渴多饮，是因汗、吐、下、利耗伤津液所致。

（3）渴不多饮　指口渴但饮水不多，多因津伤不重或津液未伤而津液输布障碍不能滋润口腔所致，常见于阴虚证、湿热证、痰饮内停、瘀血内停、温病营分证。口燥咽干，不多饮，兼颧红盗汗、舌红少津，多因阴虚内热所致；渴不多饮，兼身热不扬、头身困重、脘闷、苔黄腻，多因湿热内蕴所致；口干但欲漱水而不欲咽，兼舌紫暗或有瘀斑，多因瘀血内阻，津不上承所致；口渴饮水不多，还可见于温病营分证，多因邪热入营，蒸腾营阴上承所致。

2.食欲与食量　食欲指进食要求和对进食的欣快感觉。食量指进食的多少。食欲与食量主要反映脾胃功能的盛衰。询问患者的食欲与食量对判断患者脾胃功能的强弱及疾病的预后转归具有重要意义。

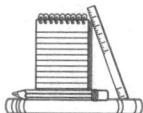

（1）食欲减退　是疾病过程中常见的病理现象，包括不欲食、纳少与纳呆3种情况。不欲食指不想进食，或食之无味，食量减少，又称"食欲不振"。纳少，指进食量减少，常因不欲食引起。纳呆指无饥饿之感和无进食要求，可食可不食，甚则恶食。新病食欲减退，多是正气抗邪的保护性反应，其病情较轻，预后良好；久病食欲减退，兼腹胀便溏、神疲倦怠、面色萎黄、舌淡脉虚，多因脾胃虚弱所致；食少纳呆，伴头身困重、脘闷腹胀、舌苔厚腻，多因湿浊困脾所致。

（2）厌食　指患者厌恶食物或恶闻食味，又称"恶食"。厌食兼嗳气酸腐，脘腹胀满，舌苔厚腻，多因饮食停滞所致；厌食油腻之物，兼脘腹痞闷、呕恶便溏、肢体困重，多因脾胃湿热所致；厌食油腻厚味，伴胁肋胀痛灼热、口苦泛呕、身目发黄、舌苔黄腻，多因肝胆湿热所致。妇女妊娠早期见择食或厌食反应属生理现象，多因妊娠后冲脉气逆所致；若反复出现恶心呕吐、厌食，甚至食入即吐，则属病理现象，称为"妊娠恶阻"。

（3）消谷善饥　指患者食欲过于旺盛，进食量多，食后不久即感饥饿，又称"多食易饥"。兼牙龈肿痛、口渴心烦、尿赤便秘，多因胃火炽盛，腐熟太过所致；兼形体消瘦、多饮多尿，属消渴病；兼颈前肿物、心悸、多汗，多属瘿病；兼大便溏泄，属胃强脾弱。

（4）饥不欲食　指患者有饥饿感，但不欲食或进食不多，多因胃阴不足，虚火内扰所致。

（5）除中　指患者病重，本不能食，突然能食，甚则暴食，多因脾胃之气将竭所致。

（6）偏嗜食物　正常人因地域与生活习惯的不同，常有饮食偏嗜，一般不会引起疾病；偏嗜太过，则会引发疾病。偏嗜肥甘，易生痰湿；偏食生冷，易伤脾胃；过食辛辣，易病燥热。妇女妊娠期间，偏嗜酸辣等食物，一般不属病态。

（7）偏嗜异物　指嗜食生米、泥土、纸张等异物，常见于小儿，多属虫病。

在疾病过程中，食欲恢复，食量渐增，是胃气渐复、疾病向愈之兆；而食欲逐渐不振，食量渐减，是胃气渐衰、病情加重之象。

3. 口味　指口中有无异常的味觉或气味。口味异常是脾胃功能失常或其他脏腑病变的反映。

（1）口淡　指口中无味，舌上味觉减退，又称"口淡无味"。患者口淡、饮食不香、食不知味，多因脾胃气虚，食欲减退所致。

（2）口苦　指口中有苦味，属热证，多因肝胆火旺，胆气上犯，或心火旺盛，或胃火炽盛所致。患者口苦、咽干、胸胁胀满、小便黄、大便干，多因肝胆火旺所致；患者口苦、心烦、失眠、口渴、小便短赤，多因心火亢盛所致；患者口苦、口渴、多食易饥、大便干、胃脘灼痛、齿龈溃烂，多因胃火炽盛所致。

（3）口甜　指口中有甜味，又称"口甘"，多因脾胃湿热所致，常兼头身困重、脘闷不舒、口甜黏腻、舌苔黄腻等症状。

（4）口酸　指口中有酸味。口中酸馊，兼胁肋胃脘灼痛、易郁易怒，多因肝胃郁热，肝胃不和所致；口中酸馊，兼见脘腹胀满，多因饮食停滞所致。

（5）口咸　指口中有咸味，多因肾虚，或寒水上泛所致。口咸兼头晕、腰痛胫酸、烦热咽干，多因肾阴亏虚所致；兼畏寒肢冷、腰膝冷痛、小便清长，多因肾阳不足，寒水上泛所致。

（6）口涩　指口有涩味，如食生柿子的感觉，多因燥热伤津，或脏腑阳热偏盛，气火上逆所致。

（7）口黏腻　指口中黏腻不爽，常见于湿浊停滞、痰饮、食积等证。口黏腻而甜，多因脾胃湿热所致；黏腻而苦，多因肝胆湿热所致；兼呃逆、嗳气、胃脘胀满、矢气频传，多因饮食积滞所致。

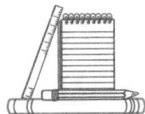

此外，临床上还有口麻现象。口麻指口舌麻木，感觉减退，多因肝阳化风，或因过服某些药物所致；兼口腔疼痛，多因脾胃蕴热，或心火上炎，或阴虚火旺所致。

知识链接

五味与五脏病变的关系：肝病嗜酸，心病嗜苦，脾病嗜甘，肺病嗜辛，肾病嗜咸。

（八）问二便

【考纲摘要】

1. 大便异常（便次、便质、排便感觉）的临床表现及其意义。
2. 小便异常（尿次、尿量、排尿感觉）的临床表现及其意义。

问二便，指询问患者大小便的性状、颜色、气味、时间、便量多少、排便次数、排便感觉等有关情况。询问大小便状况是判断相关脏腑病变与疾病寒热虚实的重要依据，可以了解机体消化功能的强弱及水液代谢的情况。

1. 大便 健康人一般每日大便1次，排便顺畅，色黄呈圆柱状软便，内无脓血、黏液及未消化的食物，无不适感等。

（1）便次异常

1）便秘 指大便秘结不通，排便时间延长或便次减少，又称"大便难"。大便干结，兼小便短赤、舌红苔黄、脉数，多因热伤津液所致；大便艰涩，排出困难，兼腹中冷痛、四肢不温、舌淡苔白、脉沉迟，多因寒结肠腑所致；大便秘结，兼面白无华、头晕目眩、心悸失眠、舌质淡嫩、脉细，多因津亏血虚所致；大便秘结，兼胸腹胀满、嗳气频作、舌苔薄，脉弦，多因气机郁滞所致；患者虽有便意，但临厕努挣乏力，难以排出，挣则汗出短气，便后乏力，舌淡嫩，脉虚，多因脾肺气虚所致。

2）泄泻 指便次增多，便质稀薄，甚至便稀如水样。水泻肠鸣，便次频多，兼脘腹痞闷、肢体困重、舌淡、脉缓，多因湿浊困脾所致；泻下稀便，夹有不消化食物，兼脘腹胀满、嗳腐吞酸、苔厚、脉滑，多因宿食停滞胃肠所致；腹痛肠鸣，泻后痛减，兼胸胁胀闷、每因恼怒紧张而泄泻、脉弦，多因肝郁乘脾所致；大便时溏时泻，兼食欲不振、食后脘腹胀满、舌淡苔白、脉细弱，多因脾胃气虚所致；黎明腹痛作泻，泻后则安，兼形寒肢冷、腰膝酸软、脉沉细，称"五更泄泻"，多因肾阳虚衰所致；泻下黄糜，兼腹痛、肛门灼热、舌苔黄腻，多因大肠湿热所致。

（2）便质异常

1）完谷不化 指大便中经常夹有较多未消化的食物，多因脾胃虚寒或肾阳虚衰所致。

2）溏结不调 指大便时干时稀，多因肝郁脾虚，肝脾不调所致；大便先干后稀，多因脾胃虚弱所致。

3）便血 指血液从肛门排出体外，或大便带血，或便血相混，或便后滴血，或全为血便，多因胃肠脉络受损所致。便血根据出血部位离肛门的远近，分为远血与近血。远血指出血部位离肛门较远，便黑如柏油或便血紫暗。近血指出血部位离肛门较近，便血鲜红。

4）脓血便 指大便中夹有脓血或黏液。脓血便常见于痢疾，多因湿热积滞，气血瘀滞，热腐脉络而化为脓血所致。

（3）排便感异常

1）肛门灼热 指排便时肛门有灼热感，多因肠腑热盛或湿热内蕴所致。患者腹泻，肛门灼

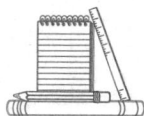

热，兼腹痛肠鸣、痛泻交作、小便短赤，属火热泄泻，又称"火泻"，多因热邪蕴结肠道所致；患者腹泻，发于夏秋之季，兼肛门灼热、排便不爽、便多臭秽、口黏而渴，多因大肠湿热所致，常见于湿热泄泻或湿热痢疾。

2）里急后重　是里急与后重的合称。里急指腹痛窘迫，时时欲便，且欲泻之势紧急而不可耐；后重指排便时，便量极少，肛门重坠，便出不爽，或欲便又无，多因肠道湿热所致，常见于痢疾。

3）排便不爽　指排便不通畅，感觉滞涩难尽，多因肠道气机不畅，传化失常所致。患者腹痛腹泻，排便不爽，兼腹胀矢气较多，多因肝气犯脾，肠道气滞所致；患者腹泻，排便不爽，便中完谷不化，酸臭难闻，属伤食泄泻，多因食积肠胃所致；患者泻下黄糜而不爽，兼口黏而渴，多因湿热蕴结，肠道气滞所致。

4）大便失禁　指大便不能控制，滑出不禁，甚则便出而不自知，又称"滑泻"，多因脾肾虚衰，肛门失约所致，常见于久病年老体衰或久泻不愈的患者。新病腹泻，势急而大便未能控制，或神志昏迷而大便自行流出，多因脾肾阳虚，肛门失约所致。

5）肛门气坠　指肛门有重坠向下之感，甚则脱肛，多因脾虚气陷所致。劳累或排便后加重，常见于久泻或久痢不愈的患者。

2. 小便　小便乃津液所化，通过询问尿量、尿次、尿质、排尿感觉异常等情况，了解小便有无异常变化，可诊察体内津液的盈亏和有关脏腑的气化功能是否正常。

知识链接

正常小便：健康成人日间排尿3～5次，夜间排尿0～1次，每日昼夜总尿量1000～1800mL。尿次和尿量受饮水、温度、出汗、年龄等因素的影响。

（1）尿次异常

1）尿次增多　指尿次较正常增多，常见于下焦湿热，或下焦虚寒。新病小便频数，短赤而急迫，多因膀胱湿热，气化失职所致；久病小便频数，量多色清，或夜尿频数，多因下焦虚寒，膀胱失约所致。

2）尿次减少　指尿次较正常减少，常见于癃闭。癃指小便不畅，点滴而出；闭指小便不通，点滴不出。癃与闭只有程度的差别，皆因肾、膀胱与三焦气化失司，肺、脾、肾的通调、转输、蒸腾气化功能失常所致。癃闭因瘀血、结石、湿热、败精阻滞或阴部手术等阻塞尿路所致者，为实证；多因久病，或老年气虚、阳虚所致者，为虚证。

（2）尿量异常

1）尿量增多　指尿次、尿量皆明显超过正常量次。小便清长量多，常见于虚寒证、消渴。小便清长，兼畏寒肢冷，常见于虚寒证；兼多饮、多食、消瘦等症，属消渴，多因肾阴亏虚，开阖失司所致。

2）尿量减少　指尿次、尿量皆明显少于正常量次，常见于实热证、伤津和水肿。小便短赤，兼发热面红，多因热盛伤津所致；小便短少，口燥咽干，皮肤干燥，多因汗、吐、下伤津所致；尿少水肿，多与肺失宣通、脾失运化、肾失气化有关。

（3）排尿感异常

1）尿道涩痛　指排尿时自觉尿道灼热疼痛、小便滞涩不畅，多因湿热蕴结，膀胱气化不利所致，常见于淋病。

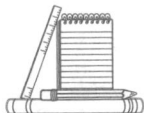

2）余沥不尽　指小便后点滴不尽，又称"尿后余沥"，多因肾气不固，膀胱失约所致，常见于老年人或久病体衰患者。

3）小便失禁　指小便不能随意识控制而自动遗出，又称"尿失禁"，多因肾气不足，膀胱失约所致。

4）遗尿　指成人或3周岁以上小儿，在睡眠中经常不自主排尿，多因禀赋不足、肾气亏虚，不能约束膀胱所致。

（九）问经带胎产

【考纲摘要】

1. 经期、经量异常的临床表现及其意义。

2. 闭经、痛经、崩漏的临床表现及其意义。

3. 带下异常（白带、黄带）的临床表现及其意义。

经（月经）、带（带下）、胎（妊娠）、产（产育）是女性的生理特点，也是诊断妇科疾病或女性其他疾病的依据，问诊时应注意询问。

知识链接

正常月经：月经指健康而发育成熟的女子有规律、周期性胞宫出血的生理现象。月经犹如海水之涨落，每月1次，信而有期，又称"月信""月水""月事""经水"等。月经第一次来潮，称为"初潮"，多在14岁左右。49岁左右月经闭止，称为"绝经"。月经周期一般为28天左右，行经天数3～5天，经量中等（50～100mL），经色正红，经质不稀不稠，不夹血块。

1. 月经　询问月经，应重点询问月经的周期，行经的天数，月经的量、色、质，有无闭经或行经腹痛，初潮或绝经年龄，末次月经日期等。

（1）经期异常

1）月经先期　指连续2个月经周期出现月经提前7天以上者，多因脾肾阳气不足，冲任不固，或热扰冲任，血海不宁所致。

2）月经后期　指连续2个月经周期出现月经延后7天以上者，多因气血亏虚，肾精不足，血海失养，或气滞血瘀，寒凝血滞，痰湿阻滞，冲任不畅所致。

3）月经先后无定期　指经期不定，连续2个月经周期出现月经时而提前、时而延后7天以上者，又称"经期错乱"，多因肝气郁滞，或肾气不足，或瘀血阻滞，冲任失调所致。

（2）经量异常

1）月经过多　指月经周期、经期基本正常，但经量较常量明显增多者，多因热邪迫血妄行，或气不摄血，或瘀血阻滞所致。

2）月经过少　指月经周期基本正常，但经量较常量明显减少，甚至点滴即净者，多因精血不足，或因寒凝、血瘀、痰阻所致。

（3）经色、经质异常　经色淡红质稀薄，多属气虚或血虚；经色深红质黏稠，多属血热内炽；经色紫暗，夹有血块，兼小腹冷痛者，多属寒凝瘀阻胞宫。

（4）闭经　指年逾18周岁的女子，月经尚未来潮，或已行经后又中断，停经3个月及以上者，多因肝肾不足、气血虚弱、阴虚血燥导致冲任不充，或痰湿阻滞、气滞血瘀等造成经血闭

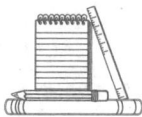

塞。妊娠期、哺乳期、绝经期的月经停闭，属生理现象。少女初潮后，又出现一时性停经，而无其他不适症状者，不作闭经论治。

（5）痛经　指正值经期，或行经前后，出现周期性小腹疼痛，或痛引腰骶，甚至剧痛难忍，又称"经行腹痛"。经前或经期小腹胀痛或刺痛、拒按、经行不畅、脉弦者，多因气滞血瘀所致；经前或经期小腹冷痛、得温痛减、遇冷加重者，多因寒凝血瘀所致；经前或经后小腹隐痛，兼腰酸痛者，多因气血两虚或肝肾亏虚所致。

（6）崩漏　指非行经期间阴道内忽然大量出血或持续下血，淋沥不止者。崩即来势急，出血量多，又称"崩中"；漏即来势缓，出血量少，又称"漏下"。二者合称为"崩漏"。崩漏多因血热妄行、脾虚失摄、肾失封藏、瘀阻冲任等所致。

2. 带下　指妇女阴道内的一种少量白色透明、无臭的分泌物，又称"生理性带下"。生理性带下具有润泽阴道、防御外邪入侵的作用。带下量过多，淋沥不断，或伴有颜色、质地、气味等异常改变者，称为"病理性带下"。妇女在月经期前后、排卵期、妊娠期，带下量略有增加，属生理现象。问带下应注意询问量的多少、色质和气味等情况。临床上常根据带下的颜色特征，分为白带、黄带、赤白带。

（1）白带　指带下色白量多，质稀如涕，淋沥不绝，多因脾肾阳虚，寒湿下注所致。带下色白质稠，状如凝乳，或呈豆腐渣状，气味腥臭，兼阴部瘙痒，多因湿浊下注所致。

（2）黄带　指带下色黄、质黏，气味臭秽，多因湿热下注所致。

（3）赤白带　指白带中混有血液，赤白杂见，多因肝经郁热或湿热下注所致。若中老年妇女带下颜色赤黄略褐，绝经后仍见赤白带淋沥不断，兼气味臭秽异常，多因湿热夹毒下注所致。注意排除癌变所致，需做妇科检查，以进一步明确诊断。

3. 妊娠　已婚妇女平素月经正常，突然停经而无病理表现、脉象滑数冲和者，应考虑妊娠。妊娠二三月，出现厌食严重、恶心、呕吐，甚则反复呕吐，不能进食者，称"妊娠恶阻"。兼见神疲倦怠、口淡腹胀，多因胃气素虚，妊娠后冲脉气盛上冲，胃失和降所致；兼见抑郁易怒、口苦吐酸，多因肝郁化火，肝火犯胃所致；兼见脘闷纳呆、呕吐痰涎，多因痰浊上逆，胃失和降所致。妊娠后小腹部下坠疼痛，腰部酸痛，或兼漏红，称"胎动不安""坠胎""小产先兆"。兼见面色暗滞、头晕耳鸣、尿频，多因肾虚不能固护冲任所致；兼见面白无华、神疲倦怠，多因气血亏虚不能养胎所致；跌仆闪挫后出现腹痛漏红者，多因外伤损伤冲任所致。

4. 产后

（1）产后恶露不绝　指产后血性恶露淋沥不断，持续20天以上者，常见于气虚、血热、血瘀等证。恶露量多、色淡、质稀，兼面色萎黄、神疲乏力，多因气虚下陷所致；恶露量多、色深红、质稠，兼面红口渴、便秘、尿赤，多因血热妄行所致；恶露紫暗有块，兼小腹刺痛拒按、舌青紫或有瘀斑，多因瘀血内停所致。

（2）产后发热　指产后发热持续不退，甚则壮热者，常见于感受外邪、火邪内盛、阴虚生热等。患者发热恶寒、头身疼痛者，多因外邪入侵所致；患者高热烦躁、口渴饮冷、便秘尿赤，多因火邪内盛所致；患者产后低热、腹痛绵绵、头晕面白、大便干结，多因血虚化燥生热所致；炎热季节，身热多汗、口渴心烦、体倦少气，多因中暑发热所致。

（十）问小儿

儿科古称"哑科"，这是因为问诊小儿较困难，主要是通过询问陪诊者来获得有关疾病的资料。

小儿具有脏腑娇嫩、生机蓬勃、发育迅速等生理特点，生病时发病较快，变化较多，

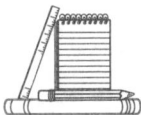

亦虚亦实。问小儿除一般问诊内容外，还要注意结合小儿的生理特点，着重询问下列几个方面。

1. 出生前后情况　新生儿（出生后1个月以内）的疾病多与先天因素或分娩情况有关。问诊时应着重询问妊娠期、产育期母亲的营养健康状况，患病情况，曾服药物，分娩时是否难产、早产等，以便了解小儿的先天情况。婴幼儿（1个月至3周岁）发育较快，脾胃功能尚不健全，喂养不当，易患营养不足、腹泻、五软、五迟等病。问诊时应重点询问喂养方法，以及坐、爬、立、走、出牙、学语的迟早情况，以便了解小儿后天营养状况和生长发育是否正常。

2. 预防接种、传染病史　小儿6个月至5周岁之间，因先天免疫力逐渐消失、后天免疫功能尚未形成，容易感染水痘、麻疹等急性传染病。预防接种可帮助小儿建立后天免疫功能，以减少感染的发生。曾患麻疹、伤寒等传染病，常可获得终身免疫力。问诊时应重点询问预防接种情况、传染病史、传染病接触史，以及家族遗传病史等。

3. 发病原因　小儿脏腑娇嫩，抵抗力弱，免疫调节功能低下，易受气候、环境影响，感受六淫邪气，发生发热恶寒、咳嗽、咽痛等外感病证；小儿脾胃弱，消化力差，极易伤食，产生呕吐、泄泻等脾胃病证；婴幼儿脑神经发育不完善，易受惊吓，常出现哭闹、惊叫等病证。

小　结

问诊是获取病情资料的重要途径，问而知之谓之工。问诊时医生要做到态度和蔼、语言清晰、目的清楚，且边问边辨。应特别重视对主诉的询问，面对危重患者应以抢救为先。问诊内容包括问一般情况、主诉、现病史、既往史、个人生活史、家族史。重点是问现在症，因为现在症是中医辨证的依据。对于现在症的询问，一定要做到全面而详尽，为防止遗漏，初学者可按照"十问歌"的内容询问，以便真实客观地获取病情资料，为准确辨证打下良好的基础。

复习思考题

1. 中医问诊是中医临床诊断的基础和核心，其目的是（　　）
   A. 了解患者的症状与体征　　　B. 了解患者的病史
   C. 了解患者的体质与心理状态　　D. 了解患者的心理状态
   E. 以上皆是

2. 中医问诊中，患者向医生叙述症状时，医生应该（　　）
   A. 不加干预，听取完整描述再提问
   B. 直接打断患者，主动指导其叙述
   C. 忽略患者的自述，进行望、闻、问、切
   D. 根据临床经验，猜测患者的病情
   E. 直接开化验单

3. 患者主诉中的"怕冷喜热、喜喝热水、舌质淡苔白"属于（　　）
   A. 舌诊　　　　　　　　B. 问诊
   C. 望诊　　　　　　　　D. 切诊
   E. 四诊合参

4. 关于中医问诊的注意事项，以下哪项说法是正确的（　　）
   A. 只要患者提供详细症状，就能确诊疾病
   B. 问诊过程中要注重言语表达，忽视身体语言

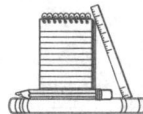

C. 问诊时应根据患者的症状进行有针对性的提问

D. 问诊并不重要，中医主要依靠望、闻、切三诊施治

E. 聊天一样的询问病情

5. 个人生活史不包括（　　　）

    A. 生活经历　　　　　　　　　B. 精神情志

    C. 健康状况　　　　　　　　　D. 饮食起居

    E. 婚姻生育

6. 病历书写时患者对药物的过敏史应记录在（　　　）

    A. 现病史　　　　　　　　　　B. 既往史

    C. 家族史　　　　　　　　　　D. 个人生活史

    E. 以上均不是

7. 关于现病史具体内容的描述不包括（　　　）

    A. 发病情况　　　　　　　　　B. 病变过程

    C. 诊治经过　　　　　　　　　D. 既往情况

    E. 现在症状

8. 下列各项异常汗出中，可见于中风、痿证及截瘫患者的是（　　　）

    A. 自汗　　　　　　　　　　　B. 盗汗

    C. 黄汗　　　　　　　　　　　D. 半身汗

    E. 手足心汗

9. 发热特点表现为身热不扬，肌肤初扪之不觉很热，扪之稍久即觉灼手的是（　　　）

    A. 壮热　　　　　　　　　　　B. 湿温潮热

    C. 骨蒸潮热　　　　　　　　　D. 日晡潮热

    E. 瘀血潮热

10. 发热特点表现为午后和夜间有低热的是（　　　）

    A. 壮热　　　　　　　　　　　B. 湿温潮热

    C. 骨蒸潮热　　　　　　　　　D. 日晡潮热

    E. 瘀血潮热

11. 瘀血所致疼痛的特点为（　　　）

    A. 胀痛　　　　　　　　　　　B. 酸痛

    C. 重痛　　　　　　　　　　　D. 刺痛

    E. 隐痛

12. 中医问诊的重要性是什么？

13. 中医问诊的意义是什么？

14. 中医问诊的基本内容包括哪些方面？请简要叙述。

15. 在中医问诊中，医生应该如何与患者进行沟通？

16. 何谓"寒热往来"？如何鉴别不同原因所致的寒热往来？

17. 问患者有无汗出的意义何在？

扫一扫，知答案

项目四　切　诊

扫一扫，查阅本项目 PPT 等数字资源

【学习目标】

1. 掌握寸口"三部九候"的概念、诊脉的方法、脉象要素，正常脉象的特征和临床意义；常见病脉（浮脉、沉脉、迟脉、数脉、虚脉、实脉、洪脉、细脉、滑脉、涩脉、弦脉、紧脉、缓脉、濡脉、弱脉、微脉、结脉、促脉、代脉）的特征、鉴别和临床意义。

2. 掌握按诊的方法和注意事项；按肌肤手足、胸部虚里的内容和意义；按腹部辨疼痛、痞满、积聚的要点和临床意义。

3. 熟悉脉象形成的原理；脉诊的注意事项；平脉的生理变异。

4. 了解芤脉、革脉、妇人脉、临产脉、小儿脉等不常见脉象的特征和临床意义；相兼脉的临床意义和脉症从舍。

5. 能熟练识别浮脉、沉脉、迟脉、数脉、虚脉、实脉等 19 种重点常见病脉脉象，具备运用切诊以诊察疾病的能力。

切诊包括脉诊和按诊两部分，是医生用手对患者体表的某些特定部位进行触、摸、按、压，以获取病情资料的诊察方法。

一、脉诊

【考纲摘要】

1. 脉象形成原理。

2. 诊脉部位。

3. 诊脉方法及注意事项。

4. 脉象要素。

5. 正常脉象的表现。

6. 正常脉象的特点（胃、神、根）。

7. 常见脉象的脉象特征及鉴别（浮脉、沉脉、迟脉、数脉、虚脉、实脉、洪脉、细脉、滑脉、涩脉、弦脉、紧脉、缓脉、濡脉、弱脉、微脉、结脉、促脉、代脉）。

8. 常见脉象的临床意义。

脉诊亦名"切脉"，是医生用手指切按患者身体某些特定部位的动脉，通过感知脉动应指的情况，以诊察疾病的方法。脉诊是中医的特色诊病方法，可以测病因、知病位、审病机、辨病性、断预后，对临床有重要的指导意义。

有关于脉诊的记载，最早见于《黄帝内经》。书中详细记载了诊脉的部位、方法，提出了

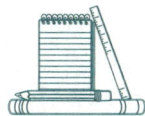

"三部九候""独取寸口"等脉学重要观点，介绍了脉象变化的临床意义、常见脉象和主病，对后世影响较为深远。东汉张仲景《伤寒论》论述了 26 种病理脉象，"平脉辨证"以论伤寒和杂病。西晋王叔和的《脉经》是我国最早的脉学专著，载脉 24 种。李时珍著《濒湖脉学》记载了 27 部脉，并编写七言歌诀以便于诵记。李中梓著《诊家正眼》增定 28 种脉，为现代学习和临床实践所沿用。

脉诊依靠的是手指的触觉对脉动应指的感知，故学习脉诊一方面需要熟练掌握脉诊的基本理论知识，另一方面还要不断地临床实践、反复体会，逐渐学会辨识不同的病理脉象，为临床诊断提供准确的依据。

（一）脉象形成的原理

脉象是脉动应指的形象，其形成与人体脏腑功能活动、气血津液盛衰关系密切。

1. 脉象形成与脏腑功能密切相关　心、脉是形成脉象的主要脏器。心脏搏动是形成脉象的动力，心主血脉，心气推动血液在经脉中运行，脉的至数与心的搏动频率、节律相应；脉为气血运行的通道，全身血脉与心相连，形成一个密闭的循环系统，脉道时刻约束和推进着血流，直接影响着脉象。

除心、脉以外，其他脏腑的功能活动与脉象的形成亦有关联。肺参与宗气的形成，朝百脉，主治节，全身的气血通过经脉汇聚到肺，肺通过宣发肃降，布散气血于周身，从而助心行血；脾为后天之本，气血生化之源，脾的统血作用可以控制血液在经脉中运行，防止其溢出脉外；肝主藏血，可以贮藏血液、调节血量和防止出血，肝的疏泄功能又可以调畅气机，进而调节全身气血的正常运行；肾藏精，为元气之根，激发和推动着全身脏腑的功能活动，肾精亦可化生血液，是血液生成的物质基础之一。由此可见，脉象是在全身脏腑的共同协调下表现出来的综合反应，故诊察脉象可以了解全身脏腑的功能活动。

2. 脉象的形成以气血为物质基础　气血充盈于脉道之中，气推动血液运行，是形成脉象的基础。脉象在一定程度上反映了气血的盛衰盈亏。

综上所述，人体各脏腑组织器官的功能活动及气血的盈亏、运行都会直接或间接地对脉象产生影响。当人体脏腑功能活动失调或气血盛衰变化时，脉象即会随之发生改变，故通过诊脉可以诊察疾病。

（二）诊脉的部位和方法

1. 脉诊的部位　诊脉部位以体表浅表部位的动脉为主。诊脉部位历来就有多种，从古至今主要可以概括为遍诊法、寸口诊法、三部诊法及两部诊法。

（1）**遍诊法**　又称"三部九候诊法"，首见于《素问·三部九候论》，即遍诊人体上（头）、中（手）、下（足）三部的有关动脉，每部又分天、地、人三候，三三合而为九，故称"三部九候"。三部九候是一种古老的诊脉方法，其用意即为脏腑组织器官发生功能改变之处，其相应部位脉象即会发生变化（图 2-11）。

（2）**寸口诊法**　首见于《黄帝内经》，在《难经》中得到完善，后经历代医家长期大量的临床实践，积累了丰富的经验。晋代王叔和在其所著的《脉经》中，将寸口作为常用的诊脉部位，逐渐确立并推广。此后，寸口诊法就成为临床中广泛使用的诊脉方法，也是现代脉学学习的主要内容。这里主要介绍寸口诊法。

1）**诊脉部位**　寸口又称"气口""脉口"，是切按腕后高骨（桡骨茎突）内侧的动脉（桡动脉）的搏动，以诊察脉象、了解病情的方法。寸口脉又分为寸、关、尺三部（图 2-12），两手共六部。以腕后高骨（桡骨茎突）定关位，关上（指端）一寸（同身寸）为寸，关下（肘端）一

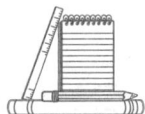

寸为尺（图 2-12）。

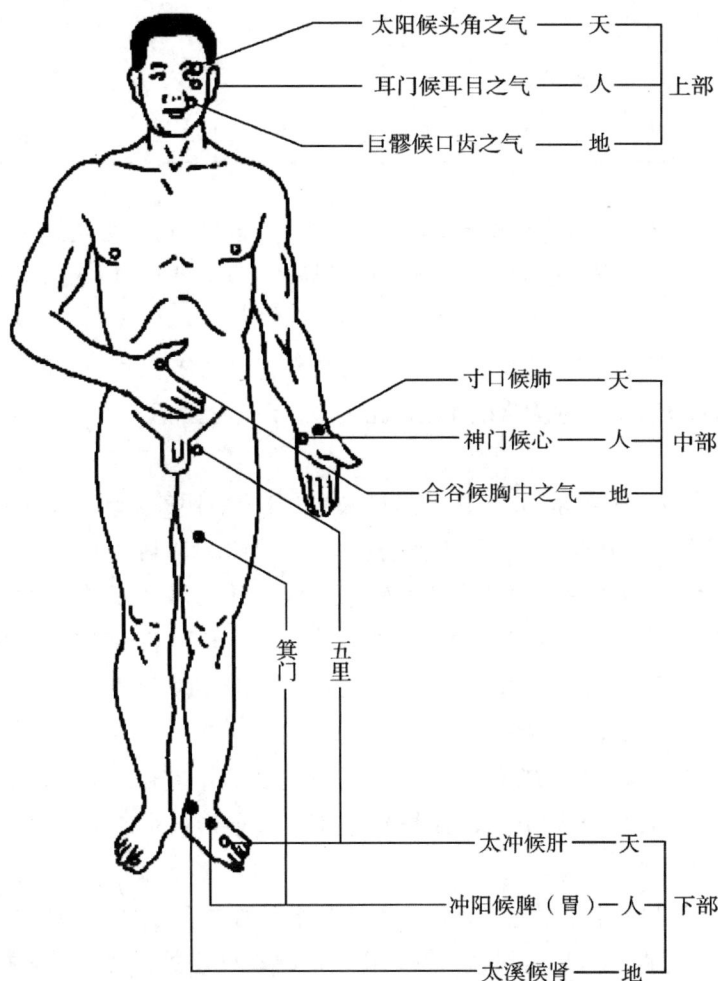

图 2-11　遍诊法示意图

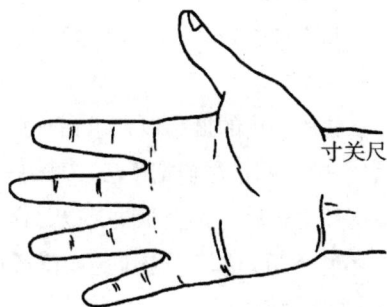

图 2-12　寸口脉寸、关、尺示意图

2）诊脉原理　寸口位于手太阴肺经的原穴部位，是"脉之大会"，肺朝百脉，十二经脉之气血通过经脉会聚于肺而变见于寸口，故寸口诊脉可推知脏腑功能及气血盛衰。此外，寸口部位表浅，皮肤薄嫩，易于暴露，简便易行，故临床中多采用独取寸口之法。

3）分候脏腑　根据文献记载，寸口部位有不同的分候方法，而五脏相应定位是一致的，故目前常用寸口部位以分候脏腑（表 2-4）。

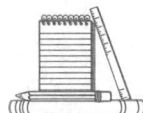

表 2-4 常用寸口脉分候脏腑表

寸口脉	左手	右手
寸	心	肺
关	肝	脾、胃
尺	肾	命门（肾）

（3）三部诊法 张仲景在《伤寒杂病论》中提到三个诊脉部位，分别是寸口、趺阳、太溪，以诊寸口脉候脏腑、诊趺阳脉候胃气、诊太溪脉候肾气。此方法目前多用于危重患者或寸口无脉象者。

（4）两部诊法 即人迎寸口诊法，见于《黄帝内经》，是切按人迎、寸口两部脉象，互相参照，以诊察疾病的方法。人迎主要反映体表情况，寸口反映内脏情况。

2. 脉诊的方法

（1）时间 《素问·脉要精微论》指出："诊法常以平旦，阴气未动，阳气未散，饮食未进，经脉未盛，经络调匀，气血未乱，故乃可诊有过之脉。"即诊脉以清晨（平旦）未起床、未进食时为最佳，因此时机体气血平和，内外环境安定，脉象可较真实地反映机体的生理病理情况。而临床中很难做到晨起诊脉，特别是在门诊，故诊脉不能拘于平旦，但需诊室安静以减少干扰，并嘱患者休息片刻，呼吸调匀，气血平静，尽可能地达到诊察真实脉象的目的。

（2）体位 诊脉时患者的正确体位是正坐位或仰卧位；前臂自然向前平伸于桌面之上，保持与心脏同一水平，手腕放松，掌心向上，手指微微弯曲，并在腕关节下垫上脉枕，充分暴露寸口，使气机通畅，以便诊察脉象。如果体位不正确，就会影响寸口部位气血的运行，进而影响脉象。

（3）布指 诊脉时医生面对患者，以左手切按患者的右手，以右手切按患者的左手。首先以中指找到腕后高骨，向掌侧挪移，触到桡动脉搏动处定关，然后以食指按在关前一寸（指端）定寸，无名指按在关后一寸（肘端）定尺。三指略呈弓形，指端平齐，与患者体表约呈 45°，使指腹酌情用力贴于脉搏搏动的部位，以中指诊察关部、食指诊察寸部、无名指诊察尺部。布指疏密要和患者的身高相适应：身高臂长者，布指略疏；身矮臂短者，布指略密。小儿因寸口部位较短，切脉时一般采用"一指定三关"之法，不必细分寸、关、尺三部。

（4）指法 医生运用指力的轻重和手指的挪移以探求最佳脉象的诊脉操作方法。正确的指法可以获取丰富、准确的脉象信息。常用的指法包括举法、寻法、按法、总按、单按。

1）举法 即轻取或浮取，手指用力较轻，按至肌肤，以诊察脉象的方法。

2）寻法 即中取，手指用力不轻不重，按至肌肉间，由轻到重，由重到轻，调节适当的指力，左右前后推寻，以找寻脉动最明显的部位。

3）按法 指沉取或重取，手指用力较重，按至筋骨间以诊察脉象的方法。

4）总按 指三指同时用大小相等的指力诊脉的方法，是从总体上诊察脉象。

5）单按 指用一个手指诊察寸、关、尺中的一部脉象的方法，目的是重点了解某一部脉象的情况。

（5）平息 一呼一吸谓之息。医生诊脉时应该保持呼吸调匀，清心宁神，以便以自己的呼吸次数计算患者的脉动次数。《素问·平人气象论》曰："人一呼脉再动，一吸脉亦再动，呼吸定

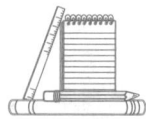

息，脉五动，闰以太息，命曰平人。"

（6）候五十动　指每次诊脉的时间，应要求诊察脉搏跳动不少于 50 次。故《黄帝内经》认为，诊寸口时要候五十动，始知五脏的盛衰变化。候五十动，以便准确辨认脉象，并了解有无促、结、代脉等情况。目前临床诊脉要求每手诊脉时间不应少于 1 分钟，以两侧诊察 3 分钟左右为宜。

（三）脉象要素

脉象是脉动应指的形象，其种类很多。脉象要素是构成脉象属性和特性的重要因素，现在主要包括脉象的脉位（脉动的浅深）、脉次（脉动的至数）、脉长（脉动的长短）、脉力（脉动的强弱）、脉宽（脉管的粗细）、脉流利度（脉动的通畅程度）、脉紧张度（脉管的弛缓程度）、脉均匀度（脉动的节律）8 个方面。临床常以位（脉动部位的浅深）、数（脉动的至数和节律）、形（脉动的宽度和长短）、势（脉动的力度、流利度和紧张度）4 个方面，分析统括 28 脉，这样可以起到提纲挈领的作用。

（四）正常脉象

正常脉象指人在健康状态下出现的脉象，亦称为"平脉""常脉"。

1. 正常脉象的特点　正常脉象表现为一息四五至，相当于 70～90 次 / 分（成年人），不浮不沉，不大不小，不长不短，不快不慢，从容和缓，节律一致，应指中和，尺部沉取有力。其中三部有脉，应指和缓，是平脉有胃、有神、有根三大特征在脉象上的具体体现，也是精、气、神在脉象中的综合反映。

（1）有胃　指脉象不浮不沉，不快不慢，不大不小，从容和缓，节律一致。脉有胃气，说明胃气充盛，气血调和，反映了后天之本脾胃功能的旺盛。

（2）有神　指脉象应指和缓，节律整齐。脉有神气，说明精气充盛。

（3）有根　指尺脉有力，沉取不绝。脉有根本，说明肾气充盛。《脉经》曰："寸关虽无，尺犹不绝，如此之流，何忧殒灭。"

2. 脉象的生理变异　脉象是机体功能状态的综合反映，脉象和人体内外环境的变化关系非常密切。同时脉象也会受到年龄、性别、形体、生活起居、精神情志、季节、气候、昼夜、地理环境等因素的影响而发生相应改变，出现生理差异。就年龄、性别和体质因素而言，小儿脉多细小而数，青年脉多平滑，老人脉多弦硬；妇人脉较男子濡细而数，妊娠脉多滑数；肥胖者脉多沉细，消瘦者脉多浮大，身材高大者脉象较长，矮小者脉象较短。就地理环境而言，北方之人脉多强实，南方之人脉多软弱。就饮食劳逸而言，运动、饱餐、酒后脉多滑数有力，饥饿时脉多软弱。就昼夜影响而言，昼日脉象偏浮而有力，夜间脉象偏沉而细缓。就季节气候因素而言，四季平脉具有"春弦、夏钩（洪）、秋毛（浮）、冬石（沉）"的生理变化特点。

此外，脉位的变异亦有因桡动脉解剖位置变异所致的，常见的有斜飞脉和反关脉两种，不属病脉。斜飞脉，即脉象不见寸口，而是从尺部斜向虎口腕侧。反关脉，即寸口无脉，脉象完全显现在寸口的背侧（腕关节背侧）。

（五）常见病脉及其临床意义

疾病反映于脉象的变化，称为"病理脉象"，简称"病脉"。历代医家对病脉的分类认识不同，晋代王叔和在《脉经》中将病脉分为 24 种，明代李时珍在《濒湖脉学》中记载 27 种脉，明代李中梓在《诊家正眼》中记载 28 种脉。近代医家在前人的基础上，结合现代临床实际，将常用的病理脉象分为 28 种。

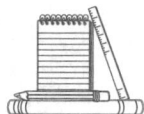

知识链接

《濒湖脉学》选读

浮脉惟从肉上行，如循榆荚似毛轻。水行润下脉来沉，筋骨之间软滑匀。迟来一息至惟三，阳不胜阴气血寒。数脉息间常六至，阴微阳盛必狂烦。滑脉如珠替替然，往来流利却还前。细迟短涩往来难，散止依稀应指间。举之迟大按之松，脉状无涯类谷空。浮沉皆得大而长，应指无虚幅幅强。过于本位脉名长，弦则非然但满张。两头缩缩名为短，涩短迟迟细且难。脉来洪盛去还衰，满指滔滔应夏时。微脉轻微瞥瞥乎，按之欲绝有如无。举如转索切如绳，脉象因之得紧名。缓脉阿阿四至通，柳梢袅袅飐轻风。芤形浮大软如葱，边实须知内已空。弦脉迢迢端直长，肝经木旺土应伤。革脉形如按鼓皮，芤弦相合脉寒虚。弦长实大脉牢坚，牢位常居沉伏间。濡形浮细按须轻，水面浮绵力不禁。弱来无力按之柔，柔细而沉不见浮。散似杨花散漫飞，去来无定至难齐。细来累累细如丝，应指沉沉无绝期。伏脉推筋着骨寻，指间裁动隐然深。动脉摇摇数在关，无头无尾豆形团。促脉数而时一止，此为阳极欲亡阴。结脉缓而时一止，独阴偏盛欲亡阳。动而中止不能还，复动因而作代看。

1. 浮脉

［脉象特征］轻取即得，重按反减而不空。因其脉动部位表浅所致，"举之有余，按之不足"，如水上漂木。

［临床意义］主表证，亦见于内伤久病，虚阳外越之证。表证邪盛而正气不衰则脉浮而有力；虚人外感或邪盛已致正虚则浮而无力。外感风寒，脉多浮紧；外感风热，脉多浮数。瘦人见浮脉，夏秋季节脉偏浮，均不属病脉。

相类脉如下。

（1）散脉

［脉象特征］浮散无根，至数不齐，应指散漫，按之消失，散似杨花无定踪。

［临床意义］元气耗散，脏腑精气欲绝，病情危重的征象。

（2）芤脉

［脉象特征］浮大中空，如按葱管，应指浮大而软，按之上下或两边实而中间空。

［临床意义］为失血过多，津液大伤而阳气浮散的征象。临床不易见到，只有在血崩、外伤、呕血等大出血突然发生之时，血量骤减、脉管空虚才可出现。

（3）革脉

［脉象特征］浮而搏指，中空外坚，如按鼓皮。

［临床意义］主亡血、失精、半产、漏下病证，多因精气不藏，正气不固，气无所恋，浮越于外所致。

2. 沉脉

［脉象特征］轻取不应，重按始得。其脉动显现部位较深，"举之不足，按之有余"，如石沉水底。

［临床意义］主里证。邪深郁于里，气血内搏则脉沉有力；脏腑虚衰，正气不足，则脉沉无力。此外，肥胖者、冬季脉象亦偏沉。两手六部脉象均沉细等同而无病象，称为"六阴脉"，属正常脉象。

相类脉如下。

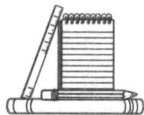

（1）伏脉

[脉象特征]重按推筋着骨始得，甚至伏而不见，脉位较沉脉更深。

[临床意义]主邪闭、厥病和痛极，多因邪气内伏，脉气不得宣通所致。暴病见伏脉为阴盛阳衰，厥病之先兆；久病见伏脉为气血亏损，阴枯阳竭之证。

（2）牢脉

[脉象特征]沉而实大弦长，轻取、中取均不应，沉取始得，坚牢不移。

[临床意义]主阴寒内盛、疝气癥瘕之实证，多因阴寒内盛，阳气沉伏所致。

3. 迟脉

[脉象特征]脉动一息不足四至（相当于脉搏每分钟60次以下）。

[临床意义]主寒证，亦见于邪热结聚之里实热证。寒凝气滞，阳气失其温运，故脉来迟而有力，为实寒；迟而无力为阳气虚损，鼓动无力，是虚寒所致。邪热内聚，阳气受阻，血脉运行障碍，也可见于迟脉，但迟而有力。另外，运动员见迟脉多属于正常现象。

相类脉如下。

缓脉

[脉象特征]缓脉一息四至，但脉势纵缓，缓怠无力，缺乏紧张度，如微风拂柳。

[临床意义]主脾胃虚弱，也主湿病。脾胃虚弱，气血不足以充盈鼓动；湿性黏滞，气机为湿所困，均可见脉来去怠缓。有病之人，脉象转缓，是正气恢复之象。

4. 数脉

[脉象特征]脉来一息五至以上而不满七至（相当于脉搏每分钟90～120次），来去较快，高于正常。

[临床意义]主热证。邪热亢盛，则脉数有力；虚热内生，则脉数无力或细数；虚阳外越，则浮大虚数，无力而空。正常人在运动后或情绪激动时脉率可加速，儿童脉率亦较快，属生理现象。

相类脉如下。

疾脉

[脉象特征]脉来急疾，一息七八至（每分钟120次以上）。

[临床意义]主阳极阴竭，元气欲脱。疾而有力，为阳亢无制，真阴欲绝之候；疾而虚弱无力，为阳气欲脱之征。

5. 虚脉

[脉象特征]三部脉举、按、寻皆无力，虚如谷壳。虚脉以指感势力弱为特点，是一切无力脉的总称。

[临床意义]主虚证。气虚，则脉道松弛，按之空豁；血虚，则脉细无力；阳虚，则迟而无力；阴虚，则数而无力。

6. 实脉

[脉象特征]三部脉举、按、寻皆有力。脉来充盛有力，其势来盛去亦盛，为一切有力脉的总称。

[临床意义]主实证。脉实而兼浮数为实热证；脉实而兼沉迟为实寒证。若两手六部脉均实大等同，而无病象，称为"六阳脉"，属正常脉。

7. 洪脉

[脉象特征]脉体宽大有力，来盛去衰，状若洪水，滔滔满指。

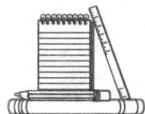

[临床意义]主热盛。正常人夏季脉亦较洪。邪热亢盛，血脉扩张，血流量增加，充斥脉道，因而搏指宽大有力。

8. 细脉

[脉象特征]脉细如线，应指明显。

[临床意义]主气血两虚证、湿病。营血亏虚，气血不足，无力充斥、鼓动脉道，故脉细弱；湿邪阻遏，则脉细而缓。

相类脉如下。

（1）濡脉

[脉象特征]浮细而软，应指无力，如水上浮棉。

[临床意义]主虚证、湿证，多因阳气亏虚，无力推动，或精血不足，脉道不充，或湿困脾胃，脉气不振所致。

（2）弱脉

[脉象特征]沉细而软。

[临床意义]主阳气虚衰、气血俱虚，多因血虚脉道不充，或阳气不足，脉搏无力所致，多见于久病虚弱之人。

（3）微脉

[脉象特征]极细极软，按之欲绝，若有若无。

[临床意义]主气血大虚、阳气衰微，多因阴阳气血虚衰，无力搏动脉道所致。久病见微脉为正气将绝；新病见微脉为阳气暴脱。

9. 滑脉

[脉象特征]往来流利，如盘走珠，应指圆滑，可以理解为流利脉。

[临床意义]主痰饮、食滞、实热证。实邪郁滞，气实血涌，冲动脉道，故脉来流利圆滑。若滑而和缓，为平人之脉。育龄妇人脉滑而停经，应考虑妊娠。

相类脉如下。

动脉

[脉象特征]滑数有力，关部明显。

[临床意义]主惊恐、痛证。惊则气乱、痛则气结，皆属阴阳相搏之候。

10. 涩脉

[脉象特征]细迟短涩，往来艰涩不畅，如轻刀刮竹，可以理解为不流利脉。

[临床意义]主气滞、血瘀、精伤、血少。血瘀气滞，则脉涩而有力，属实证；精血衰少，津液耗伤，则脉涩而无力，属虚证。

11. 弦脉

[脉象特征]端直而长，如按琴弦，从中直过，挺然指下。弦脉主要是脉紧张度增高。《脉经》谓其"按之如弓弦状"。

[临床意义]主肝胆病、痛证、痰饮。阴寒为病，脉多弦紧；阳热所伤，脉多弦数；痰饮内停，脉多弦滑；虚劳内伤，脉多弦缓；然脉弦劲如循刀刃，则为生气已败，病多难治。此外，弦脉亦见于老年健康者或为春季之常脉。

相类脉如下。

紧脉

[脉象特征]脉形紧急，如牵绳转索，按之左右弹指。脉感比弦脉更加绷急有力。

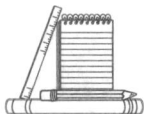

［临床意义］主实寒证、痛证、宿食，多因寒邪积滞，正邪相搏，脉道紧张所致。

12. 结脉

［脉象特征］缓而时止，止无定数，即脉率缓慢而有不规则的歇止，以脉率慢、节律不齐为主要特征。

［临床意义］主阴盛气结、寒痰血瘀、气血虚弱。气滞、血瘀、痰阻、食滞及寒邪阻遏经络，心阳被抑，脉气阻滞，则脉结而有力，为实证；气虚血少则脉结而无力，为虚证。

相类脉如下。

（1）促脉

［脉象特征］数而时一止，止无定数，即脉率较快而有不规则的歇止，以脉率快、节律不齐为主要特征。

［临床意义］主阳盛实热、气血痰食停滞，亦见于脏气衰败。阳盛实热或邪实阻滞，则脉促有力，为实证；脏气衰败，阴液亏耗，则脉促无力，为虚证。

（2）代脉

［脉象特征］脉来时一止，止有定数，良久方还。脉来迟缓，脉力较弱，呈有规律的歇止，且间隔时间长，包括了节律、形态和脉力等方面的参差不齐。

［临床意义］主脏气衰微、疼痛、惊恐、跌仆损伤。正常人有时因情绪激动、过劳及酗酒等可偶见促脉，休息后可缓解。

13. 长脉

［脉象特征］脉动应指范围较长，两端超过寸、关、尺，如循长竿。

［临床意义］主阳证、实证、热证，多因邪气盛实，正气不充，邪正相搏所致，亦见于正常人，提示气血充盛。

14. 短脉

［脉象特征］脉动应指范围较短，不足本位。一般只出现在寸部或关部，尺脉常不显。

［临床意义］主气病。短而有力为气郁，短而无力为气虚。

（六）脉象鉴别

根据脉象要素的不同，病理脉象分为28种。其中一些病理脉象在某些要素方面具有相同或相似的特点，对此应加以鉴别。常用的鉴别方法包括比类法与对举法。

1. 比类法 指先是将相似的脉象归为一类，然后在同类脉象中进行辨识，找出不同，从而鉴别脉象的方法。

（1）脉位类 指在脉位方面具有相同特征的脉象。

1）浮脉类 浮脉，轻取即得；芤脉，浮大中空；革脉，浮而弦，按之中空；散脉，浮而散乱无根；濡脉，浮而细软。

2）沉脉类 沉脉，重按始得；伏脉，更深于沉，紧贴于骨；牢脉，沉实大弦长；弱脉，沉而细软。

（2）脉率类 指在脉率方面具有相同特征的脉象。

1）数脉类 数脉，一息五至以上；疾脉，一息七至以上；促脉，数而时止；动脉，滑数而短。

2）迟脉类 迟脉，一息三至；缓脉，一息四至；结脉，缓而时一止。

（3）脉宽度类 指在脉宽度方面具有相同特征的脉象。

1）宽大脉类 洪脉，宽大有力，来盛去衰；实脉，脉大有力，浮沉皆然；芤脉，浮大中

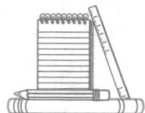

空；牢脉，沉实大弦长。

2）细脉类　细脉，脉细如线，应指明显；微脉，极细极软，若有若无；濡脉，浮而细软；弱脉，沉细而软。

（4）脉长度类　在脉长方面具有相同特征的脉象。

1）长脉类　长脉，脉动应指超逾三部；弦脉，端直以长，如按琴弦；牢脉，沉实大弦长。

2）短脉类　短脉，脉动应指不及三部。

（5）脉力度类　在脉力方面具有相同特征的脉象。

1）虚脉类　虚脉，搏指无力或按之无根；濡脉，浮细无力；弱脉，沉细无力；微脉，极细而无力，应指模糊；散脉，浮散无根；芤脉，浮大中空；革脉，浮弦中空。

2）实脉类　实脉，三部举按长大有力；洪脉，浮大有力，来盛去衰；长脉，脉长超逾三部，脉力逊于洪脉、实脉；弦脉，端直以长，应指紧张感，脉力不及洪脉、实脉。

（6）脉流利度类　在脉流利度方面具有相同特征的脉象。

1）流利脉　滑脉，往来流利，如盘走珠；动脉，短而滑数。

2）不流利脉　涩脉，脉势艰难，往来不利。

（7）脉紧张度类　在脉紧张度方面具有相同特征的脉象。

1）高紧张度　弦脉，如按琴弦；紧脉，紧张度比弦脉更高；革脉，浮弦而中空；牢脉，沉实大弦长。

2）低紧张度　濡、弱、微、散、缓脉的共同点是软而无力（不同点参考脉力类）。

（8）脉均匀度类　在脉均匀度方面具有相同特征的脉象。

脉律不匀脉：①结脉：缓而时一止，止无定数。②代脉：脉来时止，止有定数。③促脉：数而时一止，止无定数。④散脉：浮而无根，散乱无序。⑤涩脉：往来艰涩，三五不匀。

2. 对举法　指将在某一方面具有相反特征的脉象归为一类进行鉴别的方法。

（1）脉位相反的脉象　浮脉与沉脉：浮脉，位置表浅；沉脉，深沉在里。濡脉与弱脉：濡脉，浮细而软；弱脉，沉细而软。

（2）脉率相反的脉象　迟脉与数脉：迟脉，脉率慢于正常；数脉，脉率快于正常。

（3）脉力相反的脉象　虚脉与实脉：虚脉，无力之脉；实脉，有力脉。

（4）脉流利度相反的脉象　滑脉与涩脉：滑脉，应指流利圆滑；涩脉，往来艰涩不畅。

（5）脉宽相反的脉象　洪脉与细脉：洪脉，脉体宽大；细脉，脉细如线。

（6）脉长相反的脉象　长脉与短脉：长脉，脉长超出本位；短脉，不满寸关尺三部。

临床常见 28 脉分类比较见表 2-5。

表 2-5　常见 28 脉分类比较表

脉纲	脉名	脉象	主病
浮脉类	浮	轻取即得，重取稍减而不空	表证
	洪	脉幅宽大，状如洪水，来盛去衰	热邪亢盛
	濡	浮而细软，不任重按	虚证，湿证
	散	浮散无根，稍按则无	元气离散，脏腑之气将绝
	芤	浮大中空，如按葱管	失血，伤阴，失精
	革	弦急中空，如按鼓皮	亡血，失精，小产，崩漏
沉脉类	沉	轻取不应，重按始得	里证
	伏	重按推筋着骨始得	邪闭，厥证，痛极
	牢	沉按实大弦长，坚牢不移	阴寒内实，疝气，癥瘕

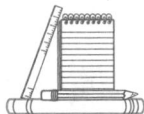

脉纲	脉名	脉象	主病
迟脉类	迟	脉来迟慢，一息不足四至	寒证
	缓	一息四至，脉来怠缓	脾虚，湿证
	涩	往来艰涩，如轻刀刮竹	气滞血瘀，精伤血少，痰食内停
	结	脉来缓慢，时见一止，止无定数	阴盛气结，寒痰血瘀，癥瘕积聚
	代	脉来一止，止有定数，良久方来	脏气衰微，跌仆损伤，惊恐，痛证
数脉类	数	一息五至以上，来去较快	热证，虚证
	促	脉来急数，时见一止，止无定数	阳盛实热，气滞血瘀，气血虚衰
	疾	一息七至以上，脉来急疾	阳极阴竭，元气将脱
	动	脉短如豆，滑数有力	痛证，惊恐
虚脉类	虚	举之无力，按之空虚	虚证，多为气血两虚
	微	极细极软，似有似无，至数不明	阴阳气血诸虚，阳虚危候
	细	脉细如线，但应指明显	气血两虚，诸虚劳损，主湿
	弱	软细而沉	气血不足
	短	首尾俱短，不及本位	气病
实脉类	实	举按均有力，来盛去亦盛	实证
	滑	往来流利，应指圆滑，如盘走珠	痰饮，食滞，实热（妊娠时不为病脉）
	紧	脉来绷急，如转绳索	寒证，痛证，宿食证
	长	首尾端直，超过本位	阳气有余，热证
	弦	端直以长，如按琴弦	肝胆病，痛证，痰饮，疟疾

（七）相兼脉与真脏脉

1. 相兼脉 指由两种或两种以上单因素脉相兼出现复合构成的脉象，又称"复合脉"。临床上又有二合脉、三合脉、四合脉（如沉、数、滑、实为四合脉）之分。在常见28脉中，有些脉象本身就是由几种单因素脉复合而成，如弱脉由沉、细、弱三种因素合成；牢脉由沉、实、弦、大、长五种因素合成。临床上，相兼脉的主病往往要结合多种单因素脉象的临床意义进行判断，通常等于各单一脉主病的总和。

浮紧脉：主表寒证、风寒痹证疼痛。

浮缓脉：主太阳中风证。

浮数脉：主表热证。

沉迟脉：主里寒证。

浮滑脉：主表证夹痰。

沉细数脉：主阴虚内热、血虚。

沉涩脉：主血瘀，常见于阳虚而寒凝血瘀者。

沉缓脉：主脾肾阳虚，水湿停留诸证。

沉弦脉：主肝郁气滞、水饮内停。

弦紧脉：主寒证、痛证。

弦数脉：主肝郁化火、肝胆湿热、肝阳上亢。

弦滑数脉：主肝火夹痰、肝胆湿热、肝阳上亢、痰火内蕴。

弦细脉：主肝肾阴虚、血虚肝郁、肝郁脾虚。

滑数脉：主痰热、湿热、食积内热。

2. 真脏脉 指脉无胃、无神、无根，又称"怪脉""鬼祟脉""败脉""死脉""绝脉"，多见于疾病的后期，脏腑之气衰竭、胃气败绝的病证。古代医家在《黄帝内经》的基础上将真脏脉

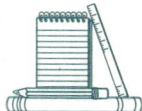

归类为"七绝脉",包括釜沸脉、鱼翔脉、虾游脉、屋漏脉、雀啄脉、解索脉、弹石脉。以往的文献多认为,真脏脉的出现就是病入膏肓,无药可救,必死无疑。但随着医学科学的不断发展,对真脏脉有了新的认识,认为真脏脉绝大部分是心律失常时的脉象特征,而其中又多为心脏器质性病变所致,提示疾病危重,但并非无药可治,应仔细观察,全力抢救。

知识链接

真脏脉的脉象特征

釜沸脉:脉在皮肤,浮数之极,至数不清,如釜中沸水,浮泛无根,示三阳热极,阴液枯竭之候,多为临死前的脉象。

鱼翔脉:脉在皮肤,头定尾摇,似有似无,如鱼在水中游动,示三阴寒极,阳亡于外之候。

虾游脉:脉在皮肤,如虾游水,时而跃然而去,须臾又来,其急促躁动之象如前,示孤阳无依,躁动不安之候。

屋漏脉:脉在筋肉之间,如屋漏水渗,良久一滴,即脉迟而结代,搏动无力,示胃气将绝之候。

雀啄脉:脉在筋肉之间,连连数急,三五不调,止而复作,如雀啄食之状,示脾胃衰败,精气已绝于内之候。

解索脉:脉在筋肉之间,乍疏乍密,如解乱绳状,时快时慢,散乱无序之象,示肾与命门元气将绝之候。

弹石脉:脉在筋肉之下,如指弹石,辟辟顶指,毫无柔软和缓之象,示肾气将绝之象。

(八)诊妇人脉和小儿脉

1.诊妇人脉　妇人有经、带、胎、产等特殊的生理特点,这些变化会不同程度地反映在脉象中。

(1)月经脉　左关尺脉忽大于右手,无身热、腹胀、口苦等不适,多为经期或者月经将至之象;尺脉细涩,多是月经不利;尺脉虚细涩者,多为精血亏少;尺脉弦涩者,多为气滞血瘀;尺脉弦滑者,多为痰湿阻于胞宫。

(2)带下脉　带下病脉象滑或濡,多因脾虚湿阻所致;带下色黄秽臭,外阴瘙痒,脉象滑数或弦数,多因湿热所致;带下清稀无味,脉见沉迟而滑,多因寒湿所致;带下清稀量多,脉象沉细而弱,则多因阳气不足,温煦固摄无力所致。

(3)妊娠脉　妇人平素月经正常,突然月经停止,脉来滑数冲和,或兼见偏食,清晨呕恶者,是妊娠之征;少阴脉(尺部)脉动强于寸脉,或左寸脉滑数动甚而有力,是聚血养胎,胎气旺盛的征象;凡孕妇脉沉而涩,多为精血不足,胎元受损;涩而无力,多主阳虚、死胎。

(4)临产脉　妊娠期妇人尺部"急转如切绳转珠",或者中指顶节两旁脉动较平时明显剧烈,均为临产之象。

2.诊小儿脉　小儿脉与成人脉有所不同。小儿寸口部位狭小,难以区分寸、关、尺三部,而且小儿就诊时容易惊哭,惊则气乱,气乱则脉无序,故难以诊察。因此,小儿科诊病注重辨形色、审苗窍。

(1)诊小儿脉的方法　即"一指定三关"。具体的操作方法是,医生用左手握住小儿的手,

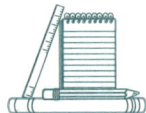

对 3 岁以下的小儿，可用右手大拇指按于小儿掌后高骨部脉上，不分三部，以定至数为主；对 3～5 岁的小儿则以高骨中线为关，以一指向两侧转动以寻察三部；6～8 岁小儿则可挪动拇指诊三部；9～10 岁患儿，可依次下指，诊寸、关、尺三部；10 岁以上患儿，可按成人三部脉法进行辨析。

（2）小儿脉象主病　小儿脉象一般只诊浮沉、迟数、强弱、缓紧，以辨别阴阳、表里、寒热和邪正盛衰，而不详求 28 脉。数为热，迟为寒，浮数为阳，沉迟为阴，强弱可测虚实，缓紧可测邪正，沉滑为食积，浮滑为风痰，紧主寒，缓主湿，大小不齐多食滞。2～3 岁小儿，一息六七至为平脉，每分钟 100～120 次；5～10 岁小儿，一息六至为平脉，每分钟约 100 次。

（九）脉症顺逆与从舍

脉症顺逆是指从脉症的相应、不相应来判断疾病的顺逆。在通常情况下，脉与症临床意义一致者，称为"脉症相应"，属顺证；反之则属逆证。对于病情单纯者，脉与症多是相应的。如患者高热、烦躁、便秘、舌红苔黄厚等，若脉见洪数有力，则脉与症均提示实热，为脉症相应之顺证，说明邪实正盛，正气能够抗邪；若脉见细弱，则脉症不符，为逆证，提示病情复杂，可能为正气亏虚，不足以对抗邪气，易导致邪毒内陷。

脉症从舍，是指在脉与症不相应的情况下辨别脉与症的真假以决定从舍。其包括舍脉从症和舍症从脉。舍脉从症是在辨证过程中根据临床信息判断为症真脉假，即症状所反映的病机为主要矛盾，则以症状审定病机，确定治疗方案。如阳明腑实证，症见腹胀满硬痛、拒按，大便燥结，舌红苔黄厚焦燥，而脉反见迟细者。症所反映的均属阳明腑实证，邪热内结的疾病本质，属真，其脉本应有力或滑数，今脉反迟（主寒）细（主虚），与症所反映的实热病机相反，为假象，故当舍脉从症。舍症从脉，是指经过分析判断，认为脉象为真，症状为假，脉象所反映的病机为主要矛盾，则以脉象审定病机，确定治疗方案。如"伤寒，脉滑而厥者，里有热，白虎汤主之"（《伤寒论》）。本证的病机乃热邪炽盛，壅闭于里，脉所反映的是真热，而四肢厥冷之症所反映的却是寒象，恰与全身热邪郁闭的病机相反，故属假象，此时应舍症从脉。

总之，脉症的顺逆与从舍提示临床病证的复杂性，需四诊合参，综合判断，防止误诊误治。

（十）脉诊的临床意义

诊脉是中医临床不可缺少的诊察步骤和内容。脉诊的重要性在于脉象能够传递五脏六腑、四肢百骸等各部位的生理病理信息，是医生观察、了解体内脏腑功能变化的窗口，可为诊断疾病提供重要依据。其临床意义可归纳为以下 4 个方面。

1.探求疾病的病因病机　疾病各种因素均可引起脉象发生相应的变化，所以通过脉象可以推测疾病发生发展的病因、病机。寸口脉沉而迟，沉则为水，迟则为寒，故病为寒水侵袭。脉阳微阴弦，即胸痹而痛。阳微阴弦指关前（寸部）脉微弱，关后（尺部）脉弦急，阳微为胸阳不足，阴弦为阴邪内盛，故阳微阴弦可导致胸痹发生。

2.辨别疾病的病位　疾病错综复杂，千变万化，就病位的浅深而言，非表即里，而脉象的浮沉则可反映病位的浅深，即脉浮主表，多为外感疾病；脉沉主里，多为内伤杂病。就脏腑而言，濡脉多主脾虚，弦脉多主肝病，虚脉多主肺虚，细弱脉多主肾虚，结、代、促、迟、数等脉多主心病等。

3.判断疾病的性质　疾病的性质不外寒、热、虚、实，而迟、紧、弦之脉多主寒证；数、滑、洪之脉多主热证；虚、弱、细、微之脉多主虚证；实、洪、弦、长之脉多主实证。另外，短脉多主气滞，细脉多主血虚，涩脉多主血瘀等。

4.推断疾病的转归预后　在疾病发生发展过程中，脉象会随之出现相应的变化，及时准确

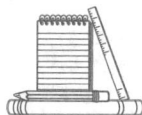

地把握脉象变化，对预测、判断疾病的进退有一定的临床意义。若外感病脉象由浮转沉，表明病邪由表入里，病情加重；若实热病热势渐退、脉象和缓，是热退将愈之候，反之脉急数、烦躁不安，则病情加重。若久病、重病，虽精神不振，但脉渐和缓有力，是胃气渐复，邪退病愈，疾病向愈之佳兆；若久病诸虚致失血伤津等证而突见洪、实、芤、革及怪脉等，则提示邪盛正衰，正气将绝之危候。

二、按诊

【考纲摘要】

1. 按诊的方法与注意事项。

2. 按肌肤、手足的内容及其临床意义。

3. 按腹部辨疼痛、痞满、积聚的要点。

按诊是医生用手触、摸、推、按压患者身体的某些部位，以了解患者局部冷热、润燥、软硬、压痛、肿块或其他异常变化的诊察方法。通过按诊不仅可进一步探明疾病的部位、性质和程度，同时也使一些病证表现进一步客观化。按诊是对望、闻、问诊所获资料的补充和完善，可为全面分析病情、判断疾病提供重要的指征和依据。

按诊的运用，早在《黄帝内经》中就有记载，至汉代，张仲景对按诊的论述更为丰富，尤其是胸腹部的按诊，已成为鉴别疾病的重要依据。按诊在应用中得以发展，后世医家拓宽了其应用范围，且在方法上不断创新，应注意配合望、闻、问诊，以辨疾病的寒热虚实。

（一）按诊的方法与意义

1. 按诊的体位　根据按诊的目的和检查部位选择合适的体位，一般患者应取坐位或仰卧位，充分暴露受检部位。患者取坐位时，医生面对患者坐或站立，用左手扶住患者，右手触摸按压患者的某些部位。按胸腹时，患者需取仰卧位（必要时屈膝），医生在患者右侧，用右手或双手对患者胸腹某些部位进行切按。

2. 按诊的手法　按诊手法主要有触、摸、按、叩四法。

（1）触法　是医生用自然并拢的第2、第3、第4、第5手指或手掌轻轻接触患者局部皮肤，如额头、四肢或者胸腹部的皮肤，以了解肌肤的凉热、润燥等情况。

（2）摸法　是医生用手指或手掌稍用力寻抚局部，如胸腹、腧穴、肿胀部位等，探明有无疼痛及肿物的形态、大小，以辨明病变的病位、虚实等情况。

（3）按法　是医生以重手按压或推寻局部，如胸腹、肿物部位，了解深部有无压痛或肿块，以及肿块的形态、质地、大小、活动度、光滑度等，以辨别脏腑虚实和邪气痼结等情况。

触、摸、按三法的区别为指力轻重不同，所达部位浅深有别。触为用力轻诊皮肤；摸为稍用力达于肌层；按为重指力诊筋骨或腹腔深部。临床操作时可综合运用，而一般是先触摸、后按压、由轻而重、由浅入深、先远后近、先上后下地进行诊察。

（4）叩法　是医生用手指叩击患者身体某部来诊察疾病的方法。叩击法有直接叩击法和间接叩击法两种。

1）直接叩击法　是医生以中指指尖或并拢的食指、中指、无名指和小指的指尖直接触击体表相应的部位，如鼓胀患者可进行直接叩击，叩之如鼓声者，为气鼓；叩之音浊者，为水鼓。也可将手放于患者腹部两侧对称部位，用一侧手叩击，若对侧手掌有波动感，是水积腹中的

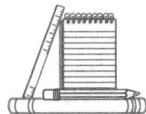

表现。

2）间接叩击法 是医生用左手掌平贴在体表，右手握成空拳叩击左手背，或用左手中指第2指节紧贴患者需要诊察的部位，以右手中指指端叩击左手中指第2指节，叩击方向应与叩击部位垂直，边叩边询问患者叩击部位的感觉，以推测病变部位和程度。如患者腰部有叩击痛，排除可能与局部骨骼病变有关外，主要与肾之病变有关。

3. 按诊的意义 按诊是传统"四诊"中切诊的重要组成部分，在辨证中起着至关重要的作用，是四诊不容忽视的一环。通过按诊可以进一步探明疾病的部位、性质和程度，是对望、闻、问诊所获资料的补充，为全面分析病情、判断疾病提供重要的依据。

4. 按诊的注意事项 必须根据疾病的不同部位选择适当的体位和方法。医生举止应稳重大方，态度应严肃认真，手法应轻巧柔和，避免突然暴力或冷手按诊。应该争取患者的主动配合，使患者能准确地反映病位的感觉。要边检查边注意观察患者的表情变化，以了解病痛所在的准确部位及程度。

（二）按诊的内容

按诊的内容相当广泛，临床主要有按胸胁、按脘腹、按肌肤、按手足、按腧穴等。

1. 按胸胁 根据病情的需要，有目的地对前胸和胁肋部进行触摸、按压或叩击，以了解局部及内脏病变的情况。胸胁即前胸和侧胸部的统称。前胸部即缺盆（锁骨上窝）至横膈以上；侧胸部又称胁部，即胸部两侧，腋下至第11肋、第12肋骨端的区域。胸内藏心肺，胁内包括肝胆，按胸胁应在排除局部皮肤、经络、骨骼病变之后进行，主要诊察心、肺、肝、胆等脏腑的病变。

（1）按胸部 胸为心肺之所居，按胸部可了解心肺及虚里的病变情况。前胸高起，叩之呈清音，多为肺胀、气胸；按之胸痛，叩之实音，常为饮停胸膈或痰热壅肺；青紫肿胀，疼痛拒按，多为胸部外伤。

诊虚里是按胸部的重要内容。虚里位于第4、第5肋间心尖搏动处，为诸脉之所宗。按虚里可测宗气之强弱、疾病之虚实、预后之吉凶。危急病寸口脉难凭时，诊虚里更有诊断价值。诊虚里时，患者取仰卧位，医生站在患者右侧，以右手平抚于虚里部，注意诊察动气之强弱、至数和聚散。正常情况下，虚里搏动不显，仅按之应手，动而不紧，缓而不怠，节律清晰，是心气充盛，宗气积于胸中，为平人之象。虚里搏动微弱者为不及，是宗气内虚之征；若动而应衣为太过，是宗气外泄之象；按之弹手，洪大而搏，或绝而不应者，是心气衰绝之候。

（2）按胁肋 肝胆位居右胁，其经脉分布两胁，故按胁肋主要是了解肝胆疾病。胁痛喜按、胁下按之空虚无力为肝虚；胁下肿块、刺痛拒按多为血瘀；胁下痛处色红、痛不可按，多为肝痈（肝脓肿）；右胁下肿块、按之表面凹凸不平，应注意排除肝癌；疟疾后左胁下可触及痞块，按之硬者为疟母。

2. 按脘腹 脘腹部的按诊是通过触按胃脘部及腹部，了解其寒热、软硬、胀满、肿块、压痛等情况，以辨别脏腑组织寒热虚实及积聚程度的诊断方法。

（1）按脘部（胃脘部） 胃脘部相当于上腹中部（剑突下的部位称心下），主要诊察胃腑病证。按之硬满疼痛，多属邪聚胃脘之实证；按之濡软无痛，多属胃腑虚弱之虚证；按之胀满，辘辘有声，多属水饮停胃之证。

（2）按腹部 腹部包括大腹、脐腹、小腹、少腹。心下至脐上部位称大腹，亦有称脐周部位为脐腹者；脐下部位至耻骨上缘称小腹；小腹的两侧称为少腹。按腹部主要是诊断肝、脾、大肠、小肠、膀胱、胞宫及其附件组织的病证。腹部按之肌肤凉而喜温者，多属寒证；腹部按

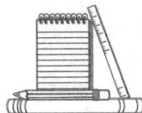

之肌肤热而喜凉者，多属热证；腹痛喜按者，多属虚证；腹痛拒按者，多属实证。腹满有虚实之别，若按之饱满充实而有弹性、有压痛者，多属实满；若按之虚软而缺乏弹性、无压痛者，多属虚满。腹部胀大如鼓者，称为"鼓胀"。鼓胀有气鼓和水鼓之分。如腹胀叩之如鼓、小便自利者，为"气鼓"；按之如囊裹水、小便不利者，为"水鼓"。腹部肿块，推之不移，痛有定处，为"癥积"，病属血分；推之可移，痛无定处，为"瘕聚"，病属气分。左侧少腹疼痛伴便秘，按之累累有硬块，多为肠中宿粪；右侧少腹疼痛，按之痛甚，或有反跳痛，多为肠痈；腹中结块，按之起伏，聚散不定，应手如蚯蚓蠕动，多为肠中虫积。

3. **按肌肤**　指触摸某些部位的肌肤，通过肌肤的寒热、润燥、滑涩、疼痛、肿胀、疮疡等不同表现来分析疾病的寒热虚实及气血阴阳盛衰的诊断方法。

（1）诊肌肤的寒热　可以了解阴阳的盛衰、疾病的表里虚实和邪气的轻重。肌肤寒冷、体温偏低者，多为阳气衰少；肌肤灼热、体温升高者，多为阳盛实热；肌肤温热、汗出如油、脉躁疾无力者，多为亡阴之征；肌肤厥冷、冷汗淋漓、脉微欲绝者，多为亡阳之征。身灼热而肢厥冷者，多属阳盛格阴之真热假寒证；外感病汗出热退身凉，多为表邪已解；皮肤无汗而灼热者，多为热甚；身热初按热甚，久按热反轻者为热在表；久按其热反甚为热在里；皮肤不热、红肿不显，多为阴证；皮肤灼热而红肿疼痛，多为阳证。

（2）诊肌肤的滑润和燥涩　可以了解汗出与否及气血津液的盈亏。一般而言，皮肤干燥者，尚未出汗；皮肤干瘪者，津液不足；皮肤湿润者，身已出汗；皮肤滑润者，为气血旺盛；皮肤枯涩者，为气血不足；肌肤甲错者，为血虚失荣或瘀血内阻。

（3）诊肌肤疼痛的程度　可以辨别疾病的病位、范围、虚实。肌肤濡软、按之痛减，为虚证；硬痛拒按者，为实证；轻按即疼痛者，病在表浅；重按方痛者，病在深部。

（4）诊肌肤肿胀程度　可以辨别水肿和气肿。按之凹陷、不能即起者，为水肿；按之凹陷、举手即起者，为气肿。

（5）诊疮疡　肌肤疮疡的寒热、软硬可以辨别病证的阴阳寒热。肿而坚硬不热者，属寒证；肿而灼热压痛者，属热证；根盘平塌漫肿者，属虚证；根盘收束隆起者，属实证；患处坚硬，多为无脓；边硬顶软，多为有脓。

此外，自《黄帝内经》以来就有"按尺肤"之记载，根据其缓急、滑涩、寒热的情况可判断疾病的性质。

4. **按手足**　通过触摸患者手足部位的冷热来判断疾病的寒热虚实及表里的内外顺逆。手足俱冷，多属阳虚寒盛之寒证；手足俱热，多属阳盛热炽之热证。热证见手足热者，属顺候；热证见手足逆冷者，属逆候。手足背热甚，多属外感发热；手足心热甚，多属内伤发热。额上热甚于手心热者，多属表热；手心热甚于额上热者，多为里热。小儿若指尖发凉，为惊厥先兆；中指独热，主外感风寒；中指尖独冷，为麻痘将发之兆。此外，诊手足寒温对判断阳气存亡、推断疾病预后具有重要意义。

5. **按腧穴**　通过按压某些特定穴位的变化和反应，来判断内脏的病变。腧穴是脏腑经络之气转输之处，是脏腑在体表的反应点。按压时要注意穴位处是否有结节、条索状物、压痛或其他敏感反应，再结合其他诊法以判断内在脏腑的病变。

诊断脏腑病变的常用腧穴：巨阙、膻中、大陵穴，候心病；中府、肺俞、太渊穴，候肺病；期门、肝俞、太冲穴，候肝病；章门、脾俞、太白穴，候脾病；气海、太溪穴，候肾病。如肺俞穴摸到结节，或按中府穴有明显压痛者，为肺病的反映；按上巨虚穴有显著压痛者，为肠痈；肝病患者在肝俞或期门穴常有压痛等。

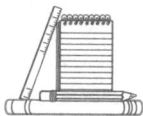

按诊主要内容见表 2–6。

表 2–6　按诊内容简表

部位	表现	临床意义
按脘部	按之硬满疼痛	邪聚胃脘之实证
	按之濡软无痛	胃腑虚弱之虚证
	按之胀满，辘辘有声	水饮停胃之证
按腹部	肌肤凉而喜温者	寒证
	肌肤热而喜凉者	热证
	腹痛喜按者	虚证
	腹痛拒按者	实证
	按之饱满充实而有弹性，有压痛者	实满
	按之虚软而缺乏弹性，无压痛者	虚满
	肿块推之不移，痛有定处	"癥积"，病属血分
	肿块推之可移，痛无定处	"瘕聚"，病属气分
	左侧少腹按之累累有硬块	多为肠中宿粪
	右侧少腹拒按或有反跳痛	多为肠痈
	腹中结块，按之起伏，聚散不定，应手如蚯蚓蠕动者	多为肠中虫积
按胸部	前胸高起，叩之清音	肺胀、气胸
	按之胸痛，叩之实音	饮停胸膈或痰热壅肺
	青紫肿胀，疼痛拒按	胸部外伤
	虚里搏动微弱者	宗气内虚
	虚里动而应衣	宗气外泄
	虚里按之弹手，洪大而搏，或绝而不应	心气衰绝
按胁部	胁痛喜按，胁下按之空虚无力	肝虚
	胁下肿块，刺痛拒按	血瘀
	胁下痛处色红，痛不可按	肝痈
	右胁下肿块，按之表面凹凸不平	肝癌
按手足	手足俱冷	阳虚寒盛之寒证
	手足俱热	阳盛热炽之热证
	热证见手足热	顺候
	热证见手足逆冷	逆候
	手足背热甚	外感发热
	手足心热甚	内伤发热
	额上热甚于手心热者	表热
	手心热甚于额上热者	里热
按腧穴	巨阙、膻中、大陵穴有结节、条索状物或压痛	心病
	中府、肺俞、太渊穴有结节、条索状物或压痛	肺病
	期门、肝俞、太冲穴有结节、条索状物或压痛	肝病
	章门、脾俞、太白穴有结节、条索状物或压痛	脾病
	气海、太溪穴有结节、条索状物或压痛	肾病

小　结

切诊分为脉诊和按诊两部分。脉诊是中医最具特色的诊法，本模块重点介绍脉诊，包括脉诊的方法、正常脉象的特点及 28 种病理脉象的特征及临床意义。脉诊的学习，除注重掌握基础

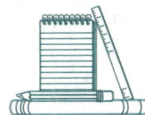

知识外，还应多进行临床实践，在实践中才能真正体会"心中了了，指下难明"的诊脉方法。按诊，既是中医诊法，也是西医常用诊察方法，但两者有明显区别，中医按诊侧重于辨别病证的寒热虚实，为中医辨证提供判断依据；西医更侧重与解剖知识的结合，以探查内部脏器组织的具体病理变化。

复习思考题

1. "有神"之脉象的临床表现是（　　　）
   A. 不浮不沉　　　　　　　　　B. 从容和缓
   C. 沉取有力　　　　　　　　　D. 有力柔和
   E. 不大不小

2. 脉来数而时有一止，止无定数，其脉是（　　　）
   A. 促脉　　　　　　　　　　　B. 数脉
   C. 结脉　　　　　　　　　　　D. 代脉
   E. 弦脉

3. 肝胆病常见的脉象是（　　　）
   A. 滑脉　　　　　　　　　　　B. 紧脉
   C. 细脉　　　　　　　　　　　D. 弦脉
   E. 促脉

4. 脉位表浅的脉是（　　　）
   A. 紧脉　　　　　　　　　　　B. 弱脉
   C. 细脉　　　　　　　　　　　D. 濡脉
   E. 弦脉

5. 以手指用力按压局部的手法称为（　　　）
   A. 叩法　　　　　　　　　　　B. 触法
   C. 按法　　　　　　　　　　　D. 摸法
   E. 压法

6. 久病肌肤枯涩的临床意义是（　　　）
   A. 气血两虚　　　　　　　　　B. 津液不足
   C. 血虚不荣　　　　　　　　　D. 湿热蕴结
   E. 瘀血内停

7. 腹部肿块，痛无定处，时聚时散者称为（　　　）
   A. 痞满　　　　　　　　　　　B. 癥积
   C. 瘕聚　　　　　　　　　　　D. 虫积
   E. 水鼓

8. 左少腹作痛，按之累累有硬块者是（　　　）
   A. 痛经　　　　　　　　　　　B. 肠痈
   C. 瘕聚　　　　　　　　　　　D. 虫积
   E. 宿粪

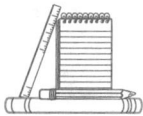

9. 平脉的概念、特征及临床意义是什么？

10. 比较结脉、代脉、促脉的脉象特征。

11. 比较弦脉、紧脉、滑脉的脉象特征及主病异同。

12. 如何通过按诊鉴别腹满的虚实?

13. 如何通过按诊鉴别积聚?

14. 按诊的方法包括哪些?

扫一扫，知答案

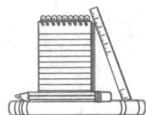

模块三　辨　证

　　辨证论治是中医学的特色与精华。证，即证候，是疾病发展过程中某一阶段的病理概括。辨证，是认识疾病、确立证候的思维和实践过程。将四诊所收集的病情资料，包括症状和体征，运用中医学理论进行辨别、分析与综合，辨清疾病的原因、性质、部位及发展趋向，然后概括、判断为某种性质的证候，即为辨证。

　　辨证的方法有多种，如八纲辨证、病因辨证、气血津液辨证、经络辨证、脏腑辨证、六经辨证、卫气营血辨证、三焦辨证等，都是历代医家在长期临床实践中逐步发展形成的。八纲辨证是各种辨证的纲领，是辨证的总纲。病因辨证着重从病因角度辨别证候，是外感病辨证的基础。六经辨证是外感病中"伤寒"病的辨证方法；卫气营血辨证是外感病中"温病"的辨证方法。脏腑辨证、气血津液辨证和经络辨证适用于各科杂病辨证。脏腑辨证是各种辨证的基础，是杂病辨证的重要辨证方法，与经络辨证和气血津液辨证互为补充。

项目一　八纲辨证

扫一扫，查阅本项目 PPT 等数字资源

【学习目标】

　　1.掌握八纲的概念、八纲基本证候的临床表现及鉴别要点。

　　2.熟悉八纲辨证的概念及八纲证候间的关系。

　　3.了解各纲证型的证候分析、半表半里证的基本概念和临床表现。

　　4.能理解记忆八纲辨证的基本内容和证候辨证（鉴别）要点；具备分析各种证候病因病机并做出证候诊断的能力。

【考纲摘要】

　　1.八脉辨证的概念。

　　2.表证与里证的概念。

　　3.表证与里证的临床表现、辨证要点。

　　4.表证与里证的鉴别要点。

　　5.寒证与热证的概念。

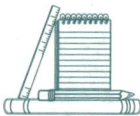

6. 寒证与热证的临床表现、鉴别要点。

7. 虚证与实证的概念。

8. 虚证与实证的临床表现、鉴别要点。

9. 阴证与阳证的概念。

10. 阴证与阳证的鉴别要点。

11. 阳虚证与阴虚证的临床表现。

12. 亡阳证与亡阴证的临床表现、鉴别要点。

13. 证候相兼、错杂与转化（寒证转化为热证、热证转化为寒证、实证转化为虚证）的概念。

14. 证候真假（寒热真假、虚实真假）的鉴别要点。

案例导入

覃某，男，19 岁，学生。昨夜以冷水淋浴，今晨起感头晕头痛，身发热，稍恶寒，体温 38.7℃，舌淡红，苔白欠润，脉浮数。给服复方阿司匹林 1 片，药后已有汗出，头痛已除，恶寒已罢，但仍觉身热，且有口渴，小便短黄，体温 38.1℃，舌红苔黄而干，脉数有力。

问题

该患者应辨为何证？试从八纲辨证的角度进行证名诊断和证候分析。

八纲指表、里、寒、热、虚、实、阴、阳八个辨证的纲领。

通过四诊掌握了病情资料之后，根据病位的深浅、病邪的性质、人体正气的强弱及疾病的类别等情况的不同，分析、处理病情资料，并综合、归纳为表证、里证、寒证、热证、虚证、实证、阴证、阳证八类基本证候，称为八纲辨证。

疾病的临床表现虽然极其复杂，但基本上都可以用八纲加以概括。如按病位的浅深可概括为表证与里证；按疾病的性质，可概括为寒证与热证；按邪正的盛衰，可概括为实证与虚证；按疾病的类别，可概括为阴证与阳证。这样，运用八纲辨证就能将错综复杂的临床表现，归纳为表里、寒热、虚实、阴阳四对纲领性证候，从而找出疾病的关键，掌握其要领，确定其类型，判断其趋势，为治疗指出方向。其中，阴阳又可以概括其他六纲，一般而言，表、热、实证属阳；里、寒、虚证属阴，故阴阳又是八纲中的总纲。

一、八纲的基本证候

（一）表里辨证

表里是辨别疾病病位内外和病势浅深的一对纲领。

表与里是相对的概念，如皮肤相对于肌腠而言，皮肤为表，肌腠为里；肌腠相对于筋骨而言，肌腠为表，筋骨为里；经络中三阳经相对于三阴经而言，三阳经属表，三阴经属里；经络与脏腑相对而言，经络属表，脏腑属里；脏相对于腑而言，腑属表，脏属里。因此，对病位的内外浅深，不可绝对地理解。

在分析疾病的过程中，只有分清病变部位的内外深浅，才能准确地诊断和治疗疾病。而辨清病变的表里证属，对于外感疾病尤为关键。因为内伤疾病多直接伤及人体脏腑气血，辨证一般都属于里证。但是，外感疾病是病邪从皮毛、口鼻侵入人体后，由表入里、由浅而深，病势发展也由轻到重。因此，表里辨证是对外感病发展阶段性的、最基本的认识，可说明病情的轻

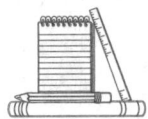

重浅深及病理变化的趋势，而掌握疾病的基本演变规律，对疾病的诊断、确立治疗原则，以及选方用药都具有极其重要的指导作用。

应该注意的是，表里辨证中，不能将表单纯理解为西医学解剖意义上的部位，要根据临床表现来分析判断。譬如，一些皮肤病变正是脏腑病变在体表的反映。如皮肤上的斑疹或血丝缕缕多是脏腑出现病变反映于体表的症状，这反而是我们判断脏腑气血等里证的重要依据。

1. 表证　指六淫或疠气等外邪经皮毛、口鼻入侵机体的初期阶段，正气奋起抗邪于肌腠经络，临床以恶寒发热等为特征的证候，多见于外感病的初期，一般具有起病急、病位浅、病程短的特点。

［临床表现］新病初起见恶寒（或恶风），或恶寒发热、头身疼痛、舌苔薄白、脉浮，或见鼻塞流涕、咽喉痒痛、微咳等症状。

［证候分析］外邪袭表，卫阳被遏，不能宣发于肌表，肌表失于温煦，故恶寒；风性开泄，腠理不闭，则恶风；卫气受遏于内，郁而化热，故见发热；邪气郁滞肌腠经络，气血运行不畅，"不通则痛"，故头身疼痛；邪在肌表未入里，故舌苔无明显变化，而见薄白苔；外邪袭表，正气奋起抗邪，脉气鼓动于外，故脉浮；肺主皮毛，开窍于鼻，邪气从皮毛、口鼻而入，内应于肺，肺失宣降，故见鼻塞流涕、咽喉痒痛、微咳等症状。

表证一般分为 3 类。

（1）表寒证　又称"风寒束表证"，以外感寒邪为主。其特点为恶寒重，发热轻，无汗，头身痛甚，苔薄白而润，脉浮紧。由于寒为阴邪，寒邪袭表，卫阳被遏，故恶寒重、发热轻；寒性凝滞致腠理致密，故无汗；寒主收引，经脉紧束而拘急，故见脉浮紧。

（2）伤风证　又称"风袭表虚证"，以外感风邪致营卫不和为主。其特点为恶风，微发热，汗出，头痛，脉浮缓。其机理是风为阳邪，其性开泄，致卫气不固，营不内守，营卫不和而汗出；腠开表虚，故恶风；汗出而营阴不足，故脉浮而缓。

（3）表热证　又称"风热犯表证"，以外感热邪为主。其特点为发热重，恶寒轻，咽痛，口渴，舌边尖稍红，苔薄白而干或苔微黄，脉浮数。热为阳邪，其性燔灼，故发热重、恶寒轻；热易伤津，故见咽痛、口渴、苔干燥。

2. 里证　指病邪深入于里，影响脏腑、气血、骨髓等部位，以脏腑、气血功能失调症状为主要临床表现的证候。

相对表证而言，里证的概念非常笼统和宽泛。凡不属表证或半表半里证的证候，均属于里证的范畴，即所谓"非表即里"，多见于外感病的中、后期阶段及一切内伤病，一般具有病位较深、病情较重、病程较长的特点。里证的形成原因有 3 个方面：一是外邪袭表不解，内传入里；二是外邪直接入里，侵犯脏腑；三是情志、饮食、劳倦等内伤因素，直接损伤脏腑、气血，或致脏腑气血运行紊乱。

附：半表半里证

半表半里证指外感病邪既不在表，也不在里，病位处在表里之间，病邪处在表里进退之中，临床表现为寒热往来等特征的证候。如六经辨证中的少阳证，温病病位居于卫表肌腠之内、五脏六腑之外的募原证等，都属于半表半里证。其形成原因多为邪气由表入里或里病出表，邪正纷争，病位处于表里进退变化之中。其临床特征常见往来寒热等表现。由于病不在表，在治疗时不可解表，病不在里，也不可用治里之法，应用和解或诱邪外达的方法进行治疗。

3. 表证与里证的鉴别　辨别表证和里证，主要从寒热症状特点、兼证表现及舌象、脉象的变化等方面进行审察辨别。

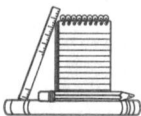

一般而言，外感表证寒热症状是恶寒发热并见；里证见但热不寒或但寒不热症状；半表半里证见寒热往来的症状。表证常见头身疼痛、鼻塞或喷嚏等症状，内脏证候不明显；里证内脏证候为主，可见咳、喘、心悸、脘腹疼痛、呕吐、泄泻、便秘等脏腑功能失调的症状。半表半里证则有胸胁苦满等特有表现。表证舌苔变化不明显；里证舌苔变化多样，半表半里的少阳证舌象变化不明显，但温病邪伏募原可见舌象变化，且有特定的发病因素。表证脉象多见浮脉，里证脉象多见沉脉或其他多种脉象。此外，辨表里证还可以根据发病情况、起病的缓急、病情的轻重、病程的长短等多方面考虑。

（二）寒热辨证

寒热是辨别疾病性质的一对纲领。寒证与热证是对机体阴阳偏盛偏衰的病理概括。疾病过程是正邪交争的过程。而病邪不同，阴阳属性也不同，正气因在机体中的功能不同也有阳气与阴液之别。机体感受阳邪致阳偏盛，或是阴液亏损无力制阳，而阳气偏亢，均可见热证；机体感受阴邪致阴偏盛，或是机体阳气虚衰不能制阴，而阴寒内盛，均可见寒证。即所谓"阳盛则热，阴盛则寒""阳虚则外寒，阴虚则内热"。

症状的寒象和热象与八纲辨证的寒证、热证既有联系又有区别。恶寒、发热只是疾病的表象，而寒证、热证则是对疾病本质认识所做的判断。如果症状的表象能反映疾病的本质，则表面征象与疾病的本质相符，热证就会现热象，寒证就可现寒象，但临床症状有时不能反映疾病的本质，会出现寒证反见某些热象，或热证反见某些寒象。例如《伤寒论》中的戴阳证和所谓的"热深厥亦深"的热厥证。

寒热辨证的意义在于认清疾病的性质，指导临床确立相应的治疗原则和方法，同时也是临床准确运用"寒者热之""热者寒之"治疗原则的依据。

1.寒证 指感受寒邪，或阳虚阴盛，导致机体功能活动受到制约或衰退，表现出具有"寒、静、湿"临床特点的证候。因感受外寒邪气，或过食生冷寒凉之品所致，起病急骤，体质壮实者，属实寒证；因内伤久病，阳气耗伤而阴寒偏盛者，属虚寒证。寒邪袭于肤表，多为表寒证；寒邪客于脏腑，或因阳气亏虚所致者，多为里寒证。

［临床表现］恶寒（或畏寒）喜暖，肢冷蜷卧，面色㿠白或青灰，冷痛喜温，口淡不渴，痰、涎、涕清稀量多，小便清长，大便稀溏，舌淡苔白润或白滑等，脉紧或迟。

［证候分析］因寒邪遏制阳气致使其功能不能发挥，寒邪损伤阳气，或阳气虚弱不能制阴，阴寒内盛，机体失却温煦，故见恶寒喜暖，蜷卧，面色㿠白或青灰；阴寒之气内盛，气化失司，气不化水，故口不渴，痰、涎、涕、尿等分泌物及排泄物澄澈清冷增多，苔白而润滑；外寒阻遏阳气或阳气虚弱，无力鼓动血脉，血不能上荣于面，而见面色㿠白或青灰，舌淡；血流迟缓，故脉迟；寒主收引，血脉受寒则脉道收缩而拘急，故见脉紧。

2.热证 指感受热邪，或脏腑阳气过度亢盛，或阴虚阳亢，导致机体功能活动亢进，临床表现出"热、动、燥"特征的证候。因火热阳邪侵袭，或过服辛辣温热之品，或体内阳热之气过盛所致，病势急而形体壮者，多为实热证；因内伤久病，阴液耗损而阳气偏亢者，多为虚热证，即阴虚证。风热之邪袭于肌表，多为表热证；热邪盛于脏腑，或阴虚阳亢者，多为里热证。

［临床表现］各类热证的表现不尽一致，其常见证候有发热，恶热喜冷，口渴欲饮，面赤，烦躁不宁，痰、涕黄稠，小便短黄，大便干结，舌红苔黄燥少津，脉数等。

［证候分析］因感受阳邪致阳热偏盛，或脏腑阳气过度亢盛，或因阴液亏虚而虚热内盛，故见发热、恶热、面赤、烦躁不宁、舌红、苔黄、脉数等热象；阴津不足，故见口渴欲饮、痰涕黄稠、小便短黄、大便干结、苔燥少津等症。

3.寒证与热证的鉴别 寒证与热证是机体阴阳盛衰的反映，是疾病性质的主要体现。寒证

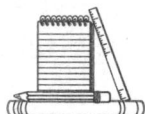

的临床表现具有"寒、静、湿"等阴性特征；热证的临床表现具有"热、动、燥"等阳性特征。对寒热证候的判断应根据疾病的全部表现进行综合分析，尤其对恶寒发热、寒热的喜恶、四肢的温凉、口渴与否、面色的赤白、二便的质地、舌象、脉象等多方面进行诊察更为重要，其鉴别见表3-1。

表3-1　寒证、热证鉴别表

鉴别要点	寒证	热证
寒热喜恶	恶寒喜温	恶热喜凉
四肢	冷	热
口渴	不渴	渴喜冷饮
面色	白	红
大便	稀溏	干结
小便	清长	短黄
舌象	舌淡苔白润	舌红苔黄燥
脉象	紧或迟	数

知识链接

《医学心悟》辨寒热证

　　《医学心悟·寒热虚实表里阴阳辨》指出："一病之寒热，全在渴与不渴，渴而消水与不消水，饮食喜热与喜冷，烦躁与厥逆，溺之长短赤白，便之溏结，脉之迟数以分之。假如口渴而能消水，喜冷饮食，烦躁，溺短赤，此热也；假如口不渴或假渴而不能消水，喜饮热汤，手足厥冷，溺清长，便溏，脉迟，此寒也。"

（三）虚实辨证

　　虚实是辨别邪正盛衰的一对纲领，主要反映机体病变过程中人体正气的强弱和致病邪气的盛衰。

　　在病变过程中，邪气侵犯机体，机体正气奋起抗邪，邪正之间的斗争贯穿疾病过程始终。邪正盛衰决定着疾病的虚实变化，故《素问·通评虚实论》有"邪气盛则实，精气夺则虚"之说。虚主要指正气不足，实主要指邪气盛实。

　　通过虚实辨证，可以掌握疾病邪正盛衰的情况，为确立治疗原则和选方用药提供依据。只有辨清虚实才能正确运用"虚则补之""实则泻之"的治则，以免犯虚虚实实之误。

　　1.虚证　指人体阴阳、气血、津液、精髓等亏虚，产生以"不足、虚弱、衰退"为特征的证候。虚证可因先天禀赋不足，或后天失养，或大病久病耗损太过而致。如饮食失调，气血生化不足；思虑太过、悲哀卒恐、过度劳倦等，耗损营阴气血；房劳过度，肾精元气受损；久病失治、误治，损伤正气；大吐、大泻、大汗、出血、失精等致阴液气血耗损等，均可形成虚证。

　　人体正气包括阳气、阴液、精、气、血、津液、营、卫等，故阳虚、阴虚、气虚、血虚、津液亏虚、精髓亏虚、营气虚、卫气虚等，都属于虚证的范畴。根据正气虚损的程度不同，临床又有不足、亏虚、虚弱、虚衰、亡脱之类的描述。

　　［临床表现］因机体正气虚弱有气、血、阴、阳、津液、精、髓等亏虚的不同，临床上有

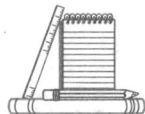

时几种亏虚同时出现，而其形成机理也各异，因此，其临床表现也不同，很难用几个症状全面概括。但临床上常见阳气的亏损，激发推动温煦不足，或阳虚则阴盛，或阴血或阴精亏虚不养，或阴虚阳亢。其症状包括精神萎靡、神疲乏力、面色淡白或萎黄、心悸气短、形寒肢冷、自汗、大便滑脱、小便失禁、舌淡胖嫩、脉虚沉迟；或五心烦热、消瘦颧红、口咽干燥、潮热盗汗、舌红少苔、脉虚细数。

［证候分析］因机体失去阳气的激发推动、温煦和固摄，所以见到面色淡白、神疲乏力、心悸气短、大便滑脱、小便失禁等表现，阳虚则阴寒盛，故舌胖嫩，脉虚沉迟。因阴虚不能制阳的作用，故见手足心热、心烦、面色萎黄或颧红、潮热盗汗等症，阴虚则失于濡润，故舌红少苔，脉细数。

2. 实证　指人体感受外邪，或疾病过程中阴阳气血失调，体内病理产物蓄积，临床表现以"亢盛、有余、停聚"为特征的一类证候。实证特点是以邪气亢盛、停聚体内为主，但正气尚未虚衰，有充分的抗邪能力，故邪正斗争一般较为剧烈，而表现出亢盛、有余、停聚的特征。

实证的形成机理主要可概括为两个方面：一是风寒暑湿燥火、疫疠及虫毒等邪气侵犯人体，正气奋起抗邪，故病势较为亢奋、急迫，以寒热显著、疼痛剧烈、呕泻咳喘明显、二便不通、脉实等症为突出表现；二是内脏功能失调，气化障碍，导致气机阻滞，形成痰、饮、水、湿、脓、瘀血、宿食等有形病理产物，壅聚停积于体内。

［临床表现］因致病因素多样，病位广泛，脏腑阴阳失调而病变复杂，因此，实证的临床表现也极其多样。常见的主要症状包括恶寒发热，或但热不寒，或但寒不热，胸闷烦躁，甚则神昏谵语，呼吸气粗，痰涎壅盛，腹胀痛、拒按，大便秘结，或下利，里急后重，小便不利，或淋沥涩痛，舌质苍老，舌苔厚腻或黄燥，脉实有力等。

［证候分析邪气亢盛，若外邪袭表，则恶寒发热；正邪抗争，若阳热过盛则但热不寒；若阴寒过盛则但寒不热；实邪扰心，或蒙蔽心神，故烦躁，甚至神昏谵语；邪阻于肺，肺宣降失常，则胸闷、喘息气粗；痰盛者见痰声辘辘；实邪积于肠胃，腑气不通，见腹胀痛、拒按，大便秘结；湿热下攻，可见下利，里急后重；水湿内停，气化不行，故小便不利；湿热下注膀胱，致小便淋沥涩痛；湿浊蒸腾，故舌苔多见厚腻；火热邪盛，则舌质苍老，舌苔黄燥；邪正相争，搏击于血脉，故脉实有力。

3. 虚证与实证的鉴别　虚证与实证主要从病程、体质、症状、舌脉等方面加以鉴别（表3-2）。

表3-2　虚证、实证鉴别表

鉴别要点	虚证	实证
病程	较长（久病）	较短（新病）
体质	多虚弱	多壮实
精神	萎靡	兴奋
息声	声息低微	声高气粗
疼痛	喜按，按之痛减	拒按，按之疼痛
胀满	按之不痛，胀满时减	按之疼痛，胀满不减
寒热	畏寒，添衣近火得温则减	恶寒，添衣近火得温不减
舌象	舌质嫩，苔少或无苔	舌质老，苔厚腻
脉象	无力	有力

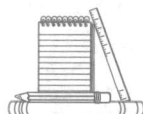

知识链接

阴阳辨证是一切辨证的最高纲领

由于阴、阳可代表任何事物相互对立而统一的两个方面，疾病的病因、病性、病位及临床表现，都可以按阴阳法则加以归类。因此，阴阳辨证不仅可以概括其他六纲，成为八纲辨证的总纲，而且其他如脏腑辨证、病因辨证、六经辨证、卫气营血辨证、气血津液辨证，均可用阴盛与阳盛、阴虚与阳虚、亡阴与亡阳来概括。所以说，阴阳辨证是一切辨证的最高纲领。

（四）阴阳辨证

阴阳是辨别疾病类别的两个纲领。辨别疾病的阴阳类别可起到执简驭繁的作用。阴阳辨证的含义有二：一是辨证的总纲，可分别概括其他六纲，即表证、实证、热证，均属阳证，里证、虚证、寒证，均属阴证；二是阴阳辨证有自己的特定内容。

1. 阴证与阳证

（1）阴证　凡符合"阴"的一般属性的证候，称为"阴证"，多因阴邪致病。其病情变化较慢，症状表现以内在、向下、抑制、沉静、衰退、晦暗等为主要特征。

［临床表现］不同的疾病，所表现的阴证证候不尽相同，各有侧重。一般常见症状为面色苍白或暗淡，精神萎靡，身重蜷卧，畏寒肢冷，倦怠无力，语声低怯，纳差，口淡不渴，大便溏泄气腥，小便清长，舌淡胖嫩，脉沉迟或弱或细。

［证候分析］精神萎靡，身重蜷卧，倦怠无力，语声低怯，是气虚的表现；畏寒肢冷，口淡不渴，小便清长，大便溏泄气腥，是里寒证的症状；舌淡胖嫩，脉沉迟、微弱、细，为虚寒之舌脉。

（2）阳证　凡符合"阳"的一般属性的证候，称为"阳证"，多因阳邪致病。其病情变化较快，主要表现以外在、向上、兴奋、躁动、亢进、明亮等为主要特征。

［临床表现］不同的疾病，所表现的阳证证候也不尽相同。一般常见症状为发热，面亦赤，神烦，躁动不宁，语粗声高或骂詈无常，呼吸气粗，喘促痰鸣，口干渴饮，大便秘结或有奇臭，小便短赤，舌质红绛，苔黄，脉象浮数、洪大、滑实。

［证候分析］发热，面赤，神烦躁动，肌肤灼热，口干渴饮，小便短赤，为热证的表现；语高声粗，呼吸气粗，喘促痰鸣，大便秘结等，是实证的表现；舌质红绛，苔黄，脉洪大、数、滑实，均为实热之征。

（3）阴证与阳证的鉴别　可体现在表里、寒热、虚实证候的鉴别中，也可从四诊收集的临床表现来分析把握（表3-3）。

表3-3　阴证、阳证鉴别表

四诊	阴证	阳证
望诊	面色苍白或暗淡，身重蜷卧，倦怠无力，萎靡不振，舌质淡而胖嫩，舌苔润滑	面色潮红或通红，身热喜凉，狂躁不安，口唇燥裂，或苔黄
闻诊	语声低微，静而少动，呼吸怯弱，气短	语声壮厉，烦而多言，呼吸气粗，喘促痰鸣，狂言叫骂
问诊	大便气腥臭，饮食减少，口中无味，不烦不渴，或喜热饮，小便清长	大便或硬或秘，或有奇臭，恶食，口干，烦渴引饮，小便短赤
切诊	腹痛喜按，身寒足冷，脉象沉微细涩，迟弱无力	腹痛拒按，身热足暖，脉象浮数、洪大、滑实而有力

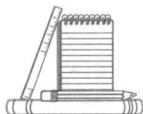

阴阳分别代表相关事物相互对立的两个方面，疾病的症状、病位、病性、病势及证候的类别都可归属于阴或阳的范畴。八纲中的表里、寒热、虚实六纲，可以从不同的侧面概括病情，但只能说明疾病某一方面的特征，而不能反映疾病的全貌，而阴阳两纲则可以对病情进行总的归纳，使复杂的证候纲领化，所以说，阴阳是八纲的总纲。但由于阴阳是一个相对的概念，阴阳又具有无限可分性，因此存在阴中有阳、阳中有阴的情况。如表证相对里证属阳，但表寒证属阴，表热证属阳。里证相对表证属阴，但里热证属阳，里寒证属阴。因此，临床证候的阴阳属性归类时，不可以绝对，要结合临床实际准确辨证。

2. 阴虚证与阳虚证

（1）阴虚证（虚热证） 指体内阴液不足无以制阳，滋润、濡养等作用减退所致的虚热证，多因热病之后，或杂病日久，耗伤阴液，或情志过激，火邪内生，日久伤及阴精，或房事不节，耗伤阴精，或过服温燥之品，暗耗阴液而成。

[临床表现]形体消瘦，头晕目眩，口燥咽干，五心烦热，潮热，两颧潮红，盗汗，小便短黄，大便干结，舌红少津或少苔，脉细数。

[证候分析]阴液亏虚，机体失于濡养滋润，故形体消瘦，头晕目眩，口燥咽干；阴津不足，故小便短黄，大便干结；阴虚生内热，故五心烦热，潮热，两颧潮红，盗汗；舌红少津或少苔，脉细数，均为阴虚生内热之象。

（2）阳虚证（虚寒证） 指人体阳气不足，温煦、推动等功能减退而导致的虚寒证，多因气虚证进一步发展，或年老命门火衰，过服苦寒清凉之品，阳气逐渐耗伤而成。

[临床表现]神疲乏力，少气懒言，自汗，畏寒肢冷，面色㿠白，口淡不渴，尿清便溏，舌淡苔白润滑，脉沉迟无力。

[证候分析]阳气不足，功能活动减退，故神疲乏力，少气懒言；阳虚津液不固，故自汗；阳虚形体失于温煦，故畏寒肢冷；水液不化，故口淡不渴，尿清便溏；面色㿠白，舌淡，苔白润滑，脉沉迟无力为阳虚生内寒之象。

3. 亡阴证与亡阳证

（1）亡阴证 指机体阴液衰竭所致的一种危重证候，多因阴虚日久进一步发展，或因壮热、大汗、大吐、大泻、大出血等致阴液暴失而成。

[临床表现]大汗出，汗热而黏，如珠如油，身热肢暖，烦躁不安，口渴咽干，舌红干瘦，皮肤皱瘪，小便极少，脉疾、细数无力。

[证候分析]阴竭则真阴外脱，故大汗出；阴虚则内热，故身热肢暖；虚热上扰，故烦躁不安；阴液耗竭，失于濡润，故口渴咽干；舌红干瘦，皮肤皱瘪，小便极少，脉疾、细数无力为津枯内热之象。

（2）亡阳证 是机体阳气暴脱所致的一种危重证候，多因邪气极盛，暴伤阳气，或阳虚日久，渐致亡脱，或亡阴导致亡阳而成。

[临床表现]大汗淋漓，汗冷而稀，身凉肢厥，蜷卧神疲，口淡不渴，或喜热饮，舌淡白润，脉微欲绝等。

[证候分析]阳虚固摄无权，腠理开泄，故汗大出；阳虚则寒，故身凉肢厥，汗冷而稀，口淡不渴，或喜热饮；人体功能活动低下，故蜷卧神疲；舌淡白，脉微欲绝，均为阳微虚寒之象。

（3）亡阴证与亡阳证的鉴别 亡阴证与亡阳证均属病情危重，变化急剧，临床需及时发现，准确辨证（表3-4）。

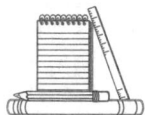

表 3-4　亡阴证、亡阳证的鉴别

鉴别要点	亡阴证	亡阳证
汗	汗热，味咸而黏	汗凉，味淡，清稀
四肢	温和	厥冷
寒热	身热	身冷
口渴与饮水	口渴，喜冷饮	口淡，喜热饮
神志	烦躁不安	神疲蜷卧
舌象	红干	白润
脉象	细数无力	微细欲绝

二、八纲证候间的关系

八纲辨证中，表里、寒热、虚实、阴阳分别概括了一个方面的病理性质。然而，病理本质的各个方面是相互联系的，即寒热、虚实的属性，都不能离开病位而存在，反之，表证或里证也离不开寒热、虚实的病性。因此，用八纲来分析、归纳证候，不是彼此孤立、静止不变的，其间相互兼夹、错杂，并随着病变的发展而不断变化。临床辨证时，不仅要注意八纲基本证候的辨别，更应把握八纲证候之间的相互关系。只有将八纲联系起来对病情做综合性的分析考察，才能对证候有比较全面、正确的认识。八纲证候间的相互关系主要可归纳为证候相兼、证候错杂、证候真假、证候转化4个方面。

（一）证候相兼

证候相兼，指各种证候的相兼存在。本处所指为狭义的证候相兼，指在疾病某一阶段，其病位在表或在里，病情性质只有寒或热与虚或实的某一方面，而没有一对纲领中两种相反的证候同时存在的证候。如病位在表，相兼证可见表实寒证、表实热证、表虚寒证、表虚热证。病位在里，相兼证可见里实寒证、里实热证、里虚寒证、里虚热证。

值得注意的是，临床上表虚寒证、表虚热证两型的说法少见。关于表虚，以往通常通过观察表证临床表现有无汗出进行判断，将表证有汗出者，称为表虚；表证无汗者，称为表实。表虚有汗也多认为是卫阳虚弱不固，营阴不能内守而致。但临床上，表证不能仅用有汗、无汗来判断虚实，还要根据感邪的轻重及性质来判定。如虽有表虚卫阳不固，但感受病邪较重，以邪气盛为矛盾的主要方面，仍属实证范畴。

然而，表虚寒证、表虚热证，一方面是虽有卫阳不足，但以邪实为主要矛盾方面，其实质就是表实寒证和表实热证；另一方面，虽有表虚，但致表虚的原因是机体内部阳气或营阴正气不足，而此时邪气不盛，其实质是里虚寒或里虚热的证候。

因此，相兼证候的判断，不仅要分清病位的表里，还要根据病证的寒热性质、邪正盛衰而致的虚实变化等多个方面进行综合分析，只有这样才能准确把握疾病的本质。

（二）证候错杂

证候错杂指在疾病的某一阶段，病位上出现表里同病，病性上寒、热、虚、实性质相反的证候同时呈现的证候。

八纲中，表里、寒热、虚实的错杂关系表现为表里同病、寒热错杂、虚实夹杂，临床辨证应对其进行综合考察。其目的在于辨清疾病的标本缓急、因果主次关系，指导临床确立正确的治疗原则和方法，以及临床选方用药。

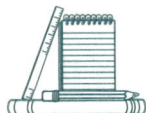

1. 表里同病　指在同一患者身上，既有表证，又有里证的证候表现。其形成机理一是表证未解，又内传于里：如《伤寒论》中的太阳病未解，又内传阳明形成的太阳阳明并病；二是发病就同时出现表证和里证的证候：如素体阳气亢盛之人，感受热邪，出现发热重、恶寒轻，同时小便黄、大便干的表里同病；三是本有内伤未愈，又复感外邪：如久病之人，内有气血不足，抗病能力低下，又感外邪形成表里同病。

证的错杂，不仅病位上表里同时出现，病性上还可出现寒热或虚实错杂，可见表里俱寒、表里俱热、表里俱虚、表里俱实、表寒里热、表热里寒、表虚里实、表实里虚等病变证候。

此外，由于里证病位广泛，涉及脏腑、气血、阴阳，其病变也非常复杂，故虽为里证，但因脏腑病位之别，可表现为寒热、虚实证候的错杂，临床上应仔细分辨。

2. 寒热错杂　指同一患者身上既有寒证又有热证。其形成机理一是机体有热证，复感寒邪，或是体内有寒证，复感热邪；二是外感阴寒邪气，寒邪入里郁而发热，而表证仍未解；三是机体阴阳失调而致寒热错杂。

临床上，除了寒热与表里错杂的表寒里热、表热里寒之外，还可见到上寒下热和上热下寒之证。

3. 虚实夹杂　指同一患者身上既有虚证又有实证。其形成机理一方面是素体正气不足之人，机体内部脏腑功能失调，气化失司而致水、湿、痰饮、瘀血、结石等病理产物积聚，或复感外邪，形成虚实夹杂之证；二是先有实证，因病邪太过亢盛，伤及人体正气，又见虚证。

虚实夹杂之证，除了与病位的表虚里实、表实里虚的夹杂之外，还可见上实下虚、下实上虚之证。

辨清虚实夹杂的意义，旨在通过辨证分析，弄清虚实多少、轻重缓急，根据其结果确立相应的治疗原则，指导临床遣方用药。若虚多实少，则以补为主；若实多虚少，则以攻为主；若虚实并重，则攻补兼施。因此，虚实夹杂之证可见以虚为主的虚中夹实，以实为主的实中夹虚和虚实并重 3 种证型。

（三）证候真假

证候真假指在某些疾病的过程中，出现一些与疾病本质相反的症状（假象）。所谓"真"，指疾病的内在本质；所谓"假"，指疾病表现出某些与疾病的本质不相符的症状。证候真假有寒热真假、虚实真假。

1. 寒热真假　当病情发展到寒极或热极的时候，有时会出现一些与其寒、热本质相反的"假象"，如"寒极似热""热极似寒"，即所谓真寒假热、真热假寒。

（1）**真热假寒**　是内有真热而外见假寒的证候。

［临床表现］身热，胸腹灼热，口鼻气灼，口臭息粗，烦渴喜冷饮，小便短黄，大便燥结或热痢下重，手足逆冷，神志昏沉，面色紫暗，舌红苔黄而干，脉沉有力。

［证候分析］机体邪热炽盛，伤阴耗液，故见身热、胸腹灼热、口鼻气灼、口臭息粗、口渴引饮、小便短黄、大便燥结或热痢下重、舌红苔黄而干、脉有力等实热证表现。由于邪热内盛，阳气郁闭于内而不能布达于外，可表现出手足逆冷、脉沉等假寒之象；邪热内闭，气血不畅，故见神志昏沉，面色紫暗。真热假寒证的本质是阳热内盛，外现手足逆冷、脉沉等假寒之象，此为内热愈盛，阳气内郁而致。阳气内郁不能外达，阴阳二气不相顺接，手足逆冷就越严重，即所谓"热深厥亦深"，又称为"阳盛格阴证"。

（2）**真寒假热**　是内有真寒外见假热的证候。

［临床表现］身热，面红，口渴，咽痛，但身热反欲盖衣被，颧红如妆，时隐时现，口渴喜

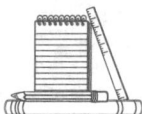

热饮，饮亦不多，四肢厥冷，下利清谷，小便清长，舌淡苔白，脉大而无力。

［证候分析］阳气虚衰，阴寒内盛，肢体失于温煦，水液不能正常输布和气化，则见四肢逆冷、疲乏无力，小便清长，或尿少而浮肿，便质不燥，甚至下利清谷，脉按之无力，舌淡苔白。阴寒内盛，逼迫虚阳浮越于外，则见自觉发热、面色泛红如妆、躁扰不宁、口渴咽痛、脉浮大等颇似阳热证的表现。真寒假热的本质是阳气虚衰，阴寒内盛，故见身虽热，而反欲盖衣被，触之胸腹必然无灼热，且口渴而不欲饮，咽部不红肿，面色亦不会满面通红。阳虚阴盛而阳气浮越，故又称"虚阳浮越证"，亦称为"阴盛格阳证"。

（3）寒热真假的鉴别　寒热真假证候，极其容易被假象迷惑，可能出现误治。因此，出现这种寒热复杂证候时，就应更加细心观察，仔细甄别。

知识链接

寒热真假鉴别

1.从病程上鉴别　假象多出现在疾病的极期阶段，而真象多贯穿疾病的全过程，此为一般规律。

2.从发生部位及持续时间上鉴别　假象多出现在四肢、肌肤和面部等部位，具有局限性和短暂性的特征；而真象多表现于躯干、内在和舌脉等方面，具有整体性和持续性的特征。如假热的面红，仅见颧红如妆（浅红娇嫩），且时隐时现，真热则除满面通红外，胸腹部扪之必烫手，必兼身热烦渴、舌红苔黄、脉数；假寒四肢厥冷反不欲近衣被，胸腹部久按之反灼手，真寒必身冷蜷卧，欲得衣被，必兼胸腹欠温、下利清谷、舌淡苔白、脉沉迟。

2.虚实真假　虚证与实证的真假疑似情况有真实假虚和真虚假实两种。所谓"大实有赢状"指真实假虚证候，"至虚有盛候"指真虚假实证候。

（1）真实假虚　指本质为实证，临床表现却反见某些虚赢现象的证候。

［临床表现］神情默默，倦怠懒言，但语时却声高气粗，胸腹硬满拒按，脉沉细而按之有力。

［证候分析］热结肠胃，或痰食壅积，或湿热内蕴，或瘀血停蓄等，机体内部邪气大积大聚，以致经脉阻滞，气血不能畅达，因而表现出神情默默、倦怠懒言、脉象沉细等一些类似虚证的假象。但病变的本质属邪气内盛之实证，故虽默默不语，语时却声高气粗，胸腹硬满拒按，虽脉沉细而按之有力。

（2）真虚假实　指本质为虚证，临床表现反见某些实证现象的证候。

［临床表现］腹部胀满，喜按，按之腹软无块，或按之胀减，或时而自行缓解，呼吸喘促，二便闭塞，口淡不渴，神疲乏力，面色萎黄或淡白，舌淡胖嫩，脉虚弱。

［证候分析］脏腑虚衰，气血不足，运化无力，气机不畅，故可出现腹部胀满、呼吸喘促、二便闭塞等类似实证的假象。但其本质属虚，故腹部胀满而有时缓解，或触之腹内无肿块而喜按，可知并非实邪内积，而是脾虚不运所致；喘促而气短息弱，并非邪气壅滞，肺失宣降，而是肺肾气虚，摄纳无权之故；大便虽闭而腹部不甚硬满，系阳气失其温运之能而腑气不行的表现；阳气虚弱不能气化水液，可表现为小便不通；神疲乏力，面色萎黄或淡白，舌淡胖嫩，脉虚弱，更是正气亏虚的本质表现。

（3）虚实真假的鉴别　一般来讲，虚证多具有"不足、松弛、衰退"的特征，实证多具有

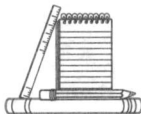

"有余、亢盛、停聚"的特征，但当疾病较为复杂或发展到严重阶段时，可表现出不符合常规认识的特征，即"大实有羸状""至虚有盛候"征象。关键在于脉象的有力无力、有神无神，其中尤以沉取之象为真象；而舌质的老嫩、淡暗，舌苔的厚薄，胀痛的程度、久暂、是否拒按，语声的洪亮与低怯，呼吸的粗糙与微弱，患者体质的强弱，病的新久缓急，治疗的经过等，都是参考因素。此外，还要注意证候中的可疑表现。

应当指出的是，临床上反映虚实方面的证候，往往虚实夹杂者更为常见，即既有正气虚的方面，又有邪气实的方面。病性的虚实夹杂与虚实真假是难以截然区分的。临床辨证时，要区分虚实的孰轻孰重，并分析其因果关系。

（四）证候转化

证候转化指疾病在发展变化过程中，八纲中相互对立的证在一定条件下，可以发生相互转化成对立的另一纲证。证的转化，其实质是正邪双方在斗争过程中，双方力量对比发生变化，量变到了一定程度，疾病发生了质的变化。但在发生质变之前，临床上可见到相兼证候或相互错杂证候。

证转化后，结果有两种可能：一是病位由浅及深，病势由轻变重，病情出现恶化；二是病位由深而浅，病势由重转轻，疾病向愈转化。

八纲中证候转化有表里出入、寒热转化和虚实转化3种。

1.表里出入 指病邪从表入里或由里透表，致使表里证发生转化。一般情况下，病邪由表入里，表示病势加重；由里出表表示邪气由里透表，邪有出路，病势减轻。掌握病势的表里出入变化可以推断疾病的预后和转归，并根据病情变化，及时采取相应的治则、治法，从而达到治疗疾病的目的。

（1）表邪入里 指证候由表证转化为里证，表证已消失的证候。

六淫等外邪袭表，若失治、误治，邪不从外解，则常内传入里，表证消失，里证出现。临床常见恶寒发热、脉浮等表证，到一定阶段，恶寒消失，出现但发热不恶寒、渴饮、舌红苔黄、尿赤等症时，表明表邪已经入里化热而形成了里热证。

表证转化为里证，一般多见于外感病的初、中期阶段，多因邪气过盛，或机体正气不足，抗邪能力低下，或误治、失治，或护理不当等因素所致。病由表入里，表明病邪由浅入深，病势加重，治法也应由解表转为清里。

（2）里邪出表 指病邪由里向外透达时所表现的证候，表明邪有出路，病情有向愈的趋势。

某些里证，如果机体正气祛邪能力强，又及时采取了正确的治疗措施、护理得当，则机体祛邪外出，从而表现出病邪向外透达的症状或体征。如麻疹患儿，因热毒内闭，疹出不畅，则见发热、咳喘、烦躁等症，如及时治疗，采用发汗透疹解表之法，继而出现汗出热退、疹透出，病情减轻，即是里邪由里透外的表现。温病学中邪入营分，出现神昏谵语、斑疹隐现时，在清营药物中加入金银花、连翘等，即是利用药力将进入营分的邪热透出气分，通过清气分邪热而达到治疗疾病的目的。这是临床上成功运用里邪透表，使病邪从表而解，达到治疗疾病的典型案例。

2.寒热转化 指疾病在发展变化过程中，寒热性质发生相反转变的证候。

寒证和热证的相互转化是由邪正双方力量发生变化而致。寒证转化为热证，是因人体正气尚强，阳气较为旺盛，寒邪从阳化热；热证转化为寒证，多由于正气不支，阳气耗伤并处于衰败状态，提示正不胜邪，病情加重。

（1）寒证化热 指疾病原为寒证，在疾病的发展变化过程中，疾病性质出现变化而转化为热证，而寒证表现不复存在的证候。

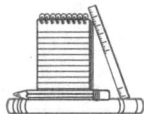

寒证化热的形成机理多因患者素体阳盛，或过食辛热食物；或治疗不当，过服温燥药物；或失治，外感寒邪未能及时发散，而机体的阳气偏盛，寒邪从阳化热所致。如太阳伤寒证开始表现为恶寒重、发热轻、苔薄白、脉浮紧之表寒证，因失治、误治而出现壮热、不恶寒、反恶热、心烦、口渴、舌红苔黄、脉数之里热证，这就是由寒证转化为热证。

（2）**热证转寒**　指疾病原为热证，在疾病发展变化的过程中，疾病性质出现变化而转化为寒证，原有热证征象不复存在的证候。

其形成机理多为素体阳气不足，或失治、误治，损伤阳气；或大病久病，损伤阳气，正不胜邪，功能衰退或衰败。如高热患者，由于大汗不止，阳气随汗外泄，或吐泻过度，阳气随津液脱失，而出现体温骤降、四肢厥冷、面色苍白、脉微欲绝的虚寒证的突发变化，也有如热痢日久不愈，因病情迁延，损伤阳气而转化为虚寒痢的慢性变化。

3. 虚实转化　指在疾病发展变化过程中，由于邪正双方力量对比变化，致使虚证与实证相互转化，形成与原病证性质相反的证候。

临床上一般以实证转为虚证多见，虚证转为实证者相对少见，多表现为本虚标实、虚实夹杂之证。

（1）**实证转虚**　指在疾病发展变化中，原为实证，由于邪正的斗争力量发生变化而转化为虚证，原来实证征象消失的证候。

其形成机理多由病邪亢盛，伤及正气，或失治、误治，或护理不当，或病情迁延日久伤及正气而转为虚证。如高热、口渴、汗出、脉大之实热证，因治疗不当，日久不愈，导致津气耗损，而见肌肉消瘦、面色枯白、不欲饮食、虚羸少气、舌上少苔或光净无苔、脉细无力等，为实证转虚。也有高热实证，因误治发汗太过，或吐泻太过，而突现体温骤降、四肢逆冷、面色苍白、脉微欲绝的虚证。

（2）**虚证转实**　指因机体正气不足，脏腑功能减退的虚证，使机体气化无权，或气机失调，以致气血津液等物质在体内运行代谢失常，病理产物在体内积聚，病理表现出以邪实为主的证候。

其形成机理多为正气虚弱，脏腑功能失常，而致痰、饮、水、湿、食、血等凝结阻滞。其本质是因虚致实。如心脾气虚之人，常见心悸气短，久治不愈，而突现心痛不止之症，是因为气虚无力行血而致血液瘀阻于心脉，"不通则痛"。又如脾肾阳虚之人，日久出现水肿，是因为阳虚不能温运水液，水液内停为患。

总之，所谓虚证转实，并非正气来复，而是在虚证的基础上，转化为临床表现以邪气亢盛为主的证候，是因虚致实、本虚标实之证。

小　结

八纲是辨别疾病的表里、寒热、虚实、阴阳的纲领，是辨证的总纲，以表里来辨病位的浅深，以寒热来辨疾病的病性，以虚实来辨疾病的邪正盛衰，以阴阳来辨证候的类别。在八纲中，又以阴阳作为总纲，一般而言，表证、热证、实证属于阳证，里证、寒证、虚证属于阴证，这样就可以将错综复杂的疾病证候分为辨表证、里证、寒证、热证、虚证、实证、阴证、阳证。如此简明的辨证方法将为后续的气血津液辨证、脏腑辨证、病因辨证等的学习打下基础。因此，在临床上常将八纲辨证与其他辨证方法相结合，从而可更准确地对疾病进行辨证。

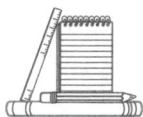

复习思考题

1. 患者发热而恶寒明显，苔薄白而润，脉浮紧。证属（　　　）

    A. 表证　　　　　　　　　　　　B. 表寒证

    C. 表虚证　　　　　　　　　　　D. 寒证

    E. 表热证

2. 亡阳的汗出特点是（　　　）

    A. 汗出而肢冷　　　　　　　　　B. 汗多而壮热

    C. 汗出而肤温　　　　　　　　　D. 汗出而恶风

    E. 动则汗出

3. 下列哪项是虚热证与实热证的鉴别要点（　　　）

    A. 发热口干　　　　　　　　　　B. 盗汗颧红

    C. 大便干结　　　　　　　　　　D. 小便短赤

    E. 舌红而干

4. 简述八纲辨证的概念及临床意义。

5. 临床如何鉴别寒证与热证？

6. 何谓虚实真假？临床如何鉴别？

扫一扫，知答案

项目二　病因辨证

扫一扫，查阅本项目 PPT 等数字资源

【学习目标】

  1. 掌握风、寒、暑、湿、燥、火（热）六淫证候的临床表现和辨证要点。

  2. 熟悉疫疠辨证、内伤七情辨证、劳伤辨证、食积辨证、虫积辨证、外伤辨证的临床表现和辨证要点。

  3. 了解病因辨证各证候的证候分析。

  4. 能理解记忆病因辨证的基本概念和基本内容；能够进行病因辨证各型的证候分析，归纳病机并做出证名诊断；具有能运用病因辨证理论知识诊断疾病、辨别病证的能力。

案例导入

  王某，女，43 岁。患者因母亲病重，子高考未中，情绪郁闷不乐，现胸闷，胸胁胀痛，喜叹气，脉弦。

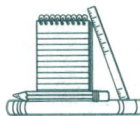

问题

该患者的原始病因是什么？辨证的病因是什么？可以运用什么辨证方法进行辨证？

病因辨证是在中医学理论的指导下，运用病因基本理论，对四诊收集的病情资料进行分析、归纳，以确定疾病证候病因的辨证方法。

疾病发生的原因多种多样，主要有外感六淫、疠气、内伤七情、劳逸失度、饮食失调、寄生虫及外伤等。病因辨证包括外感病因辨证、内伤七情辨证、劳伤辨证、食积辨证与虫积辨证、外伤辨证等。

一、外感病因辨证

外感病指因感受六淫、疠气等外邪而引起的疾病。外感病因辨证是根据外感病邪的性质和致病特点，对四诊收集的病情资料进行分析、归纳，以确定外感疾病具体病因和病机的辨证方法。其主要包括六淫辨证和疫疬辨证。

（一）六淫辨证

六淫辨证是根据六淫的性质和致病特点，对四诊所收集的病情资料进行分析、综合，通过辨证以确定六淫致病病因的辨证方法。

1. 风淫证候　指外感风邪所引起的证候，又称"外风证"。

〔临床表现〕恶风，微发热，汗出，头痛，鼻塞流涕，喷嚏，咳嗽，咽喉或痒或痛，苔薄白，脉浮缓；或皮肤瘙痒；或局部麻木，口眼㖞斜，颈项强直，口噤，四肢抽搐，角弓反张；或游走性关节痛；或突然面睑浮肿等。

〔证候分析〕风邪袭表，风性开泄，腠理疏松，卫气不固，营阴不能内守，故恶风微热，汗出，脉浮缓；风性轻扬，上扰头面，故头痛；肺外合皮毛，与天气相通，外邪易从肺系而入，风邪袭肺，肺卫失宣，咽喉、鼻窍皆属肺系，故鼻塞流涕、喷嚏、咳嗽、咽喉或痒或痛；苔薄白，脉浮，皆为风邪客表之征象。

风邪客于肌肤，使营卫郁滞不畅，则皮肤瘙痒；风邪或风毒侵袭经络，经气阻滞不通，轻则局部麻木，口眼㖞斜，重则颈项强直，口噤不开，四肢抽搐，角弓反张；因风邪善行，若留滞关节，则表现为游走性关节疼痛；若风邪与水邪相搏，则突发颜面、眼睑水肿，然后遍及全身。

〔辨证要点〕以恶风、汗出、脉浮缓为辨证要点。

2. 寒淫证候　指外感寒邪所引起的证候，又称"实寒证"。寒淫证候有伤寒、中寒之分。伤寒证指寒侵肌表，阻遏卫阳，阳气抗邪于外所致的表实寒证，又称"外寒证"；中寒证指寒邪直中脏腑气血，损遏阳气，阻滞气机和血行所致的里实寒证，又称"内寒证"。

〔临床表现〕恶寒重而发热轻，头身疼痛，无汗，鼻塞流清涕，苔薄白而润，脉浮紧等；或局部拘急冷痛；或四肢厥冷；或痰鸣咳嗽；或腹痛肠鸣，呕吐，泄泻，舌苔白滑，脉沉迟有力。

〔证候分析〕寒为阴邪，易伤阳气，其性清冷、凝滞、收引，多阻碍气血运行。寒邪束表，玄府不通，卫气内郁，不能外达肌表，故恶寒重发热轻，无汗；经络气血不通，"不通则痛"，故头身疼痛；寒则津液不化，故鼻流清涕；苔薄白而润，脉浮紧，是寒邪客表之征象。

寒邪郁结于经脉，经脉收缩而挛急，故局部拘急冷痛；寒性凝结，阳气不达四肢，故四肢厥冷；寒邪犯肺，肺失宣降，故鼻塞，痰鸣咳嗽；寒邪直中脾胃，损伤或遏制中阳，升降失常，故腹痛，肠鸣，吐泻；舌苔白滑，脉沉迟，均为阴寒内盛之征象。

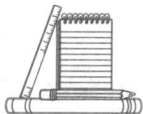

［辨证要点］外寒证以恶寒发热、无汗、脉浮紧等风寒表证为辨证要点；内寒证以患部拘急冷痛、肢冷、舌苔白滑、脉沉迟为辨证要点。

3. 暑淫证候　指外感暑邪所引起的证候，简称"暑证"。

［临床表现］恶热，肢体灼热，汗多，烦渴喜冷饮，神疲气短，乏力懒言，肢体困倦，尿短黄灼热，或神昏，甚至猝然昏倒，昏迷，惊厥，抽搐，舌红苔黄少津，脉虚数。

［证候分析］暑性炎热，故恶热，肢体灼热，小便灼热，舌红苔黄；暑性升散，故汗多；暑邪耗津伤气，故渴喜冷饮，神疲气短，乏力懒言，尿短黄，舌干少津，脉虚数；暑夹湿邪，故肢体困倦；暑闭心神，引动肝风，故神昏，甚至猝然昏倒，昏迷，惊厥，抽搐。

［辨证要点］以壮热、烦渴，伴见神疲气短、汗多尿少、食少乏力等气阴耗伤之症为辨证要点。

4. 湿淫证候　指外感湿邪所引起的证候。湿有内、外之分，外湿为病多为淋雨涉水、居处潮湿、冒受雾露等所致；内湿的形成常因脾失健运，水液不能正常输布而化为湿浊，或过食油腻、嗜酒、饮冷等所致。湿邪致病常是外湿与内湿合邪而为，所以其证候常涉及内外。

［临床表现］头重如裹，肢体困重，关节疼痛重着，屈伸不利，伴恶寒微热，胸脘痞闷，恶心呕吐，食少腹胀，口腻不渴，便溏黏滞不爽，小便淋沥不畅，或带下量多质稠，或阴囊湿疹瘙痒，舌苔白厚腻，脉濡缓。

［证候分析］湿为阴邪，易伤阳气，其性重着黏腻，易阻遏气机。湿邪困遏清阳，故头重如裹；湿邪留滞经络、筋骨、关节，故肢体困重，关节疼痛重着，屈伸不利；湿遏卫表，卫气失和，故恶寒微热；湿困脾胃，纳运失职，升降失常，故胸脘痞闷，恶心呕吐，食少腹胀，口腻不渴，便溏黏滞不爽；湿邪下注，故小便淋沥不畅，或带下量多质稠，或阴囊湿疹瘙痒；舌苔白厚腻，脉濡缓，均为湿浊内盛之征象。

外湿、内湿在证候表现上有一定的区别。外湿乃湿郁肌表，阻滞经气所致，症以肢体困重、酸痛为主，或见皮肤湿疹、瘙痒，或有恶寒微热，病位偏表；内湿乃湿阻气机，脾胃运化失调所致，症以脘腹痞胀、纳呆、恶心、便溏为主，病位偏里。

［辨证要点］以困重、酸楚、痞闷、腻浊症状，病程长而缠绵为辨证要点。表湿证以湿滞肌表、关节的表现为主；里湿证以湿阻中焦，运化失职的表现为主。

5. 燥淫证候　指外感燥邪所引起的证候，又称"外燥证"。燥邪为病，多见于秋季，亦见于气候干燥少雨的地域。燥邪致病，有温燥与凉燥之分。此外，血虚、津亏也可导致干燥症状，与外燥证极为相似，属内燥，在概念上与燥淫证候有别。

［临床表现］口鼻咽干燥，皮肤干燥甚至皲裂，口渴欲饮，干咳少痰，不易咳出，大便干结，小便短黄，舌苔干燥。凉燥，多兼恶寒微发热、无汗头痛、脉浮紧；温燥多兼发热微恶风寒、少汗、咽痛、舌红、脉浮数。

［证候分析］燥性干燥枯涩，伤津耗液，易伤肺脏。燥邪入侵，津伤失润，故皮肤、口鼻咽喉干燥，大便干结，小便短黄，舌苔干燥；口渴多饮为津伤饮水自救；燥邪伤肺，故干咳少痰，不易咳出。燥淫证候有温燥和凉燥之分。温燥多见于初秋，气候尚热，余暑未消，燥热侵犯肺卫，故干燥少津，兼见风热表证；凉燥多见于深秋，气候已凉，气寒而燥，故干燥少津，兼见风寒表证。不论凉燥、温燥，总以"燥胜则干"为临床特点。

［辨证要点］外燥证多发于秋季，以皮肤、孔窍干燥或干咳为辨证要点；内燥证无季节性，多见于温热病后期，以形瘦、毛发干枯、口干舌燥为辨证要点。

6. 火（热）淫证候　指外感火（热）邪所引起的证候。火热有内外之分，外感火邪，源于

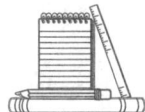

外感热邪或其他六淫之邪的转化；内生火邪，源于脏腑阴阳失调，化热生火或五志化火。

　　［临床表现］发热恶热，面红目赤，头目胀痛，渴喜冷饮，神疲乏力，便秘，尿短灼热，或烦躁狂乱，神昏谵语，强直抽搐；或各种出血；或局部肿疡，舌红或绛，苔黄干燥或灰黑而干，脉滑数有力。

　　［证候分析］火性燔灼，气血沸涌，故发热恶热，舌红或绛，脉滑数有力；火性炎上，气血上逆，故面红目赤，头目胀痛；火热耗气伤津，故渴喜冷饮，神疲乏力，尿短黄，便秘，舌苔干燥或灰黑而干；火热炽盛，扰乱心神，故烦躁狂乱，神昏谵语；火热炽盛，引动肝风，故强直抽搐；火热迫血妄行，故可见各种出血；火热灼血腐肉，故生局部肿疡。

　　［辨证要点］以壮热恶热、面赤渴饮、烦躁出血、舌红绛为辨证要点。外火证起病急、进展快、病程短，具卫气营血传变特点，属实火；内火证常起病缓，病程长，具脏腑功能失调的特点，有实火，亦有虚火。

　　（二）疫疠辨证

　　疫疠辨证是根据疫疠的性质和致病特点，对四诊所收集的病情资料进行分析、综合，通过辨证以确定疫病病因的辨证方法。疫疠传染性强，流行面广，发病急骤，病情危笃，传变迅速，一气一病，多与气候反常和恶劣环境有关。

　　［临床表现］可分为燥热疫和湿热疫两大类。①燥热疫：大热大渴，头痛如劈，两目昏瞀，或狂躁谵妄，咽喉痛烂，骨节烦疼，腰如被杖，或吐衄发斑，或绞肠痛绝，或抽搐强直，或猝然仆地不省人事，舌绛苔焦或起芒刺，脉数或浮大。②湿热疫：憎寒恶热，尔后但热不寒，午后热甚，头身疼痛，或腹痛吐泻，或猝发黄疸，或神昏谵语，或痰喘肿胀，舌红绛，苔浊腻或白厚如积粉，脉濡数。

　　［证候分析］①燥热疫：多因热毒充斥表里、脏腑，津血大亏所致。燥热炽盛，津血大亏，故大热大渴；火热上攻，故头痛如劈，两目昏瞀，咽喉痛烂；火热扰乱心神，故狂躁谵妄；燥热津伤，脏腑失养，气血不和，故骨节烦疼，腰如被杖，绞肠痛绝；热盛动血，故吐衄发斑；火热炽盛，引动肝风，故抽搐强直，或猝然仆地不省人事；舌绛苔焦起芒刺，脉数或浮大，乃燥热炽盛，津血大亏之征象。②湿热疫：多因湿遏热伏，邪阻膜原，三焦气滞所致。湿遏热伏，邪正相争，故憎寒恶热，而后但热不寒，午后热甚；湿热内蕴，三焦气滞，故头身疼痛，或腹痛吐泻，或痰喘肿胀；湿热伤及肝胆，胆汁外溢，故发黄疸；热扰心神，故神昏谵语；舌红绛，苔浊腻或白厚如积粉，脉濡数，乃湿热内蕴之征象。

　　［辨证要点］以发病急骤、传染性强、病状相似、病情危重，兼燥热或湿热见症为辨证要点。

二、内伤七情辨证

　　内伤七情辨证是根据喜、怒、忧、思、悲、恐、惊七种情志的致病特点，对四诊所收集的病情资料进行分析、综合，通过辨证以确定情志内伤病因的辨证方法。七情致病以七情过度刺激在先为因，脏腑气血内伤继发失调在后为果。不同情志过激伤及不同的脏腑，引起不同的病机和证候。

　　（一）怒伤证候

　　怒伤证候指因过度愤怒，损伤肝脏所致气血失调的证候。

　　［临床表现］烦躁易怒，胁肋、脘腹胀痛，呕恶反酸，眩晕耳鸣，头目胀痛，面红目赤，或吐血衄血，或昏厥猝倒，或食少纳呆，泄泻不爽等。

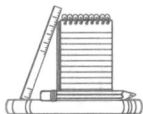

［证候分析］怒为肝之志，怒则气上，愤怒过度，以致肝气疏泄太过，横逆脾胃，故胁肋、脘腹胀痛，食少纳呆，呕恶反酸，泄泻不爽；肝气上逆，血随气逆，并走于上，上冲头面，故眩晕耳鸣，头目胀痛，面红目赤，或吐血衄血；肝阳化风，故昏厥猝倒。

（二）喜伤证候

喜伤证候指因过度喜悦，损伤心脏所致心气涣散、神不守舍的证候。

［临床表现］心神不安，注意力不集中，反应迟钝；或精神失常，甚则哭笑无常，或大笑不止；或语无伦次，或狂乱妄动。

［证候分析］喜为心之志，喜则气缓，喜乐无制，以致心气涣散而神不守舍，故心神不安，注意力不集中，反应迟钝；暴喜过度，以致伤心太过而心神无主，故精神失常，甚则哭笑无常，或大笑不止，或语无伦次，或狂乱妄动。

（三）悲伤证候

悲伤证候指因过度悲伤，损伤肺脏所致肺气耗伤的证候。

［临床表现］善悲欲哭，精神沮丧，意志消沉，咳嗽声低，气短，神疲乏力，面白惨淡，或胸痛，或咯血，或痰中带血等。

［证候分析］悲为肺之志，悲则气消，悲伤过度，以致肺气耗伤，故咳嗽声低，气短，神疲乏力，面白惨淡，或胸痛，甚则咯血，痰中带血。

（四）忧伤证候

忧伤证候指因过度忧愁，损伤肺脾两脏所致肺失宣降，脾失健运的证候。

［临床表现］情志抑郁，闷闷不乐，善太息，胸闷气短，食少纳呆，脘腹胀满，神疲乏力等。

［证候分析］忧为肺之志，忧则气凝，忧愁过度，以致肺失宣降，脾失健运。肺气失宣，故胸闷气短；脾失健运，故食少纳呆，脘腹胀满，神疲乏力。

（五）思伤证候

思伤证候指因过度思虑，损伤心脾两脏所致脾气亏虚，心血暗耗的证候。

［临床表现］神思恍惚，食少纳呆，脘痞腹胀，二便不畅，心悸，健忘，失眠，多梦等。

［证候分析］思为脾之志，思则气结，思虑过度，以致脾气亏虚，心血暗耗。脾气亏虚，失于健运，故食少纳呆，脘痞腹胀，二便不畅；心血暗耗，心神失养，故心悸，健忘，失眠，多梦。

（六）恐伤证候

恐伤证候指因过度恐惧，损伤肾脏以致肾气不固的证候。

［临床表现］怵惕不安，滑精，早泄，月经不调，滑胎，白浊，遗尿，腰膝酸软，精神不振，健忘，重则昏厥，二便失禁等。

［证候分析］恐为肾之志，恐则气下，恐惧过度，以致肾精气亏虚，故腰膝酸软，精神不振，健忘；肾虚气陷，封藏失职，故滑精，早泄，月经不调，滑胎，白浊，遗尿，甚则昏厥，二便失禁。

（七）惊伤证候

惊伤证候指因过度惊吓，损伤肾脏所致神气被扰而心神不宁的证候。

［临床表现］惊悸怔忡，胆怯，失眠惊叫，情绪波动，健忘，甚则思维紊乱，或突然晕厥等。

［证候分析］惊为肾之志，惊则气乱，惊吓过度，以致心神不宁，神无所归，故惊悸怔忡，

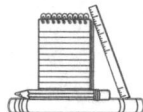

胆怯，失眠惊叫，情绪波动，健忘失眠，甚则思维紊乱，或突然晕厥。

［辨证要点］内伤七情证候的辨证要点有四：一是病证与某种情志过激存在必然的内在联系，患者或性格孤僻、内向、暴躁、自尊心极强，或素有其他心理缺陷等病史；二是临床表现中定有精神失常和心身疾患的症状、体征；三是症状复杂多样，且往往随患者的情绪波动而发生变化；四是情志过激虽可伤及五脏，但临床以伤及心、肝、脾三脏多见，并以这三脏的临床表现为主。

三、劳伤辨证

劳伤辨证指对过于劳累或过于安逸所致内脏功能失调，气血紊乱的临床表现，进行分析、综合，通过辨证以确定劳伤病因的辨证方法。劳伤，是劳逸失度而伤人致病的简称。劳逸失度与工作、运动、娱乐、休闲等日常生活行为不当密切相关。劳伤主要有劳力、过逸、劳神和房劳所伤4个方面。

（一）劳力证候

劳力证候指因劳力过度，损伤脏腑气血、组织器官所致的证候。

［临床表现］气短乏力，嗜睡体倦，神疲懒言，食欲不振；或局部或全身酸软、疼痛不适，多发生于腰背、四肢关节等用力部位，常伴有压痛、活动受限等。

［证候分析］体力劳动或体育锻炼时间过长、用力不当、强度过大，则脏腑和肢体均可积劳成疾。劳力过度，伤及脾肺而致脾肺气虚，故气短乏力，嗜睡体倦，神疲懒言，食欲不振；劳力过度，损伤筋骨，故局部或全身酸软、疼痛不适，多发生于腰背、四肢关节等用力部位，常伴有压痛、活动受限。

（二）过逸证候

过逸证候指因安逸过度，损伤脏腑气血所致的证候。

［临床表现］头昏心悸，身倦乏力，动则汗出、气喘，食少纳呆，面白少华，日渐消瘦，舌淡瘦薄，脉细无力；胸闷腹胀，二便不利，四肢胀痛、麻木，关节肿胀而活动不便，形体肥胖或沉重等。

［证候分析］长期不劳动，坐卧安逸过度而脾胃功能减退，气血虚弱，故头昏心悸，身倦乏力，动则汗出、气喘，食少纳呆，面白少华，日渐消瘦，舌淡瘦薄，脉细无力；长期过逸而气血运行失常，津液代谢障碍，以致气滞血瘀，痰湿内停，经络阻滞，故胸闷腹胀，二便不利，四肢胀痛、麻木，关节肿胀而活动不便，形体肥胖或沉重。

（三）劳神证候

劳神证候指因脑力活动过度，损伤心脾而心血暗耗，心神不宁，脾气损伤，脾失健运所致的证候。

［临床表现］头晕眼花，心悸健忘，神思恍惚，失眠多梦，食少纳呆，脘痞嗳气，腹胀矢气，排便困难或便溏等。

［证候分析］思虑、阅读、计算、记忆、写作等脑力活动过度，损伤心脾。心血暗耗，心神失养，神志不宁，故心悸健忘，神思恍惚，失眠多梦；脾气受损，健运失职，故头晕眼花，食少纳呆，脘痞嗳气，腹胀矢气，排便困难或便溏等。

（四）房劳证候

房劳证候指性生活过度，损伤肾脏而肾精亏损，肾气不固所致的证候。

［临床表现］腰膝酸软疼痛，眩晕耳鸣，神疲健忘，齿摇发脱，夜尿频多，或尿后余沥不

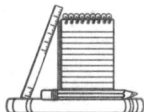

尽，性欲下降，或遗精，滑精，早泄，阳痿，或月经不调，滑胎不孕等。

［证候分析］性生活过繁，或早婚手淫，或多产堕胎，损伤肾脏而致肾精亏虚，肾气不固。肾精亏虚，组织失养，故腰膝酸软疼痛，眩晕耳鸣，神疲健忘，齿摇发脱；肾气不固，封藏失职，故尿后余沥不尽，性欲下降，或遗精，滑精，早泄，阳痿，或月经不调，滑胎不孕。

［辨证要点］劳伤证候的辨证要点有三：一是有过劳或过逸的经历；二是起病缓慢，症状逐渐显现；三是不同劳伤的病因病机、证候重点不同。劳力过度表现出脾肺气虚，筋骨损伤的证候；劳神过度表现出心血不足，脾失健运的证候；房劳过度表现出肾精亏虚，肾气不固的证候；过逸少动表现出气血虚弱，气血瘀滞，痰湿阻滞的证候。

四、食积辨证与虫积辨证

（一）食积辨证

食积所致的证候，称为"食积证候"，多因暴饮暴食、过食肥甘厚味及酗酒，以致饮食停滞于胃肠道，失于运化而成。

食积辨证是通过分析、综合四诊资料，以确定食积的病性病机的辨证方法。

［临床表现］胃脘胀满或疼痛，嗳腐吞酸，纳呆厌食，恶心或吐出酸腐不化的食物，舌苔厚腻浊垢，脉滑有力；或脐腹胀满疼痛，肠鸣而矢气频传，排便不爽，泄出糊状、水样粪便而臭如败卵，苔微黄而根厚腻，脉沉滑等。

［证候分析］多因暴饮暴食，或过食肥甘厚味，或酗酒而致饮食积滞胃肠而成。饮食积滞于胃脘，纳运失职，故胃脘胀满或疼痛，嗳腐吞酸，纳呆厌食，恶心或吐出酸腐不化的食物；饮食积滞于肠道，大肠传化失司，故脐腹胀满疼痛，肠鸣而矢气频传，排便不爽，泄出糊状、水样粪便而臭如败卵；舌苔厚腻浊垢，脉滑有力，均为饮食积滞之征象。

［辨证要点］以脘腹胀满或痛、嗳腐吞酸、纳呆厌食、排便臭如败卵、舌苔垢腻、脉滑有力为辨证要点。

（二）虫积辨证

虫积所致的证候，称为"虫积证候"，多因寄生虫侵入机体发育繁殖，以致阻碍脏腑气机，耗伤营血所致。

虫积辨证是通过分析、综合四诊资料，以确定寄生虫种类和虫积性质的辨证方法。

［临床表现］脐周腹痛，时作时止，腹部可触及条索状虫团，胃脘嘈杂，大便失调，吐虫便虫，嗜食异物，或睡中啮齿，或面目虫斑，或发蛔厥；或面色萎黄，形体消瘦，神疲乏力，头晕心悸，唇爪淡白无华，舌淡，脉细弱等。

［证候分析］虫积肠道，阻滞气机，故脐周腹痛，时作时止，腹部可触及条索状虫团；上扰胃腑，下泄肛门，故胃脘嘈杂，大便失调，吐虫便虫，嗜食异物，或睡中啮齿，或面目虫斑；虫积阻闭气机，故发蛔厥；虫积耗损气血，脏腑组织失养，故面色萎黄，形体消瘦，神疲乏力，头晕心悸，唇爪淡白无华，舌淡，脉细弱。

［辨证要点］虫积证候的辨证要点有三：一是腹痛时作时止、吐虫便虫，或触及虫团；二是面黄肌瘦等气血不足的表现；三是大便镜检发现虫卵。

五、外伤辨证

外伤辨证是通过对临床资料的综合分析，判断外伤疾病的具体病因、损伤程度和确定病机的辨证方法。

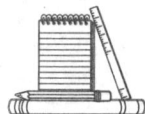

外伤证候指因跌打坠伤、撞击挤压伤，扭伤，金刃、枪弹伤，烧烫伤，虫兽咬伤，冻伤，雷击、电击伤，溺水等各种外力，或外物直接作用于人体而造成组织、器官、脏腑损伤所致的证候。

［临床表现］局部疼痛、肿胀、青紫、创口、皮损、流血、筋断、骨折、脱臼；或恶寒发热，或持续高热；或活动受限，功能障碍；或大出血，呼吸困难，神昏，生命体征消失，甚至死亡。

［证候分析］外力损伤软组织而局部气滞血瘀，故致肿胀、青紫、疼痛、活动受限、压痛等；体表创伤，故见创口、皮损、流血、剧痛；感染毒邪，局部迅速红肿热痛，化脓溃烂，故见恶寒发热或持续高热；骨折和脱臼，故致局部肿痛、拒按，活动受限，功能障碍；损伤脏器和血管，故轻则局部疼痛、压痛、拒按，少量渗血，相关脏腑功能障碍，重则可致大出血、呼吸困难、神昏、生命体征消失，甚至死亡。至于烧烫伤，虫兽咬伤，冻伤，雷击、电击伤，溺水等，表现各异，不一一列举。

［辨证要点］外伤证候的辨证要点有三：一是有外伤史，伤后立即或稍后发病；二是伤处有痛、瘀、肿、出血表现；三是脱臼、骨折、内出血、脏器损伤可借助影像学检查确诊。

小　结

病因辨证是辨证的重要内容之一，是在疾病诊断过程中依据中医病因理论知识，分析处理四诊所收集的临床资料，以确定疾病证候病因病机的辨证方法。其内容主要包括外感病因辨证、内伤七情辨证、劳伤辨证、食积辨证、虫积辨证和外伤辨证等，重点是六淫辨证、内伤七情辨证、劳伤辨证和食积辨证。通过学习，能理解记忆病因辨证的基本概念和基本内容，能准确辨别疾病的病因，具备能运用病因辨证理论知识，以诊断疾病，辨别病证，做出证名诊断的能力。

复习思考题

1. 暑淫证候的表现是（　　　）
   A. 头昏沉，嗜睡，胸脘痞闷　　　　B. 口渴饮水，口唇鼻咽干燥
   C. 发热恶热，汗出，气短神疲　　　D. 突发皮肤瘙痒、丘疹、瘰疬
   E. 肠鸣腹泻，脘腹拘急冷痛

2. 下列各项，不属于燥淫证临床表现的是（　　　）
   A. 皮肤干燥　　　　　　　　　　　B. 发热有汗
   C. 脉浮缓　　　　　　　　　　　　D. 心烦头晕
   E. 咽喉疼痛

3. 寒淫证可分的证型是（　　　）
   A. 伤寒与中寒　　　　　　　　　　B. 虚寒与实寒
   C. 内寒与外寒　　　　　　　　　　D. 寒湿与寒痰
   E. 胃寒与肠寒

4. 请描述风淫、寒淫、湿淫证候的临床表现和辨证要点。

5. 内伤七情证候的辨证要点有哪些？

6. 过逸少动造成虚实病证的主要机理是什么？

扫一扫，知答案

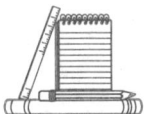

项目三 气血津液辨证

扫一扫，查阅本项目 PPT 等数字资源

案例导入

董某，男，68 岁。素体虚弱，面色少华，眩晕心悸，神疲气短，失眠健忘，唇爪无华，食欲不振，形体消瘦，手足麻木，舌淡苔薄白，脉细弱。

问题

1. 请运用气血津液辨证诊断属何证。

2. 请进行证候分析。

气血津液辨证是运用气血津液的理论分析气、血、津液的病变，辨别其所反映的不同证候的一种辨证方法。

由于气、血、津液是脏腑功能活动的物质基础。在生理上，气、血、津液的生成、运行有赖于脏腑的功能活动。在病理上，脏腑发生病理变化可以影响气、血、津液的变化，而气、血、津液的病理变化，也会影响脏腑的功能活动。所以，气、血、津液在生理上、病理上均与脏腑密切相关。因此，学习气血津液辨证应与脏腑辨证中各脏腑功能失调所致的气、血、津液盈亏的相关内容互相参照。

一、气病辨证

【考纲摘要】

1. 气虚证的临床表现与辨证要点。

2. 气陷证的临床表现与辨证要点。

3. 气不固证的临床表现与辨证要点。

4. 气滞证的临床表现与辨证要点。

5. 气逆证的临床表现与辨证要点。

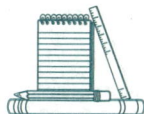

气病辨证是以气的生理功能为依据，分析、判断导致气病的病因、病机及证型的一种辨证方法。气病主要包括气的亏虚和气的运行障碍两方面的病理变化，共7种证型，而其中的气虚证和气滞证分别是其虚证和实证的基础证型。

（一）气虚证

气虚指元气不足，气的推动、温煦、固摄、防御、气化等功能减退的病理表现。气虚证指元气不足导致气的功能活动减退所致的虚弱证候。

[临床表现]神疲乏力，少气懒言，声音低微，呼吸气短，头晕目眩，面色少华，自汗，易感冒，活动后诸症加重，舌质淡嫩，脉虚弱。

[证候分析]因元气不足，脏腑组织功能衰退，致神疲乏力，少气懒言，声音低微，呼吸气短；气虚不能上荣，头面失养，故头晕目眩，面色少华；卫气虚弱，不能固护肌表，防御失职，故自汗，易感冒；劳则气耗，故活动劳累后诸症加重；气虚无力鼓动血液运行，血不上荣于舌，故舌质淡嫩；气虚运血无力，故脉象虚弱。

[辨证要点]以神疲乏力、声音低微、少气懒言、舌淡脉弱为辨证要点。

（二）气陷证

气陷证指气虚升举无力，清阳下陷所致的虚弱证候。

[临床表现]脘腹坠胀，久泻久痢不止，便意频频，白浊带下量多，头晕眼花，耳鸣，疲乏，气短难以接续，或有内脏下垂、脱肛、阴挺等为常见证候，常伴有气虚证的一般见症。

[证候分析]因气虚不能升举，不能固托内脏，故见内脏下垂、脱肛、阴挺及脘腹气坠，久泻久痢不止，便意频频，白浊带下量多等症。本证多由气虚证发展加重而来，故可见头晕眼花、耳鸣、疲乏、气短难以接续等气虚证的表现。

[辨证要点]以脘腹坠胀、久泻久痢、内脏下垂或外脱，伴见气虚证为辨证要点。

知识链接

气虚证和气陷证的鉴别要点：二者均属虚证，且以气虚证为基础。气虚证的病机为元气不足，功能减退，以神疲乏力、声音低微、少气懒言、舌淡脉弱为辨证要点；气陷证的病机为升举无力，清阳下陷，以脘腹坠胀、久泻久痢、内脏下垂或外脱，伴见气虚证为辨证要点。

（三）气不固证

气不固证指因气虚不能固摄精、血、津液所致的虚弱证候。

[临床表现]自汗不止；或涕、泪、涎、唾不止；或见各种出血；或见遗尿，余沥不尽，小便失禁；或为大便滑脱失禁；或妇女出现崩漏、滑胎、小产；或见男子遗精、滑精、早泄；常伴有气虚证的一般见症。

[证候分析]气虚不能固摄津液，津液外泄于腠理和孔窍，故自汗不止，涕、泪、涎、唾量多清稀；气虚不能摄血，血溢脉外，故见各种出血；气虚下元固摄失职，故见遗尿、余沥不尽、小便失禁，或为大便滑脱失禁，或妇女出现崩漏、滑胎、小产，或男子遗精、滑精、早泄等。本证多由气虚证发展而来，故常见气虚证的一般的见症。总之，气虚不固证的病机有三：一是卫表不固；二是气不摄血；三是肾气不固。

[辨证要点]以汗多、二便失摄、各种出血、滑精、滑胎等精、血、津液过度外泄症状，伴见气虚证症状为辨证要点。

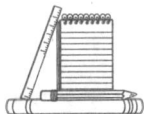

（四）气脱证

气脱证指元气衰极而气欲外脱的危急证候。气脱是在气虚、气陷、气不固证基础上发展而成，也可在大汗、大泻、大失血、急性中毒、严重外伤等情况下迅速出现，以致全身功能极度衰竭，如抢救不及时会导致死亡。

[临床表现] 呼吸微弱而不规则，汗出不止，口开目合，全身瘫软，神志昏愦，二便失禁，面色苍白，口唇青紫，舌苔白润，脉微欲绝。

[证候分析] 临床特点有二：一是常见气随血脱；二是气脱与亡阳常并见。肺气衰竭，故呼吸微弱而不规则；心气衰极，故面色苍白，口唇青紫，脉微欲绝，神志昏愦，大汗淋漓；脾气衰竭，故口开目合，全身瘫软；肝肾气衰竭，故二便失禁。

[辨证要点] 以呼吸微弱、神志昏愦、汗出不止、二便失禁、脉微欲绝为辨证要点。

（五）气滞证

气滞证指人体局部或全身气机不畅乃至停滞不行所致的证候。

[临床表现] 以局部或全身胀满、痞闷、胀痛等自觉症状为主症，且症状时轻时重，走窜不定，按之无形，叩之如鼓，随不良情绪诱发而加重，随心情好转或嗳气、太息、矢气而减轻，脉象多弦，可无明显舌象变化。

[证候分析] 气机阻滞，"不通则痛"，故胀满、痞闷、胀痛，且走窜不定，按之无形。当嗳气、太息、矢气或情志舒畅时，气机暂通，故症状缓解；当情志不舒时，气滞加重，故发病或加剧。气滞部位不同，则临床表现各异。气滞于上焦，故胸闷，善太息，咳喘；气滞于中焦，故脘痞胀痛，胁肋胀痛，叩之如鼓，嗳气，矢气；气滞于下焦，故小腹、少腹胀痛，二便不畅，或疝气，痛经；气滞于经络，经络所循行之处胀满、窜痛；气滞于肌肤，故肌肤肿胀。

[辨证要点] 辨证要点有三：一是胀满、痞闷，或胀痛、窜痛、攻痛，按之无形；二是症状时轻时重、时发时止、部位不定；三是症状每随情绪波动而改变，情志舒畅则病情缓解，情志不舒则病情加重。疾病可随嗳气、太息、矢气而缓解。

（六）气逆证

气逆证指体内气机应降反升或升发太过所致的证候。临床以肺、胃之气上逆和肝气升发太过为多见。

[临床表现] 咳嗽，哮喘，咳痰；呃逆，嗳气，恶心，呕吐，反胃；头痛眩晕，面红目赤，昏厥，咯血，或妇女倒经衄血，妊娠恶阻，或气从少腹上冲胸咽。

[证候分析] 邪气侵肺，肺失肃降，肺气上逆，故见咳喘、咳痰等症；邪阻胃脘，胃失和降，胃气上逆，故呕吐，嗳气，呃逆，反胃；肝气升发太过，故头痛眩晕，面红目赤，甚或昏厥，咯血；冲任脉气上逆，则见妇女倒经衄血，妊娠恶阻；气从少腹上冲胸咽，则为奔豚气。

[辨证要点] 不同脏腑的气逆虽然各有特定的症状，但是本证以肺、胃、肝的气机上逆为主，故以咳喘、呕呃、头痛眩晕等为辨证要点。

（七）气闭证

气闭证指脏腑及其官窍因气机闭塞不通所致的危急证候。本证多为瘀血、痰浊、结石、蛔虫等导致心、脑、肺、胆等脏腑的经络、官窍阻塞，气机完全不通所致，多属病势危急之证，甚或有生命危险。

[临床表现] 突发昏厥，喘急窒息，或头、胸、腰、腹部剧痛或绞痛，或二便闭塞，舌暗苔厚，脉沉实或涩。

[证候分析] 有形实邪，阻塞心窍，蒙蔽神明，故突然昏厥；肺气阻塞，息道不通，故喘急

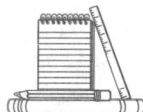

窒息；砂石、蛔虫、痰浊、瘀血等阻塞脉道、管腔，导致气机闭塞，气血不通，故突发头、胸、腰、腹部剧痛或绞痛，或见二便不通；舌暗苔厚，脉沉实或涩，为实邪内阻之象。

［辨证要点］以突然昏厥、窒息、剧痛或绞痛、二便不通、病情急骤、病程较短为辨证要点。

二、血病辨证

血病辨证是以血的生理功能为依据，分析、判断导致血病的病因、病机及证型的一种辨证方法。血病主要包括血液不足和血行失常两方面的病理变化，有血虚证、血瘀证、血热证、血寒证4种证型。

（一）血虚证

血虚证指血液亏虚，不能滋润和濡养肌肤、经络、组织、器官、脏腑所致的虚弱证候。

［临床表现］面色、眼睑、唇甲色淡，头晕眼花，心悸怔忡，失眠多梦，手足发麻，妇女月经量少色淡、愆期，甚或闭经，舌淡白苔白，脉细无力。

［证候分析］血液生成不足，或耗损过多，以致血液亏少，不能濡养头目，故面色、眼睑、唇甲色淡，头晕眼花；血不养心，神无所依，心神不宁，故心悸怔忡，失眠多梦；血少不能濡养经脉、肌肤，故手足麻木；血海空虚，冲任失养，故妇女月经量少、色淡、愆期，甚或闭经；血虚而舌脉失于充盈，故舌淡，脉细无力。

［辨证要点］以面、睑、唇、甲淡白，舌淡白，脉细无力为辨证要点。

（二）血瘀证

血瘀证指离经之血未能及时排出或消散，而停留体内；或血液运行迟滞，失去血的滋润、濡养功能所致的证候。

［临床表现］①疼痛：疼痛状如针刺刀割，痛处固定不移，常在夜间加重。②肿块：肿块在体表者，常呈青紫色包块，在腹内者，可触及较坚硬而推之不移的肿块。③出血：出血色紫暗或夹有血块，或大便色黑如柏油状，或妇女痛经，血色紫暗，夹有血块，或为血崩、漏下。④色泽改变：面色黧黑，或唇甲青紫，或皮下紫斑，或肌肤甲错，或腹部青筋显露。⑤舌脉变化：舌质紫暗，有瘀斑、瘀点，或舌下脉络曲张；脉多细涩，或结、代。

［证候分析］瘀血阻滞，气机不通，"不通则痛"，故疼痛是血瘀证的突出症状，具有刺痛、固定、拒按、夜重的特点。瘀积不散而凝结，故可形成肿块，触之坚硬不移。瘀阻脉络，血不循经而溢出脉外，故出现各种出血；瘀血在体内停留日久，故色紫暗并夹有血块。瘀阻脉络，血行不畅，机体失于气血的温煦濡养，故出现面色黧黑，唇舌、指甲青紫，皮肤粗糙干涩，状如鳞甲，腹壁青筋显露。舌质紫暗或见瘀斑、瘀点，舌下脉络曲张，脉细涩或结代，均为瘀血之征。

［辨证要点］以起病缓慢，病程较长，疼痛状如针刺刀割，痛处固定，肿块不移、拒按，唇舌指甲青紫等为辨证要点。

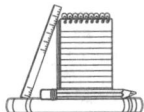

（三）血热证

血热证指邪热侵入血分而迫血妄行所致的血分实热证候。

[临床表现] 身热夜甚，各种急性出血症，如咳血、吐血、便血、衄血、尿血、月经量多、崩漏等，且血色鲜红、量多，舌绛，脉滑数；或皮疹紫红密集；或疮疡红肿热痛；或烦躁、谵语，甚至狂乱。

[证候分析] 热入血分，迫血妄行，血溢脉外，故见各种急性出血症；热为阳邪，阳邪为患，故出血鲜红、量多，舌绛，脉数；热性燔灼，炎上升散，以致体表脉络充血，故见皮疹紫红密布；火邪壅阻肌肤，腐败血肉，故见疮疡红肿热痛；若热陷心营，扰乱心神，故见烦躁、谵语，甚至狂乱。因热入血分，气分热反不甚，故发热昼轻夜甚。

[辨证要点] 以出血势急、量多而色鲜红，身热夜甚，伴烦躁，神昏，狂乱，舌绛，脉数有力为辨证要点。

（四）血寒证

血寒证指寒邪凝滞血脉，血液运行不畅所致的证候。

[临床表现] 肢体局部冷痛、麻木、青紫、肿胀，或溃烂，或少腹剧烈冷痛，得温痛减，遇寒加重；或月经愆期，经色紫暗夹血块，或痛经，闭经；恶寒肢冷，面唇青紫，舌淡紫，脉沉迟或弦涩。

[证候分析] 寒邪侵袭血脉，阻滞血液运行，"不通则痛"，故表现为手足、颜面、耳垂、关节、颠顶等局部冷痛、麻木、青紫，严重者可见肿胀、溃烂；寒邪凝滞肝脉，脉道不通，故少腹剧烈冷痛，且得温痛减，遇寒加重；寒阻胞宫，脉络不畅，故月经愆期，经色紫暗，夹有血块，或痛经，闭经等；阴寒内生，阳气失却温煦，故恶寒肢冷；面唇青紫，舌淡紫，脉弦涩或沉迟，均为寒凝血瘀之象。

[辨证要点] 以局部冷痛、青紫、肿胀，得温痛减，唇舌淡而紫暗，脉弦涩或沉迟为辨证要点。

三、津液病辨证

津液病辨证是以津液代谢的生理功能为依据，分析、判断导致津液病的病因病机及证型的一种辨证方法。血病主要包括津液亏虚和津液内停两方面的病理变化，有津液亏虚证、津液内停证两大证型。

（一）津液亏虚证

津液亏虚证指体内津液亏虚，脏腑、组织、孔窍失去滋润濡养所致的干燥证候。津液亏虚，就是水分的丢失，轻者称津亏，重者称液脱。

[临床表现] 皮肤干燥、皲裂，口燥咽干，毛发干枯，神疲乏力，口渴喜饮，干咳少痰，小便短少，大便干结，苔黄而干，脉细等，为津亏证。若肌肤缺乏弹性，甚或干瘪，面色枯槁，目眶深陷，唇焦或裂，骨瘦如柴，两目干涩，啼哭无泪，尿极少或无尿，精神萎靡或烦躁不宁，

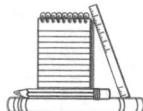

舌红绛干瘦，少苔或无苔，脉细数等，为液脱证。

[证候分析]水分摄入不足和津液消耗过多，以致津液亏乏，不能濡润头面官窍、肌表组织，故见口、鼻、咽喉干燥，口唇干裂，毛发干枯，皮肤干燥甚至皲裂；津亏神衰，故神疲乏力；津液不足，虚热内生，故口渴喜饮，干咳少痰，小便短少，大便干结，苔黄而干，脉细；津液大亏，故见肌肤缺乏弹性，目眶深陷，面色枯槁，骨瘦如柴；五脏津液耗竭，故见两目干涩，啼哭无泪，尿极少或无尿；液脱，则五脏得不到滋养，神气失调，故精神萎靡或烦躁不宁；津液属阴，液脱则虚火越炽，阴虚火旺，故舌红绛干瘦，少苔或无苔，脉细数。

[辨证要点]以肌肤、毛发、官窍、大便、舌苔干燥，口渴喜饮，形体消瘦，目眶深陷，脉细或细数为辨证要点，重点抓住"干、渴、瘦、细"4个特征。

（二）津液内停证

津液内停证指体内水液输布、排泄障碍，停聚体内所致的证候，主要包括痰证、饮证、水停证和内湿证。

1.痰证 指因病理产物"痰"停聚体内所致的病证。"痰"质地稠浊而黏滞，流动性差，不易消散，其致病具有多样性和奇异性，故有"怪病多属于痰"之说。

[临床表现]咳喘咳痰，呕吐痰涎，喉中痰鸣，痰核、瘿瘤、乳癖，大便溏泄，关节肿痛、屈伸不利；或眩晕，心悸，胸闷脘痞，肢麻偏瘫，舌强言謇，怔忡惊悸，失眠多梦，梅核气，昏仆，癫，狂，痫，痴呆，肥胖，妇女不孕，白带量多；苔厚腻，脉滑等。

[证候分析]痰聚于肺，宣降失职，肺气上逆，故见咳嗽，胸闷，咳痰，喉中痰鸣；痰停于胃，痰浊中阻，胃失和降，故脘腹痞满，纳呆，泛恶，呕吐痰涎等；痰聚于肠，故大便溏泄，肠中辘辘有声；痰质黏稠，流动性差而难以消散，停积于局部，故见瘰疬、瘿瘤、乳癖；痰浊流注经络、四肢，故关节肿痛、屈伸不利，或四肢麻木不仁，或偏瘫；痰气郁结于咽喉，可致梅核气；痰浊蓄积于肌肤腠理，故形体肥胖；痰湿停滞于胞宫，冲任受阻，故白带量多，或不孕；痰浊上干清窍，故头重眩晕；痰浊蒙蔽心窍，故见神昏，或怔忡惊悸，失眠多梦，或发为癫、狂、痫、痴呆等病；苔腻，脉滑，为痰浊内阻的表现。

[辨证要点]上述特定症状，重点抓住"苔腻、脉滑"两个特征。

2.饮证 指因病理产物"饮"停聚体内所致的病证。"饮"质地清稀而易流动，常停积于肺、心、胃肠及胸胁，引起相应的病证。

[临床表现]《金匮要略》将饮分为4种。①痰饮：症见脘腹胀满、胃脘有振水音、肠鸣辘辘、泛吐清涎、大便泄泻等。②悬饮：症见咳唾引痛，胸胁饱满，支撑胀痛，随呼吸、咳嗽、转侧而加剧。③溢饮：症见四肢水肿、发汗不解、身体疼重、畏寒肢冷。④支饮：症见咳逆倚息不得卧，气喘息涌，张口抬肩，咳痰清稀、量多色白，背心恶寒。饮证常见畏寒肢冷、口淡不渴，或渴喜热饮、小便不利，舌淡胖苔白滑，脉沉弦等症。

[证候分析]饮留胃肠，上逆于胃，则呕吐清涎；阻滞腑气，则脘痞腹胀；水饮停蓄，流动于胃、肠之间，故可闻及振水音和肠鸣音；饮邪下趋，则泄泻；饮邪停聚胸腔，故胸胁饱满胀痛，按之有波动感，活动时气滞加重而痛剧；饮邪流行，归于四肢，故四肢肿胀；寒饮停肺，阻塞息道，肺气上逆，故见咳嗽哮喘，痰多而清稀，背心恶寒，胸膈胀闷，张口抬肩，不能平卧。饮证乃阳虚津液不化所致，故常见畏寒肢冷、口淡不渴，或渴喜热饮，小便不利，舌淡胖苔白滑，脉沉弦等症。

[辨证要点]以咳痰清稀、色白量多，呕吐清涎，脘腹有振水音和肠鸣音，胸胁饱满，舌淡胖苔白滑，脉沉弦为辨证要点。

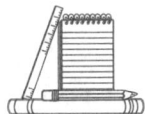

3. 水停证 指因病理产物"水"停聚体内所致的病证。"水"质地最为清稀而最易流动，渗透性最强，易于渗透至肌肤、腠理等组织间隙及空腔，产生全身或局部水肿和胸腹腔积液等病证。

［临床表现］全身或局部肌肤水肿，按之凹陷不起，小便不利，或腹部胀大，按之有波动感，叩之音浊，可随体位而改变，舌淡胖边有齿痕，苔腻滑，脉沉缓。

［证候分析］水湿泛溢肌肤，故局部或全身水肿，肿而按之凹陷不即起；水的流动性大且有下趋之特征，故水肿可随体位而改变；津液渗溢肌肤，肾之气化失司，故小便短少；水邪蓄积于腹腔，故腹部胀大，按之如水囊，叩之音浊；舌淡胖边有齿痕，苔腻滑，脉沉缓，乃水湿内停之征。

根据水肿的起因、病势不同，又有阴水和阳水之分。因外邪侵袭、起病迅速，表现为眼睑、面额先肿，迅速遍及全身，伴咽喉肿痛、咳嗽及有表证者为阳水；因脏腑功能失调，起病缓慢，表现为病程长，足胫、下肢先肿，渐及全身，无表证而多兼里虚寒证者为阴水。

阳水为风邪（多为风热）侵犯肺卫，故见发热恶风、头痛身疼、咽喉不利、脉浮数等表证之象；风性轻扬、升散，善行数变，风水相搏，故浮肿先见于头面，迅速遍及全身。阴水多因脾肾阳虚，气化失司，水湿渐积而成，故水肿先见于下肢，逐渐发展至全身；脾失运化，则食少纳呆，脘痞腹胀，大便溏薄；阳气虚衰而水湿停聚，故神疲乏力，畏寒肢冷，舌淡胖苔白滑，脉沉缓。

［辨证要点］以全身或局部水肿，尤其是面、睑、足浮肿，按之凹陷不起，小便不利，或腹水为辨证要点。其中，阳水发病急骤，进展迅速，初期兼表证；阴水多逐渐起病，进展缓慢，以里虚寒证为主。

4. 内湿证 指因病理产物"内生湿邪"所致的病证。"内生湿邪"易停滞于脾、胃、肠、胸腹腔，流注于肌肉、关节、阴窍，阻碍气机，而产生相应的病证。

［临床表现］脘痞腹胀，恶心呕吐，食少纳呆，口淡不渴，或渴不欲饮，肠鸣泄泻，肢重体困，嗜卧思睡，小便短少，或下肢微肿，痰涎、白带质稠浊而量多，舌苔白腻，脉濡缓。内湿病证病势缠绵，病程较长。

［证候分析］内湿停于胃肠，阻滞中焦气机，故脘痞腹胀，食少纳呆，肠鸣尿少；脾胃受困，升降失常，故见呕恶泄泻；内湿外渗于肌肉、关节，故肢重体困，下肢浮肿；下流于阴窍，故白带质稠量多；上逆于肺胃，故咳吐痰涎稠浊；湿为阴邪，易伤阳气，故嗜卧思睡；湿性黏滞难去，故病势缠绵而病程较长；苔白腻，脉濡缓，均为湿邪内停之征。

［辨证要点］以脘痞腹胀、呕恶纳呆、便溏不爽等胃肠症状，常伴身重体困、分泌物稠浊量多、苔腻、脉濡为辨证要点。

四、气、血、津液兼病辨证

【考纲摘要】

1. 气滞血瘀证的临床表现与辨证要点。

2. 气虚血瘀证的临床表现与辨证要点。

3. 气血两虚证的临床表现与辨证要点。

4. 气不摄血证的临床表现与辨证要点。

5. 气随血脱证的临床表现与辨证要点。

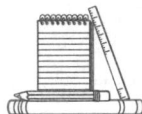

　　气作为血和津液化生的动力，属阳；血和津液作为气的功能活动基础，属阴，二者生理上存在相互依存、相互转化的密切关系，病理上彼此累及和影响。因此，在疾病过程中，气、血、津液的病变既可互为因果，亦常兼夹并见。临床常见的有如下10种兼病证型。

（一）气血两虚证

　　气血两虚证指气虚与血虚同时存在所表现的虚弱证候。一般来说，气血两虚兼病时，气病常先发为因，血病常继发为果。

　　〔临床表现〕面色少华，眩晕心悸，神疲气短，失眠健忘，唇爪无华，或食欲不振，形体消瘦，或手足麻木，肢体酸困，舌淡苔薄白，脉细弱。

　　〔证候分析〕气血亏虚，不能上荣于头面，故头晕目眩，面色少华；气虚，形神失养，故少气懒言，乏力自汗；心主血藏神，血虚心神失养，故心悸失眠；气血不足，肌肤失养，故唇爪无华；舌淡嫩，苔薄白，脉细弱，为气血不足之征象。

　　〔辨证要点〕以面色少华、少气懒言、心悸失眠等症，同时伴有气虚、血虚之象为辨证要点。

（二）气虚血瘀证

　　气虚血瘀证指因气虚运血无力，血液瘀滞所表现的证候。

　　〔临床表现〕面色少华或晦暗，神疲乏力，气短纳呆，或体表局部青紫、肿胀、刺痛不移而拒按，或肢体瘫痪、麻木，或腹内可触及肿块而质硬，舌淡紫或有瘀点、瘀斑，脉细涩。

　　〔证候分析〕气虚血瘀证以气虚先发为因，血瘀继发为果，属本虚标实证。气虚不荣于面，故面色少华、舌淡；气虚则功能减退，形体失养，故神疲乏力，气短懒言，食少纳呆，脉细无力；瘀阻血脉或血溢脉外，迁延不散，故面色晦暗，舌紫暗或有瘀点、瘀斑，或局部青紫、肿胀；瘀血内阻，经络不通，则局部刺痛不移而拒按，脉涩；气滞血瘀，脉道不通，筋脉、肌肤失养，故肢体瘫痪、麻木；血瘀日久，结聚日深，则逐渐形成肿块而质硬。

　　〔辨证要点〕以神疲乏力，气短纳呆，局部青紫肿硬、刺痛或瘫痪，舌淡紫暗或有瘀点、瘀斑等症为辨证要点，即气虚证同时伴有血瘀证。

（三）气不摄血证

　　气不摄血证指气虚无力摄血，血溢脉外所致的各种出血证候。

　　〔临床表现〕吐血、便血、尿血、齿衄、肌衄、崩漏等慢性出血，并见面白无华，神疲气短，头晕乏力，食少纳呆，腹胀便溏，舌淡嫩苔薄白，脉弱或芤。

　　〔证候分析〕气虚则统摄无权，血不归经而溢于脉外，故见多种慢性出血症状。出血时元神耗伤，元气虚则生命功能衰减，故表现为神疲，气短，乏力；心脑失养，故头晕心悸；气虚血不上荣，络脉不充，故面白无华，舌淡嫩，脉弱；脾气虚而运化失司，故食少纳呆，腹胀便溏；失血日久量多，则可见芤脉。

　　〔辨证要点〕以各种慢性出血、血色浅淡，伴见气虚证为辨证要点。

（四）气随血脱证

　　气随血脱证指因大出血而导致气脱的危重证候。

　　〔临床表现〕本证常以血脱为因，气脱为果。大量出血（如吐血、鼻衄、咯血、便血、崩漏、产后大出血、创伤出血等）的同时，突然出现面色苍白，气少息微，大汗淋漓，四肢厥冷，神情淡漠或昏愦，二便失禁，舌淡而枯瘦，脉微欲绝或浮数无根。

　　〔证候分析〕大出血时，气无所附，随血脱而耗，故见气随血脱之证。肺气衰竭，故气少息微；心气衰竭，故面色苍白，大汗淋漓，神情淡漠或昏愦，脉微欲绝；肾气衰竭，故二便失禁；阳气散越而虚极，故四肢厥冷，脉浮数无根。

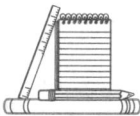

本证虽起于失血，但气脱证表明生命已至垂危关头，故诊断和治疗应以气脱证为先为急，此即所谓"有形之血不能速生，无形之气所当急固"。

［辨证要点］以大出血的同时，伴见四肢厥冷、大汗淋漓、气息微弱、神昏、脉微欲绝为辨证要点。

知识链接

气随血脱证与气不摄血证的鉴别要点：二者均有出血与气虚证。气随血脱证以大出血在先，出血过多，气无依附而气脱，发病急，出血量多而迅速，并易出现气脱亡阳的危重表现；气不摄血证多因气虚而统摄血行无权所致，故以发病缓、出血量较少为辨证要点。

（五）气滞血瘀证

气滞血瘀证指气机郁滞，血脉瘀阻所致的证候。

［临床表现］身体局部胀痛、窜痛，继之出现刺痛、拒按而不移；或腹部肿块坚硬，局部青紫肿胀；或情志抑郁，急躁易怒，健忘失眠，甚则狂乱；或面色晦暗，肌肤甲错；或妇女乳胀、痛经、闭经、产后恶露不尽、血色紫暗夹块；舌紫暗或有瘀点、瘀斑，脉弦涩或结代。

［证候分析］本证常气滞在先为因，血瘀在后为果。气机阻滞，则局部出现胀痛、窜痛；肝气郁滞，故情志抑郁或急躁易怒，乳胀，脉弦；刺痛拒按而不移，肿块坚硬，局部青紫肿胀，舌紫暗或有瘀点瘀斑，脉涩或结代，均为血瘀之征；瘀血扰乱心肝神魂，故健忘失眠，甚则狂乱；瘀血阻滞体表络脉，肌肤失荣，故面色晦暗，肌肤甲错；妇女气郁血瘀，冲任经脉受阻，故乳胀，痛经，闭经，产后恶露不尽，血色紫暗夹块。

［辨证要点］以局部胀满、窜痛、刺痛、拒按，面色晦暗，妇女经色紫暗，舌紫或有瘀斑，脉弦涩为辨证要点。

（六）气虚津泄证

气虚津泄证指气虚不能固摄津液而津液外泄所致的证候。

［临床表现］气息微弱，声低懒言，神疲乏力，自汗不止，或涕泪清稀而量多，或咳吐大量清稀痰涎，或小便清长，余沥不尽，或遗尿，大便溏薄或久泻，或妇女带下清稀而量多，舌质淡，苔薄白，脉缓弱。

［证候分析］津液的排泄物，包括汗、尿、唾、涕、泪、白带、大便等，其排泄活动主要受脏气所控制。脏气虚弱则固摄津液的功能低下，以致排泄过多、过频而质地清稀；肺卫气虚，故自汗不止，鼻流清涕，咳吐大量稀痰；脾胃气虚，故咳吐清涎，便溏或久泻，带下清稀；肾气虚，故小便清长，余沥不尽或遗尿；气息微弱，声低懒言，神疲乏力，舌淡，脉弱，均为气虚证的表现。

［辨证要点］以气虚证，伴见汗、尿、唾、涕、泪、白带、大便等排泄过多、质地清稀为辨证要点。

（七）气随液脱证

气随液脱证指津液大泄导致气脱的危重证候。

［临床表现］在大汗不止、尿频清长、暴泻久泻、反复呕吐的同时，又出现面色苍白，气息低微，神情淡漠或昏愦，四肢厥冷，全身瘫软，舌淡瘦而干，脉微欲绝或芤。

［证候分析］津液大量、急速丢失，可引起气随津液暴脱。大量的出汗、排尿、呕吐或泄泻等皆是津液急剧耗损的途径，而面色苍白、气息低微、神情淡漠或昏愦、四肢厥冷、全身软瘫、舌淡瘦而干、脉微欲绝或芤，均为气脱津伤之征象。

本证虽起于津液大泄，但气脱表明生命已至垂危关头，故诊断和治疗应以气脱为先为急。

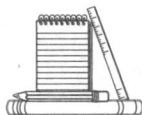

［辨证要点］以大量的出汗、排尿、呕吐或泄泻的同时，伴见面色苍白、气息低微、脉微欲绝为辨证要点。

（八）气滞津停证

气滞津停证指因气滞而津液内停所致的证候。

［临床表现］气滞证以胸胁苦满，善太息，局部胀满、痞闷、胀痛为主症；津停证具有痰证、饮证、水停证、内湿证的临床表现。

［证候分析］本证以气滞为因，津停为果。气的推动和气化功能是津液运行、输布、排泄的动力和前提。气行则津行，气滞则津停。气滞则胸胁苦满，善太息，局部胀满、痞闷、胀痛；气滞津停，则转化为痰、饮、水、湿等内生病邪，进而分别形成痰证、饮证、水停证及内湿证。

［辨证要点］以气滞证与津液内停证并见为辨证要点，尤以头身困重或浮肿、咳喘痰多、呕恶纳呆、脘痞腹胀、二便不利、舌苔滑腻、脉象弦滑为主要依据。

（九）津血俱亏证

津血俱亏证指津液和血液均亏虚所致的证候。

［临床表现］口唇、鼻腔、咽喉、皮肤干燥或燥裂，毛发干枯，口渴喜饮，小便短少，大便干结，面、唇、爪甲淡白无华，头晕眼花，心悸怔忡，心烦失眠，手足麻木，四肢拘急，形体消瘦，舌淡而干瘦，脉细数无力。

［证候分析］津液亏损，则肌肤、孔窍失于濡润，故口唇、鼻腔、咽喉、舌苔、皮肤干燥，甚至干裂，毛发干枯，形体消瘦；脏腑缺乏津液的润养，故口渴，尿少，便结；血液亏虚，脑心失养，故面唇淡白无华，头晕眼花，心悸怔忡，心烦失眠；肌肤、筋脉得不到足够的津、血濡养，故手足麻木，四肢拘急；舌淡而干瘦，脉细数无力，均为津血不足之征。

［辨证要点］以津液亏虚证和血虚证并见为辨证要点，尤以孔窍干燥、尿少渴饮、面唇淡白、眩晕心悸、舌淡脉细等为主要依据。

（十）痰瘀互结证

痰瘀互结证指痰浊与瘀血相互结聚，停留于人体某部所致的证候。

［临床表现］局部肿块坚硬难消，或肢体麻木、偏瘫，或局部持续性胀痛、刺痛、闷痛，痛处拒按不移，或痴呆癫狂，或胸闷脘痞，喉中痰鸣，或关节肿大变形，面色晦暗无华，舌淡紫、紫暗或有瘀斑，苔厚腻，脉弦滑或沉涩。

［证候分析］痰瘀阻滞体内，胶结难解，故病情顽固，病势缠绵。其阻滞部位，以心、脑、肺、肝、胃、肠及关节等最为常见。痰瘀结于心脑，则心胸闷痛、绞痛，或头目胀痛、痴呆、癫狂、偏瘫；痰瘀结于肺，则胸闷，胸痛，咳喘，喉中痰鸣；痰瘀结于腹中，则腹部癥积坚硬难消、刺痛拒按；痰瘀结于经络、关节，则见瘿瘤，关节肿大变形，肢体变形，肢体麻木；而面色晦暗无华，舌淡紫、紫暗或有瘀斑，苔厚腻，脉弦滑或沉涩，均为痰浊、瘀血内停之象。

［辨证要点］以起病缓慢、缠绵难愈、持续性疼痛而拒按不移、肿块坚硬难消、舌紫暗苔厚腻、脉弦滑为辨证要点。

小　结

气血津液辨证是以中医气、血、津液理论为纲领，对疾病证候进行分析的辨证方法，为脏腑辨证打下基础。其主要针对人体在疾病状态下气、血、津液发生异常变化时的具体证候逐一进行辨别。气血津液辨证可分为气血辨证和津液辨证两部分，气血辨证是根据患者所表现的症状、体征等，分析、判断疾病当前病理本质是否存在气血亏损或运行障碍的证候；津液辨证是

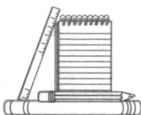

根据患者所表现的症状、体征等，分析、辨别疾病当前病理本质是否存在津液亏虚或运化障碍的证候。通过学习，能理解记忆气血津液辨证的基本概念和基本内容，能归纳气、血、津液各证候的病机并做出证名诊断，具备运用气血津液辨证理论知识诊断疾病、辨识病证的能力。

复习思考题

1. 下列各项，不属于气虚证病因的是（　　　）
   A. 年老体弱　　　　　　　　　B. 暴饮暴食
   C. 劳累过度　　　　　　　　　D. 久病重病
   E. 先天不足

2. 下列各项，属于气陷证的临床表现是（　　　）
   A. 畏寒肢冷　　　　　　　　　B. 二便闭塞
   C. 呃逆呕吐　　　　　　　　　D. 脘腹坠胀
   E. 舌红苔黄

3. 下列各项，属于气滞证的临床表现是（　　　）
   A. 头晕眼花　　　　　　　　　B. 胀闷疼痛
   C. 少气懒言　　　　　　　　　D. 面色少华
   E. 手足发麻

4. 下列各项，属于血虚必见的临床表现是（　　　）
   A. 头晕头痛　　　　　　　　　B. 面色淡白
   C. 心悸怔忡　　　　　　　　　D. 月经量多
   E. 四肢厥冷

5. 下列各项，不属于血虚证病因的是（　　　）
   A. 虫寄肠道　　　　　　　　　B. 脾失健运
   C. 瘀血内阻　　　　　　　　　D. 大病久病
   E. 气机不畅

6. 下列各项，属于血瘀证的舌脉表现的是（　　　）
   A. 舌绛，脉细数　　　　　　　B. 舌淡白，脉弦细
   C. 舌红，脉滑　　　　　　　　D. 舌淡胖，脉细涩
   E. 舌质紫暗，脉细涩

7. 下列各项，不属于津液亏虚证临床表现的是（　　　）
   A. 皮肤干燥　　　　　　　　　B. 口渴喜饮
   C. 干咳少痰　　　　　　　　　D. 大便干结
   E. 舌淡苔润

8. 下列各项，属于痰证临床表现的是（　　　）
   A. 苔薄白，脉浮　　　　　　　B. 苔薄黄，脉缓
   C. 苔白，脉濡　　　　　　　　D. 苔厚腻，脉滑
   E. 苔灰黑，脉涩

9. 支饮的病位是（　　　）
   A. 胃肠　　　　　　　　　　　B. 胸胁
   C. 四肢　　　　　　　　　　　D. 心肺
   E. 头部

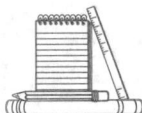

10. 因大出血而导致气脱，称为（　　）

    A. 血虚气脱　　　　　　　　　B. 气随血脱

    C. 阳气虚脱　　　　　　　　　D. 气不摄血

    E. 阴气耗竭

11. 患者神疲乏力，少气懒言，动则汗出，腹痛拒按，舌淡紫且有瘀斑的临床辨证是（　　）

    A. 痰瘀互结证　　　　　　　　B. 气滞血瘀证

    C. 气虚血瘀证　　　　　　　　D. 气血两虚证

    E. 气不摄血证

12. 患者久病卧床，肢体瘫痪，气短息微，食少纳呆，面色淡白，唇爪无华，舌淡白，脉细无力的临床辨证是（　　）

    A. 气虚血瘀证　　　　　　　　B. 气阴两虚证

    C. 气滞血瘀证　　　　　　　　D. 血虚夹瘀证

    E. 气血两虚证

13. 简述气滞血瘀证的临床表现及辨证要点。

14. 简述气不摄血证的临床表现。

15. 简述津液亏虚证的临床表现及辨证要点。

16. 简述阳水、阴水的病因、病机及临床表现。

17. 简述血虚证的临床表现及辨证要点。

18. 简述血瘀证出血的特点。

19. 简述气不固证的临床表现及辨证要点。

20. 气逆证常见于哪些脏腑，并简述其临床表现。

扫一扫，知答案

项目四　脏腑辨证

扫一扫，查阅本项目 PPT 等数字资源

【学习目标】

1. 掌握脏腑辨证各证型的基本概念、临床表现和辨证要点。

2. 熟悉脏腑辨证各类证的鉴别要点。

3. 了解脏腑辨证各证型的证候分析。

4. 能理解记忆脏腑辨证的基本概念和基本内容；能够进行脏腑辨证各型的证候分析，归纳病机并做出证名诊断；具有能运用脏腑辨证理论知识诊断疾病、辨别病证的能力。

脏腑辨证是在认识脏腑生理功能、病理变化的基础上，对四诊所收集的症状、体征及相关病情资料进行综合分析，从而判断疾病所在的脏腑部位、原因、性质等，为临床治疗提供依据的辨证归类方法，即以脏腑为纲，对疾病进行辨证。它是中医辨证体系中的重要内容，是临床辨证的基本方法，是临床各科辨证的基础。

早在《黄帝内经》中就提出了按脏腑进行辨证的观点。如《灵枢·本神》说："必审五脏之病形，以知其气之虚实，谨而调之也。"东汉张仲景承《黄帝内经》之学，在《金匮要略》中确定了按脏腑病机进行辨证，他将《脏腑经络先后病脉证》列为首篇，作为总纲，奠定了脏腑辨证的基础。华佗在《中藏经》中专论"五脏六腑，虚实寒热，生死逆顺，皆见于形证脉气，若非诊察无由识也"，使脏腑辨证初具系统性。隋代巢元方在《诸病源候论》中专列《五脏六腑病诸候》。其后《备急千金要方》《小儿药证直诀》《医学启源》《脾胃论》等，均从不同角度对脏腑辨证的内容进行诸多充实和发展。明清时代，张景岳、李中梓、叶天士等医家亦非常重视脏腑辨证，并进行了卓有成效的研究。近几十年来，通过对历代医籍的整理总结，已形成了较为完善的脏腑辨证理论体系。

尽管中医的辨证方法较多，且各具特色、各有侧重，但都与脏腑辨证密切相关。因为，各种辨证方法与脏腑定位联系密切，最终都要落实到脏腑。所以，脏腑辨证是临床辨证的基础，可用于中医内、外、妇、儿等学科各种疾病的辨证。

脏腑辨证的学习、运用，应注意以下思维方法：第一，脏腑生理功能和病理变化是脏腑辨证的理论依据。脏腑生理功能不同，其病理变化亦异，发生病变后所表现出来的症状和体征也必然有别，这正是确定脏腑病位的主要依据。第二，病因病性辨证、气血津液辨证、八纲辨证都是脏腑辨证的基础。脏腑辨证的基本方法是辨别脏腑病位，除辨明病证所在脏腑外，还要辨清疾病的病因病性在气在血、虚实寒热等。如脏腑辨证的实证中有寒、热、痰、瘀、水、湿等不同病因，虚证中又有阴、阳、气、血之虚的不同。只有探明病因、病性，结合脏腑病位，才能得出正确的诊断并为治疗提供依据。第三，在进行脏腑辨证时，要从整体角度分析脏腑病变的所属证候。中医学认为，人体是以五脏为中心的一个有机整体，脏腑之间、脏腑与各组织器官之间，生理上相互联系、病理上相互影响。所以，临证时应从整体观出发，仔细分析证候与脏腑的内在联系，只有这样才能全面、准确地判断病情。

脏腑辨证包括脏病辨证、腑病辨证、脏腑兼病辨证三部分。由于脏与腑之间具有表里关系，生理上相互为用、相互联系，病理上相互传变、相互影响，故将腑病辨证归纳到脏病辨证中讨论。

一、心与小肠病辨证

——【考纲摘要】————————————————————

1. 心气虚证、心阳虚证、心阳虚脱证的临床表现与鉴别要点。

2. 心血虚证、心阴虚证的临床表现与鉴别要点。

3. 心脉痹阻证的临床表现及瘀阻心脉证、痰阻心脉证、寒凝心脉证、气滞心脉证的鉴别。

4. 痰蒙心神证、痰火扰神证的临床表现与鉴别要点。

5. 心火亢盛证的临床表现。

6. 瘀阻脑络证的临床表现。

7. 小肠实热证的临床表现。

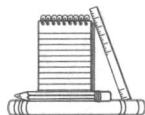

案例导入

高某，男，45 岁，干部。素有"神经衰弱"，经常失眠，近 1 周因每日开会至深夜，病情加重，自述心烦不寐，有时彻夜难眠，纵然入睡片刻，亦是睡眠不实而梦多，白天则觉头脑昏沉，大便干结，小便短赤。患者形体消瘦，颧红，舌红体小，舌苔薄黄，脉细数。

问题

请写出证名诊断，并进行证候分析。

心的主要生理功能是主血脉，具有推动血液在脉道中运行不息的作用；心又主神明，主宰人体精神和意识思维活动，为五脏六腑之大主，被称为"君主之官"。小肠的主要生理功能是受盛化物、泌别清浊，为"受盛之官"。

心的病变主要反映在心脏本身及其主血脉、主神明功能的异常。临床以心悸、怔忡、心痛、心烦、失眠、多梦、神昏谵语、神志错乱，或舌痛、舌疮、脉结或代等为常见表现。小肠病变主要反映在受盛化物、泌别清浊的功能失常。临床以肠鸣、泄泻、腹痛、小便赤涩等为常见症状。

心病的证候有虚有实。虚证多由久病伤正、思虑劳神太过、脏气虚弱等，导致心气虚、心阳虚、心阳暴脱、心血虚、心阴虚等证；实证多由寒凝、火扰、痰阻、气滞、血瘀等导致心脉痹阻、心火亢盛、痰蒙心窍、痰火扰心、瘀阻脑络等证。小肠病变主要表现为泌别清浊功能失常，出现小肠实热证。

（一）心气虚证

心气虚证是指心气不足、鼓动无力，表现为以心悸等为主症的虚弱证候。本证多由久病体虚，或禀赋不足，或年高脏器衰弱等原因所致。

[临床表现] 心悸，胸闷，气短，精神疲倦，或有自汗，活动时诸症加重，面白少华，舌淡，脉虚。

[证候分析] 心气虚则鼓动乏力，气血不能正常运行，因而心悸，胸闷，气短；气虚卫外不固，故自汗；动则气耗，故活动时诸症加重；舌为心窍，其华在面，气虚运血无力，血不上荣，故面白少华，舌淡，脉虚。

[辨证要点] 以心悸、胸闷与气虚症状并见为辨证要点。

（二）心阳虚证

心阳虚证是指心阳虚衰，温运失司，鼓动无力，虚寒内生所表现的虚寒证候。本证多由心气虚进一步发展，或由其他脏腑病证损伤心阳所致。

[临床表现] 心悸，怔忡，心胸憋闷或痛，气短，自汗，畏寒肢冷，神疲乏力，面白，或面唇青紫，舌质淡胖或紫暗，苔白滑，脉弱或结或代。

[证候分析] 心阳受损，心阳虚衰，鼓动温运无力，心动失常，故轻则见心悸，重则为怔忡；心阳不振，胸中阳气痹阻，心脉不通，故见心胸憋闷或痛；阳气虚弱，气虚运血无力，故见气短，体倦乏力；阳虚不能敛阴，则自汗；阳虚不能温煦肢体，则畏寒肢冷；温运无力，血行不畅，故见面白或面唇青紫，脉弱或结代；舌淡胖或紫暗，苔白滑，为阳虚寒盛，水湿不化之征。

[辨证要点] 以心悸、怔忡、心胸憋闷与阳虚症状并见为辨证要点。

（三）心阳虚脱证

心阳虚脱证是指心阳衰极，阳气欲脱所表现的危重证候，多为心阳虚证进一步发展的结果，亦可由寒邪暴伤心阳或痰瘀阻塞心窍所致。

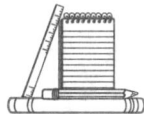

［临床表现］在心阳虚证的基础上，突然冷汗淋漓，四肢厥冷，面色苍白，呼吸微弱，或心悸，心胸剧痛，神志模糊或昏迷，唇舌青紫，脉微欲绝。

［证候分析］心阳衰亡，不能外固，故冷汗淋漓；阳衰不能温煦四肢，故手足厥冷；宗气外泄，不能助肺司呼吸，故呼吸微弱；阳气外脱，脉道失充，故面色苍白；阳衰寒凝，血运不畅，瘀阻心脉，故心胸剧痛，口唇青紫；阳气虚衰，心失温养，神散不收，故神志模糊，甚则昏迷；脉微欲绝，为阳气外脱之征。

［辨证要点］以面色苍白、冷汗淋漓、四肢厥冷、脉微欲绝为辨证要点。

［类证鉴别］心气虚证、心阳虚证、心阳虚脱证三证密切相关，为三个不同的病理阶段，以心气虚证为基础，进而心阳虚，再进一步发展为心阳虚脱。其鉴别详见表3-5。

表3-5 心气虚证、心阳虚证、心阳虚脱证鉴别表

证型	相同点	不同点
心气虚证	心悸，气短，自汗，活动后诸症加剧	兼有面色淡白，神疲体倦，少气懒言，舌淡苔白，脉虚
心阳虚证		兼有畏寒肢冷，面白或晦暗，舌淡胖嫩，苔白滑，脉弱
心阳虚脱证		常见突然冷汗淋漓，四肢厥冷，呼吸微弱，面色苍白，口唇青紫，神昏，脉微欲绝

（四）心血虚证

心血虚证是指心血亏虚不能濡养心脏及心神所表现的虚弱证候，多因劳神过度而耗血，或失血过多，或久病伤及营血，或脾气亏虚，或肾精亏损，生血之源不足所致。

［临床表现］心悸，头晕眼花，失眠多梦，面色淡白或萎黄，唇、舌色淡，脉细无力。

［证候分析］心血不足，心失所养，心动失常，故心悸；血虚心神失养，故失眠多梦；血虚不能上荣于头、面，故头晕眼花，面色淡白或萎黄，唇、舌色淡；血虚脉道失充，故脉细无力。

［辨证要点］以心悸、失眠、多梦与血虚症状并见为辨证要点。

（五）心阴虚证

心阴虚证是指心阴亏损，心与心神失养，虚热内扰所表现的虚热证候，多因思虑劳神太过，暗耗心阴；或因温热火邪，灼伤心阴；或因肝肾等脏阴亏，累及于心所致。

［临床表现］心悸，心烦，失眠多梦，口燥咽干，形体消瘦，或见手足心热，潮热盗汗，两颧潮红，舌红少津，脉细数。

［证候分析］心阴不足，心失濡养，心动失常，故心悸；心神失养，虚火扰神，故心烦不宁，失眠多梦；阴虚失润，机体失充，故口燥咽干，形体消瘦；手足心热、潮热盗汗、两颧潮红、舌红少津、脉细数等，均为阴虚内热之征。

［辨证要点］以心悸、心烦、失眠与阴虚症状并见为辨证要点。

［类证鉴别］心血虚证与心阴虚证均有心失濡养的表现，但前者是因心血不足所致，后者是因心阴亏损所致，其临床鉴别见表3-6。

表3-6 心血虚证、心阴虚证鉴别表

证型	相同点	不同点
心血虚证	心悸怔忡，失眠多梦	眩晕，健忘，面色淡白无华或萎黄，唇舌色淡，脉细弱
心阴虚证		五心烦热，潮热盗汗，颧红，舌红少苔或无苔，脉细数

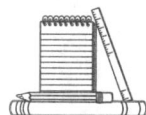

（六）心脉痹阻证

心脉痹阻证是指由于瘀血、痰浊、阴寒、气滞等因素阻痹心脉，以心悸、怔忡、胸闷、心痛为主要表现的一类证候，多因正气先虚，心阳不振，有形之邪痹阻心脉所致，其性质多属本虚标实。由于痹阻的原因不同，临床又有瘀阻心脉证、痰阻心脉证、寒凝心脉证、气滞心脉证之分。

〔临床表现〕心悸，怔忡，心胸憋闷疼痛，痛引肩背内臂，时作时止。或以刺痛为主，舌质晦暗或有青紫斑点，脉细涩或结代；或以心胸憋闷为主，体胖痰多，身重困倦，舌苔白腻，脉沉滑或沉涩；或以遇寒痛剧、得温痛减为主，畏寒肢冷，舌淡苔白，脉沉迟或沉紧；或以胀痛为主，与情志变化有关，善太息，舌淡红，脉弦。

〔证候分析〕心阳不振，失于温运，心动失常，故心悸，怔忡；阳气不宣，血行无力，心脉阻滞不通，故心胸憋闷疼痛；手少阴心经之脉横出腋下，循肩背、内臂后缘，故痛引肩背内臂。瘀血痹阻心脉的疼痛，以刺痛为特点，伴见舌暗或有青紫斑点、脉细涩或结代等症状。痰浊痹阻心脉的疼痛，以闷痛为特点，多伴体胖痰多、身重困倦、苔白腻、脉沉滑或沉涩等痰浊内盛的症状。阴寒凝滞心脉的疼痛，以痛势剧烈、突然发作、遇寒加剧、得温痛减为特点，伴见畏寒肢冷、舌淡苔白、脉沉迟或沉紧等阴邪内盛的症状。气滞心脉的疼痛，以胀痛为特点，其发作往往与精神因素有关，常伴见胁胀、善太息、脉弦等气机郁滞的症状。

〔辨证要点〕以心悸、怔忡、心胸憋闷疼痛为辨证要点。

本症分别由血瘀、痰阻、寒凝、气滞所致，且相互兼夹为病，故应根据不同病机的证候特点，对四证做出鉴别，见表3-7。

表3-7　心脉痹阻四证鉴别表

证型	相同点	不同点
瘀阻心脉证	心悸怔忡，心胸憋闷疼痛，痛引肩背内臂，时发时止	痛如针刺，舌有瘀斑、瘀点或紫暗，脉细涩或结代
痰阻心脉证		闷痛，体胖痰多，身重体倦，舌苔白腻，脉沉滑
寒凝心脉证		剧痛暴发，畏寒肢冷，得温痛减，舌淡，脉沉迟（紧）
气滞心脉证		胀痛，胸胁胀闷，舌淡红，脉弦，发作多与情志相关

（七）心火亢盛证

心火亢盛证是指火热内炽，心火上炎，或心热下移于小肠所表现的实热证候，多因情志抑郁，气郁化火；或火热之邪内侵；或过食辛辣刺激、温补之品，久蕴化火，内炽于心所致。

〔临床表现〕发热，口渴，心烦，失眠，便秘，尿黄，面红，舌尖红绛，苔黄，脉数有力。或见口舌生疮，溃烂疼痛；或见小便短赤，灼热涩痛；或见吐血，衄血；或见狂躁谵语，神志不清。

〔证候分析〕心火炽盛，内扰心神，故发热，心烦，失眠；火邪伤津，故口渴，便秘，尿黄；火热炎上，故面赤，舌尖红绛；气血运行加速，故脉数有力。若以口舌生疮、赤烂疼痛为主，常称为心火上炎证；若兼小便赤涩灼痛，常称为心热下移小肠证；若吐血、衄血表现突出，常称为心火迫血妄行证。

〔辨证要点〕以发热、心烦、失眠、吐衄、舌赤生疮、尿赤涩、灼痛等实火表现为辨证要点。

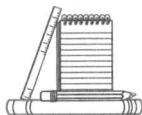

（八）痰蒙心神证

痰蒙心神证是指痰浊蒙蔽心神，表现以神志异常为主症的证候，又称"痰蒙心包证"，多因湿浊酿痰，阻遏气机；或因情志不遂，气郁生痰；或痰浊内盛，夹肝风内扰，导致痰浊蒙蔽心窍所致。

［临床表现］神情痴呆，意识模糊，甚至昏不知人，或精神抑郁，表情淡漠，喃喃独语，举止失常；或突然昏仆，不省人事，口吐涎沫，喉有痰声；并见面色晦暗、胸闷、呕恶、舌苔白腻、脉滑等症。

［证候分析］痰浊上蒙心神，神明失司，故神情痴呆，意识模糊，甚则昏不知人；情志不遂，肝失疏泄，气郁痰凝，痰气互结，蒙蔽神明，故精神抑郁，表情淡漠或神志错乱，喃喃独语，举止失常；若痰浊内盛，引动肝风，肝风夹痰，痹阻心神，故突然昏仆，不省人事，口吐涎沫，喉中痰鸣；痰浊内阻，清阳不升，浊气上泛，气血不畅，故面色晦暗；痰阻胸阳，胃失和降，故胸闷，恶心呕吐；舌苔白腻，脉滑，均为痰浊内盛之征。

［辨证要点］以精神抑郁、神志错乱、痴呆、昏迷等与痰浊内盛症状并见为辨证要点。

（九）痰火扰神证

痰火扰神证是指火热痰浊交结，扰乱心神，表现以神志异常为主症的证候，又称痰火扰心证，多因精神刺激，思虑动怒，气郁化火，炼液为痰，痰火内盛；或外感温热、湿热之邪，热邪煎熬，灼津为痰，痰火内扰所致。

［临床表现］发热，面红目赤，呼吸气粗，咳吐黄痰，喉间痰鸣，心烦，失眠，甚则神昏谵语，或狂躁妄动，打人毁物，不避亲疏，胡言乱语，哭笑无常，舌质红，苔黄腻，脉滑数。

［证候分析］本证可见于外感热病，又可见于内伤杂病。外感热病中，由于邪热内蕴，里热蒸腾上炎，故发热，面红目赤，呼吸气粗；痰火内盛，故吐痰黄稠，或喉间痰鸣；痰火扰乱或蒙蔽心神，故烦躁不宁，神昏谵语；内伤杂病中，由于精神刺激，痰火内盛，闭扰心神，轻则心烦失眠，重则神志狂乱而见胡言乱语，哭笑无常，狂躁妄动，打人毁物；舌质红，苔黄腻，脉滑数，均为痰火内盛之征。

［辨证要点］以神志异常和痰火内盛症状并见为辨证要点。

［类证鉴别］痰蒙心神证与痰火扰神证均以神志异常为主症，但前者表现为抑郁型及一般痰浊之症而无热象，后者表现为亢奋型，并伴有痰火之症，具体鉴别见表3-8。

表3-8　痰蒙心神证与痰火扰神证鉴别表

证型	相同点	不同点
痰蒙心神证	神志异常	神情痴呆，意识模糊，精神抑郁，表情淡漠，喃喃独语，举止失常
痰火扰神证		发热烦躁，口渴面赤，心烦失眠，或狂躁妄动，打人毁物，不避亲疏，胡言乱语，哭笑无常

（十）瘀阻脑络证

瘀阻脑络证是指瘀血阻滞脑络，以头痛、头晕及血瘀症状为主要表现的证候，多因头部外伤，瘀血停积于脑内；或久病入络，瘀血内停，阻塞脑络所致。

［临床表现］头晕、头痛经久不愈，痛如锥刺，痛处固定，或健忘、失眠、心悸，或头部外伤后昏不知人，面色晦暗，舌质紫暗或有瘀斑、瘀点，脉细涩。

［证候分析］瘀血阻滞脑络，"不通则痛"，故头痛持续，痛如锥刺，痛处固定；脑络不通，

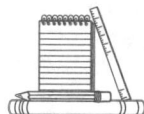

气血不得正常输布，脑失所养，故头晕时作；瘀血不去，新血不生，心神失养，故健忘、失眠、心悸；若外伤严重，脑神受损，则昏不知人；面色晦暗，舌质紫暗或有瘀斑、瘀点，脉细涩等，均为瘀血内阻之征。

［辨证要点］以头痛、头晕等与血瘀症状并见为辨证要点。

（十一）小肠实热证

小肠实热证是指小肠里热炽盛所表现的实热证候。本证多由心火炽盛，心热移于小肠，或感受湿热病邪，或过食温热香燥之品，火热积聚于小肠所致。

［临床表现］心烦口渴，口舌生疮，小便赤涩、灼热疼痛，或尿血，舌尖红，苔黄，脉数。

［证候分析］心火炽盛，热扰心神，故心烦；热邪灼伤津液，故口渴；心火上炎，故口舌生疮；由于心与小肠相表里，小肠有分清别浊之功，若心热下移小肠，则见小便赤涩，灼热疼痛；热伤血络，故尿血；舌尖红，苔黄，脉数，均为心火炽盛之征。

［辨证要点］以小便赤涩、灼热疼痛等与心火亢盛症状并见为辨证要点。

复习思考题

1. 下列哪些是心血虚证与心阴虚证的共见症（　　　）

    A. 失眠   B. 心烦

    C. 盗汗   D. 心悸

    E. 多梦

2. 形成心脉痹阻证的病因病机有哪些（　　　）

    A. 寒邪凝滞心脉   B. 痰浊阻滞心脉

    C. 热邪壅滞心脉   D. 瘀血阻痹心脉

    E. 心脉气机阻滞

3. 下列哪些证候可见心悸怔忡（　　　）

    A. 心肾阳虚证   B. 心脉痹阻证

    C. 心肾不交证   D. 心肝血虚证

    E. 肾气不固证

4. 痰蒙心神证与痰火扰心证如何鉴别？

5. 心气虚证与心阳虚证有何异同？

扫一扫，知答案

二、肺与大肠病辨证

【考纲摘要】

1. 肺气虚证、肺阴虚证的临床表现与鉴别要点。

2. 风寒犯肺证、寒痰阻肺证、饮停胸胁证的临床表现与鉴别要点。

3. 风热犯肺证、肺热炽盛证、痰热壅肺证、燥邪犯肺证的临床表现与鉴别要点。

4. 大肠湿热证、肠热腑实证、肠燥津亏证的临床表现与鉴别要点。

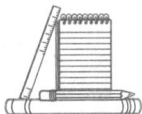

案例导入

张某，男，19 岁，学生。3 天前因天气突变而受寒，出现发热恶寒，无汗，身痛，咳痰清稀。昨起高热（体温 39.5℃），咳嗽加剧，就诊时见高热，咳嗽胸闷，气粗，痰多色淡黄而稠，不易咯出，口渴思饮，烦躁不安，小便短黄，大便干结，舌红苔黄腻，脉滑数。

问题

请写出证名诊断，并进行证候分析。

肺居胸中，上连气道、喉咙，开窍于鼻，合称肺系。肺在体合皮，其华在毛。其经脉起于中焦，下络大肠，与大肠互为表里。

肺的主要生理功能是主气、司呼吸，吸清呼浊，生成宗气，运行全身，贯注心脉，助心行血；肺又主宣发肃降，通调水道，宣降以输布卫气和津液，使皮毛得以温养和濡润，水道得以通调。大肠的主要生理功能是主传导，排泄糟粕，主津。

肺的病变，主要反映在肺系，呼吸功能失常，水液代谢输布失常，以及卫外不固等方面。临床表现以咳喘、咳痰、胸闷、咽喉痒痛、声音变异、鼻塞流涕，或水肿等为常见症状。其中尤以咳喘为多见。《素问·脏气法时论》所谓"肺病者，喘咳逆气"即言此意。大肠病变，主要是传导功能失常。临床表现以泄泻、便秘，以及下痢脓血、腹痛腹胀等为常见症状。

肺病的证候有虚、实两类。虚证多因久病咳喘，或他脏病变累及于肺，导致肺气虚、肺阴虚。实证多因风、寒、燥、热等外邪侵袭或痰饮停聚于肺所致，临床常见风寒犯肺、风热犯肺、燥邪犯肺、寒饮阻肺、肺热炽盛、痰热壅肺、饮停胸胁等证候。大肠病变主要有大肠湿热、肠热腑实、肠燥津亏、大肠虚寒等证候。

（一）肺气虚证

肺气虚证是指肺的功能减弱，其主气、司呼吸、卫外功能失职所表现的虚弱证候，多因久病咳喘，耗伤肺气；或因脾虚失运，生化不足，肺失充养所致。

［临床表现］咳嗽无力，气短而喘，动则尤甚，咳痰清稀，声低懒言，或有自汗、畏风，易于感冒，神疲体倦，面色淡白，舌淡苔白，脉弱。

［证候分析］肺主气、司呼吸，肺气亏虚，呼吸功能减弱，宣降无权，故咳嗽无力，气短而喘；动则耗气，肺气更虚，故咳喘加重；肺虚津液不布，聚而为痰，随气上逆，故咳痰清稀；肺气虚，不能宣发卫气于肌表，腠理失密，卫表不固，故自汗、畏风，且易受外邪侵袭而反复感冒；面色淡白，神疲体倦，舌淡苔白，脉弱，均为气虚之征。

［辨证要点］以咳喘无力、咳痰清稀与气虚症状并见为辨证要点。

（二）肺阴虚证

肺阴虚证是指肺阴不足，失于清肃，虚热内扰所表现的虚热证候。若虚热内扰之症不明显，又可称津伤肺燥证，多因燥热伤肺，或痨虫蚀肺，或汗出伤津，或素嗜烟酒、辛辣燥热之品，或久病咳喘，老年体弱，渐致肺阴亏虚所致。

［临床表现］干咳无痰，或痰少而黏、不易咳出，或痰中带血，声音嘶哑，口燥咽干，形体消瘦，五心烦热，潮热盗汗，两颧潮红，舌红少苔，脉细数。

［证候分析］肺为娇脏，性喜清润，职司清肃。肺阴不足，失于滋润，或虚火灼肺，损伤肺津，导致肺热叶焦，失于清肃，气逆于上，故干咳无痰，或痰少而黏，难以咳出；甚则虚火灼伤肺络，络伤血溢，故痰中带血；肺阴不足，咽喉失润，故声音嘶哑；阴虚阳无所制，虚热内

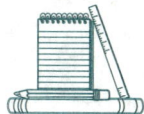

炽，故见午后潮热，五心烦热；热扰营阴，故盗汗；虚火上炎，故两颧潮红；阴液不足，失于滋养，故口燥咽干，形体消瘦；舌红少苔，脉细数，为阴虚内热之征。

[辨证要点] 以干咳、痰少而黏与阴虚内热症状并见为辨证要点。

[类证鉴别] 肺气虚证与肺阴虚证都属虚证，皆有咳喘表现，临床当注意鉴别（表3-9）。

表 3-9　肺气虚证、肺阴虚证鉴别表

证型	相同点	不同点
肺气虚证	咳喘	咳喘无力，痰清稀，气短无力，声低，自汗，舌淡苔白，脉虚
肺阴虚证		干咳无痰或痰中带血，潮热，颧红，盗汗，五心烦热，口燥咽干，舌红少津，脉细

（三）风寒犯肺证

风寒犯肺证是指风寒侵袭肺系，肺卫失宣所表现的证候，多因风寒外邪，侵袭肺卫，导致肺卫失宣所致。

[临床表现] 咳嗽，咳痰色白而清稀，或气喘，微有恶寒发热，鼻塞，流清涕，喉痒，或见身痛无汗，舌苔薄白，脉浮紧。

[证候分析] 肺司呼吸，外合皮毛，风寒外感，最易袭表犯肺，肺气被束，失于宣降，故为咳嗽、气喘；肺津不布，聚成痰饮，随肺气上逆，故咳痰色白而清稀；鼻为肺窍，肺气失宣，鼻咽不利，故鼻塞，流清涕，喉痒；风寒袭表，卫阳被遏，不能温煦肌表，故微恶风寒；卫阳抗邪，阳气郁于肌表，故发热；风寒犯表，凝滞经络，"不通则痛"，故头身疼痛；寒性收引，腠理闭塞，故无汗；舌苔薄白，脉浮紧，为感受风寒之征。

[辨证要点] 以咳嗽、痰白清稀与风寒表证症状并见为辨证要点。

（四）风热犯肺证

风热犯肺证是指风热邪气侵袭肺系，肺卫受病所表现的证候，多因风热外邪，侵袭肺卫，导致肺卫失宣所致。

[临床表现] 咳嗽，痰稠而黄，或气喘，鼻塞，流浊涕，咽喉肿痛，发热，微恶风寒，口微渴，舌尖红，苔薄黄，脉浮数。

[证候分析] 风热袭肺，肺失清肃，肺气上逆，故咳嗽；风热熏蒸，灼津为痰，故痰稠而黄；肺气失宣，鼻窍不利，津液为热邪所灼，故鼻塞，流浊涕；风热上扰，咽喉不利，故咽喉肿痛；风热袭表，卫气抗邪，阳气浮郁于表，故发热；卫气被遏，肌表失于温煦，故微恶风寒；热伤津液，故口微渴；舌尖红，苔薄黄，脉浮数，为风热袭表犯肺之征。

[辨证要点] 以咳嗽、痰稠而黄与风热表证症状并见为辨证要点。

[类证鉴别] 风热犯肺证与风寒犯肺证临床皆具有表证特点，鉴别见表3-10。

表 3-10　风热犯肺证、风寒犯肺证鉴别表

证型	相同点	不同点
风热犯肺证	咳嗽咳痰及表证症状	发热重恶寒轻，痰稠而黄，流浊涕，舌苔薄黄，脉浮数
风寒犯肺证		恶寒重发热轻，痰白清稀，鼻流清涕，舌苔薄白，脉浮紧

（五）燥邪犯肺证

燥邪犯肺证是指外感燥邪，津液耗伤，肺表失润所表现的证候，简称肺燥证，多因时处秋

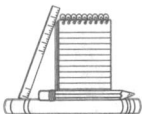

令，感受燥邪，耗伤肺津，肺卫失和，或因风温之邪化燥伤津所致。初秋感燥，燥与热合，多病温燥；深秋感燥，燥与寒合，多病凉燥。

［临床表现］干咳少痰，或痰黏难咳，甚则胸痛，痰中带血，或见鼻衄、口、唇、鼻、咽、皮肤干燥，尿少，大便干结，舌苔薄而干燥少津；或微有发热恶寒，无汗或少汗，脉浮数或浮紧。

［证候分析］肺喜润恶燥，职司清肃。燥邪犯肺，肺津耗损，肺失滋润，清肃失职，故干咳少痰，或痰少而黏、难以咳出；咳甚损伤血络，故胸痛，咯血，鼻衄；燥邪伤津，清窍、皮肤失于滋润，故口、唇、鼻、咽、皮肤干燥，苔薄而干燥少津；肠道失润，故大便干燥；津伤液亏，故小便短少；燥袭卫表，卫气失和，故微有发热恶寒。夏末秋初，燥与热合，多为温燥，腠理开泄，故汗出，脉浮数。秋末冬初，若燥与寒合，多为凉燥，寒主收引，腠理闭塞，故无汗，脉浮紧。

［辨证要点］以干咳少痰，鼻、咽、口、舌干燥为辨证要点。

［类证鉴别］燥邪犯肺证与肺阴虚证均以干咳，或痰少难咳为主症，且兼失润之干燥症。但前者为外燥证，病程短，伴有燥邪袭表的表卫失和见症；后者属内燥证，病程长，伴有阴虚内热的虚热症状。具体鉴别见表3-11。

表3-11 燥邪犯肺证、肺阴虚证鉴别表

证型	相同点	不同点
燥邪犯肺证	干咳，痰少难咳	属外感新病，兼有表证，干燥症状突出，虚热之象不明显
肺阴虚证		属内伤久病，无表证，虚热内扰的症状明显

（六）寒痰阻肺证

寒痰阻肺证是指寒邪与痰浊停聚于肺，肺失宣降所表现的证候，多因素有痰疾，罹感寒邪，内客于肺；或因外感寒湿，侵袭于肺，转化为痰；或因脾阳不足，寒从内生，聚湿成痰，上干于肺所致。

［临床表现］咳嗽，气喘，痰白清稀而量多，胸部满闷，或喉间有哮鸣声，恶寒肢冷，舌质淡，苔白腻或白滑，脉濡缓或滑。

［证候分析］寒痰阻肺，肺失宣降，肺气上逆，故咳嗽，气喘、痰白清稀而量多；痰气搏结，上涌气道，故喉中痰鸣，时发哮喘；痰浊或寒饮凝闭于肺，肺气不利，故胸部满闷；寒性凝滞，阳气被郁而不能外达，形体四肢失于温煦，故恶寒肢冷；舌淡，苔白腻或白滑，脉濡缓或滑，为寒饮痰浊内停之征。

［辨证要点］以咳嗽气喘、痰白清稀而量多、舌苔白腻为辨证要点。

（七）肺热炽盛证

肺热炽盛证是指邪热炽盛，壅滞于肺，肺失清肃所表现的实热证候，多因外感风热之邪入里，或风寒之邪入里化热，蕴结于肺所致。

［临床表现］发热，口渴，咳嗽，气粗而喘，甚则鼻翼翕动，鼻息灼热，胸痛，或有咽喉红肿疼痛，小便短黄，大便秘结，舌红苔黄，脉数。

［证候分析］肺热炽盛，肺失清肃，气逆于上，故见咳嗽，气喘，甚则鼻翼翕动，气粗息灼；邪气郁于胸中，阻碍气机，故胸痛；肺热上熏于咽喉，气血壅滞，故咽喉红肿疼痛；里热蒸腾，向外升散，故发热较甚；热盛伤津，故口渴欲饮，大便秘结，小便短黄；舌红苔黄，脉数，均为邪热内盛之征。

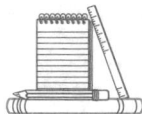

［辨证要点］以咳喘气粗、鼻翼翕动与实热症状并见为辨证要点。

（八）痰热壅肺证

痰热壅肺证是指痰热互结，壅滞于肺，肺失清肃所表现的肺经痰热证候，多因热邪犯肺，肺热炽盛，灼伤肺津，炼液成痰；或有宿痰内盛，郁而化热，痰热互结，壅阻于肺所致。

［临床表现］咳嗽，咳痰黄稠而量多，胸闷，气喘息粗，甚则鼻翼翕动，喉中痰鸣，或咳吐脓血腥臭痰，胸痛，发热口渴，烦躁不安，小便短黄，大便秘结，舌红苔黄腻，脉滑数。

［证候分析］痰壅热蒸，肺失清肃，气逆上冲，故咳嗽气喘，气粗息涌，甚则鼻翼翕动；痰热互结，随肺气上逆，故咳痰黄稠而量多，或喉中痰鸣；若痰热阻滞肺络，气滞血壅，肉腐血败，故咳吐脓血腥臭痰；痰热内盛，壅塞肺气，故胸闷胸痛；里热炽盛，蒸腾于外，故发热；热扰心神，故烦躁不安；热灼津伤，故口渴，小便黄赤，大便秘结；舌红苔黄腻，脉滑数，为典型的痰热内盛之征。

［辨证要点］以发热、咳喘、痰多黄稠与实热症状并见为辨证要点。

［类证鉴别］痰热壅肺证与肺热炽盛证均见咳嗽及里实热证，但前者兼有痰浊壅盛的见症，后者则痰证不明显，两者的鉴别见表3-12。

表3-12　肺热炽盛证与痰热壅肺证鉴别表

证型	相同点	不同点
肺热炽盛证	咳喘，痰黄及实热证	痰热俱盛，咳痰黄稠而量多，苔黄腻，脉滑数
痰热壅肺证		热重而痰少，苔黄，脉数

（九）饮停胸胁证

饮停胸胁证是指水饮停于胸胁，阻碍气机所表现的证候，亦称"悬饮"，多因中阳素虚，气不化水，水停为饮；或因外邪侵袭，肺失通调，水液运行输布障碍，停聚为饮，流注胸胁所致。

［临床表现］胸胁胀闷或痛，咳唾痛甚，气息短促，或身体转侧、呼吸时胸胁牵引作痛，或有头目晕眩，舌苔白滑，脉沉弦。

［证候分析］胸廓饱满，饮停胸胁，气机受阻，升降失司，经脉不利，故胸胁胀闷疼痛，气短息促；水饮停于胸腔，上迫于肺，肺失宣降，胸胁气机不利，故咳唾痛甚，或身体转侧时牵引作痛；饮邪阻遏，清阳不升，故头目晕眩；水饮内停，故苔白滑，脉沉弦。

［辨证要点］以胸胁胀闷、咳唾引痛为辨证要点。

风寒犯肺证、寒痰阻肺证、饮停胸胁证皆可见咳喘痰稀色白，临床当注意鉴别（表3-13）。

表3-13　风寒犯肺证、寒痰阻肺证、饮停胸胁证鉴别表

证型	相同点	不同点
风寒犯肺证		痰少，微恶风寒，发热，无汗，鼻塞流涕，苔薄白，脉浮紧
寒痰阻肺证	咳痰色白清稀	痰多、易咳，胸闷气喘，或喉间有哮鸣声，苔白腻或白滑，脉濡缓或滑
饮停胸胁证		胸廓饱满，胸胁胀闷，咳唾引痛，或身体转侧、呼吸时胸胁牵引作痛，或有头目晕眩，舌苔白滑，脉沉弦

（十）大肠湿热证

大肠湿热证是指湿热内蕴，阻滞肠道，传导失职所表现的证候，多因夏秋之季，暑湿热毒

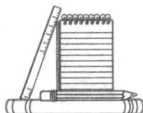

之邪侵犯肠道；或饮食不节，进食腐败不洁之物，湿热秽浊之邪蕴结肠道所致。

［临床表现］腹痛腹胀，下痢脓血，里急后重，或暴泻如水，或腹泻不爽，粪质黄稠秽臭，肛门灼热，小便短黄，身热口渴，舌质红，苔黄腻，脉滑数。

［证候分析］湿热之邪侵犯肠道，阻碍气机，气滞不通，故腹痛腹胀；湿热侵袭肠道，气机紊乱，清浊不分，水液下趋，故暴注下迫；湿热内蕴，损伤肠络，瘀热互结，故下痢脓血；火性急迫而湿性黏滞，湿热疫毒侵犯，肠道湿热不散，秽浊蕴结不泄，故腹泻不爽，粪质黄稠、秽臭，排便时肛门灼热感；湿热蒸腾于外，故身热；热邪伤津，泻下耗液，故口渴，尿短黄；舌质红，苔黄腻，脉滑数，为湿热内蕴之征。

［辨证要点］以腹痛、里急后重、下痢脓血、大便黄稠秽臭与湿热症状并见为辨证要点。

（十一）肠热腑实证

肠热腑实证是指邪热入里，与肠中糟粕相搏，燥屎内结所表现的实热证候，又称大肠热结证，亦称大肠实热证，多因邪热炽盛，汗出过多；或误用发汗，津液外泄，导致肠中干燥，里热更甚，燥屎内结。

［临床表现］脘腹胀满，疼痛拒按，大便秘结，或日晡潮热，或热结旁流，大便恶臭，高热，汗多，口渴，甚则神昏谵语，狂乱，小便短黄，舌质红，苔黄厚而燥，或焦黑起刺，脉沉数有力，或沉迟有力。

［证候分析］里热炽盛，伤津耗液，肠道失润，邪热与肠中燥屎内结，腑气不通，故脐腹部胀满，疼痛拒按，大便秘结；大肠属阳明，经气旺于日晡，故日晡发热更甚；若燥屎内结，邪热迫津下泄，故泻下青黑色恶臭粪水，称为"热结旁流"；肠热壅滞，腑气不通，邪热与秽浊上熏，侵扰心神，故神昏谵语，精神狂乱；里热熏蒸，迫津外泄，故高热，汗出，口渴，小便短黄；实热内盛，故舌苔黄厚而干燥，脉沉数有力；若燥屎与邪热互结，煎熬熏灼，故舌苔焦黑起刺；阻碍脉气运行，故脉来沉迟有力。

［辨证要点］以大便秘结、腹满疼痛与里热炽盛症状并见为辨证要点。

（十二）肠燥津亏证

肠燥津亏证是指津液亏损，肠失濡润，传导失职所表现的证候，又称大肠津亏证，多因素体阴亏，或年老阴津不足，或嗜食辛辣燥烈食物，或吐泻、久病、温热病后期等耗伤阴液所致。

［临床表现］大便干燥如羊屎，艰涩难下，数日一行，腹胀作痛，或可于左少腹触及包块，口干，或口臭，或头晕，舌红少津，苔黄燥，脉细涩。

［证候分析］各种原因损伤阴津，肠道失濡，传导失职，故大便干燥秘结，坚硬如羊屎，难以排出，甚或数日一行；大肠有燥屎，气机阻滞，故腹胀作痛，或左下腹触及包块；腑气不通，浊气上逆，故口气臭秽，甚至上扰清阳而见头晕；阴津亏损，不能上润，故口干，舌红少津；阴液不能濡润脉道，故脉细涩。

［辨证要点］以大便燥结、排便困难与津亏症状并见为辨证要点。

（十三）大肠虚寒证

大肠虚寒证是指脾肾阳虚，固摄失权，以致肠虚滑泻无度所致的证候，又称肠虚滑泄证。

［临床表现］大便泻下无度，或滑脱失禁，甚则脱肛，腹痛隐隐，喜温喜按，舌淡，苔白滑，脉沉弱。

［证候分析］本证多由素体阳虚，或过食生冷，久病伤阳，久泻久痢，使大肠传导失常所致。久泻久痢，下利伤阳，导致脾肾阳虚，固摄无权，故大便泻下无度，或滑脱失禁，甚则脱肛；阳虚生内寒，中阳受损，则腹痛隐隐，喜温喜按；舌淡，苔白滑、脉沉弱，皆为阳虚阴盛之象。

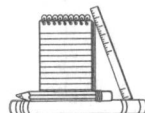

［辨证要点］以大便泻下无度甚或失禁，常伴脾阳虚、肾阳虚症状为辨证要点。

大肠病常见寒、热、虚、实四证，鉴别见表3-14。

表3-14 大肠病四证鉴别表

证型	主症	兼症	舌象	脉象
大肠湿热证	下痢脓血或下利黄浊臭稀水	腹痛，里急后重，肛门灼热，小便短赤，或烦热	舌红苔黄腻	滑数
肠热腑实证	大便秘结或热结旁流	日晡潮热，腹满胀痛拒按，小便短赤，或时有谵语	舌红苔黄而焦燥	脉沉实有力
肠燥津亏证	大便秘结干燥，数日一行	口干，或口臭头晕	舌红少津	脉细涩
大肠虚寒证	泄泻无度或大便失禁或脱肛	腹痛隐隐，喜温喜按	舌淡苔白滑	脉沉弱

复习思考题

1. 肺阴虚证与燥邪犯肺证的共见症有哪些（   ）
   A. 颧红盗汗　　　　　　　　B. 干咳少痰
   C. 痰中带血　　　　　　　　D. 发热恶风
   E. 口干咽燥

2. 痰热壅肺证与风热犯肺证的鉴别要点有哪些（   ）
   A. 有无咳痰黄稠　　　　　　B. 脉浮数或滑数
   C. 有无发热恶风寒　　　　　D. 有无小便短黄
   E. 苔薄黄或黄腻

3. 下列肺病证候中，哪些具有外感卫表症状（   ）
   A. 燥邪犯肺证　　　　　　　B. 风寒犯肺证
   C. 痰热壅肺证　　　　　　　D. 寒痰阻肺证
   E. 风热犯肺证

4. 风寒犯肺证与表寒证有何异同？

5. 简述肺热炽盛证和痰热壅肺证临床表现的区别。

扫一扫，知答案

三、脾与胃病辨证

—【考纲摘要】—

1. 脾气虚证、脾阳虚证、脾虚气陷证、脾不统血证的临床表现与鉴别要点。

2. 湿热蕴脾证、寒湿困脾证的临床表现与鉴别要点。

3. 胃气虚证、胃阳虚证、胃阴虚证的临床表现与鉴别要点。

4. 胃热炽盛证、寒饮停胃证临床表现与鉴别要点。

5. 寒滞胃肠证、食滞胃肠证、胃肠气滞证的临床表现与鉴别要点。

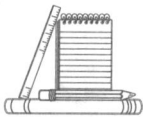

案例导入

张某，女，40岁，营业员。反复腹泻5月余，伴腹满嗳气2天。患者素有腹泻之疾，饮食稍有不慎则腹泻，昨日因气候炎热于午餐时吃了两碗冷面，下午即腹痛腹泻，今日已泻4次，大便为不消化食物，且感腹胀不舒，嗳气食臭，神疲乏力，动则汗出，舌淡苔白腻，脉濡。

问题

1. 请进行证候分析。

2. 请写出辨证结果。

脾位居中焦，与胃相表里。脾主肌肉、四肢，开窍于口，其华在唇，外应于腹。

脾的主要生理功能是主运化水谷、水液，输布精微，为气血生化之源，故有后天之本之称；脾又主统血，能统摄血液在脉内运行；脾气主升，喜燥恶湿。胃的主要生理功能是主受纳、腐熟水谷，为"水谷之海""仓廪之官"。胃气以降为顺，喜润恶燥。

脾的病证主要以运化、升清功能失职，致使水谷、水液不运，消化功能减退，水湿潴留，化源不足，或脾不统血，清阳不升为主要病理改变。其临床以腹胀腹痛、食少纳呆、便溏、浮肿、肢体困重、内脏下垂、慢性出血等为常见症状。胃的病证，主要反映在受纳、腐熟功能障碍，胃失和降，胃气上逆。其临床以胃脘胀满或疼痛、呕恶、呃逆、嗳气等为常见症状。

脾病的证候有虚、实之分。虚证多因饮食、劳倦、思虑过度所伤，或病后失调，导致脾气虚、脾阳虚、脾虚气陷、脾不统血等证；实证多由饮食不节，或外感湿热或寒湿之邪，或失治、误治，导致寒湿困脾、湿热蕴脾等证。胃病的证候亦有虚、实之分，虚证多因正气不足所致，有胃气虚、胃阳虚、胃阴虚等证；实证多因寒、热、水、食阻滞胃肠所致，有寒滞胃肠、胃肠气滞、胃火炽盛、食滞胃肠、饮留胃肠等证。

（一）脾气虚证

脾气虚证指脾气不足，运化失职所表现的虚弱证候，多因饮食不节、劳倦过度、忧思日久，损伤脾土；或禀赋不足，素体虚弱；或年老体衰；或大病初愈，调养失慎等所致。

[临床表现]食少腹胀，食后胀甚，大便稀溏，肢体倦怠，神疲乏力，少气懒言，形体消瘦，面色萎黄，或肥胖，浮肿，舌淡苔白，脉缓或弱。

[证候分析]脾主运化，脾气虚弱，健运失职，输精、散精无力，水湿不运，故食少腹胀；食后脾气益困，故腹胀愈甚；脾虚失运，清浊不分，水湿下注肠道，故大便稀溏；脾为气血生化之源，脾虚化源不足，不能充达肢体、肌肉，故肢体倦怠，形体消瘦；气血不能上荣于面，故面色萎黄；脾气虚，气血化生不足，脏腑功能衰退，故神疲乏力，少气懒言；若脾气虚弱，水湿不运，泛溢肌肤，则形体肥胖，或肢体浮肿；舌淡苔白，脉缓或弱，为脾气虚弱之征。

[辨证要点]以食少、腹胀、便溏与气虚症状并见为辨证要点。

（二）脾阳虚证

脾阳虚证指脾阳虚衰，失于温运，阴寒内生所表现的虚寒证候，又称"脾虚寒证"，多因脾气虚进一步发展而成；或因食生冷，外寒直中；或过用苦寒药物，损伤脾阳；或肾阳不足，命门火衰，火不生土所致。

[临床表现]食少腹胀，腹痛绵绵，喜温喜按，畏寒肢冷，面白少华或虚浮，口淡不渴，大便稀溏，甚至完谷不化，或肢体浮肿，小便短少，或白带清稀量多，舌质淡胖或有齿痕，舌苔白滑，脉沉迟无力。

[证候分析]脾阳虚衰，运化失权，故食少腹胀，大便稀溏，甚至完谷不化；阳虚失运，寒

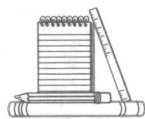

从内生，寒凝气滞，故腹痛绵绵，喜温喜按；脾阳虚衰，水湿不化，泛溢肌肤，故肢体浮肿，小便短少；水湿下注，损伤带脉，带脉失约，故白带清稀量多；脾阳虚衰，温煦失职，故畏寒肢冷；阳虚气血不荣，水气上泛，故面白无华或虚浮；舌质淡胖、边有齿痕，苔白滑，脉沉迟无力，为阳虚失运之征。

［辨证要点］以食少、腹胀、腹痛、便溏与虚寒症状并见为辨证要点。

（三）脾虚气陷证

脾虚气陷证指以脾气虚弱，升举无力，中气下陷为主要表现的证候，又称"脾气下陷证"，亦称"中气下陷证"，多由脾气虚进一步发展，或因久泻久痢，或劳累太过，或妇女孕产过多，产后失于调护等损伤脾气所致。

［临床表现］脘腹重坠作胀，食后益甚，或便意频数，肛门重坠，或久泻不止，甚或脱肛，子宫下垂，胃下垂，或小便浑如米泔；伴面白无华，头晕目眩，食少便溏，气短懒言，神疲乏力，舌淡苔白，脉缓或弱。

［证候分析］脾气主升，能升发清阳，举托内脏。脾气虚衰，升举无力，气坠于下，故脘腹重坠作胀，食后更甚；中气下陷，内脏失于举托，故便意频数，肛门重坠，或久泻不止，甚或脱肛，或子宫下垂，或胃等脏器下垂；脾主散精，精微不能正常输布，清浊不分，反注膀胱，故小便浑浊如米泔；清阳不升，头目失养，故头晕目眩；脾气虚弱，健运失职，故食少便溏；化源亏虚，气血津液不能输布全身，脏腑功能减退，故气短懒言，神疲乏力，面白无华，舌淡白，脉缓或弱。

［辨证要点］以脘腹重坠、内脏下垂与气虚症状并见为辨证要点。

（四）脾不统血证

脾不统血证指脾气虚弱，不能统摄血液，导致血溢脉外为主要表现的虚弱证候，又称"气不摄血证"。本证多由久病气虚，或忧思日久、劳倦过度，损伤脾气，以致统血无权所致。

［临床表现］各种慢性出血，如便血、尿血、吐血、鼻衄、紫斑、妇女月经过多、崩漏，伴食少便溏，神疲乏力，气短懒言，面色萎黄，舌淡苔白，脉细无力。

［证候分析］脾气亏虚，运血乏力，统血无权，血溢脉外，故见各种慢性出血症状。血从胃肠外溢，故见吐血或便血；血从膀胱外溢，故见尿血；血从肌肤外渗，故见紫斑；血从鼻外渗，故见鼻衄；脾虚冲任不固，故妇女月经过多，甚或崩漏；脾气虚弱，运化失职，故食少便溏；化源亏少，气血不足，头面失于滋养，功能衰减，故见面色萎黄，神疲乏力，气短懒言；舌淡苔白，脉细无力，为脾气虚弱，气血两虚之征。

［辨证要点］以各种慢性出血，血色淡红与气血两虚症状并见为辨证要点。

［类证鉴别］脾气虚证、脾阳虚证、脾虚气陷证、脾不统血证均为脾气虚的发病基础，但脾阳虚证常伴有虚寒表现，脾虚气陷证常伴有内脏下垂表现，脾不统血证常伴有各种慢性出血表现（表3-15）。

表3-15 脾气虚证、脾阳虚证、脾虚气陷证、脾不统血证鉴别表

证型	相同点	不同点
脾气虚证	食少纳呆，腹胀便溏，少气懒言，四肢倦怠，面色萎黄或面白无华	伴见浮肿或消瘦，舌淡苔白，脉缓或弱
脾阳虚证		伴见腹痛绵绵，喜温喜按，畏寒肢冷，或肢体浮肿，或白带清稀量多，舌质淡胖或有齿痕，舌苔白滑，脉沉迟无力
脾虚气陷证		伴见脘腹重坠，便意频数，肛门重坠，或久泻不止，脱肛，子宫脱垂，胃下垂，或小便浑如米泔，舌淡苔白，脉缓或弱
脾不统血证		伴见便血，尿血，吐血，鼻衄，紫斑，妇女月经过多，崩漏，舌淡苔白，脉细无力

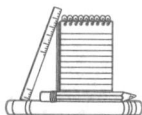

（五）寒湿困脾证

寒湿困脾证指寒湿内盛，困阻脾阳，脾失温运等为主要表现的寒湿证候，又称"湿困脾阳证"或"寒湿中阻证"，多因淋雨涉水、居处潮湿、气候阴雨，寒湿内侵伤中；或因饮食失节，过食生冷、瓜果，以致寒湿停滞中焦；或因嗜食肥甘，湿浊内生，困阻中阳所致。

［临床表现］脘腹胀闷，口腻纳呆，泛恶欲呕，口淡不渴，腹痛便溏，头身困重，或小便短少，肢体肿胀，或身目发黄，面色晦暗不泽，或妇女白带清稀量多，舌体淡胖，舌苔白滑或白腻，脉濡缓或沉细。

［证候分析］脾喜燥恶湿，寒湿内盛，脾阳受困，运化失职，水湿内停，脾气郁滞，故脘腹胀闷；脾失健运，湿滞气机，故口腻纳呆；水湿下渗，故大便稀溏；脾失健运，影响胃失和降，胃气上逆，故泛恶欲呕；湿为阴邪，其性重浊，郁遏清阳，故头身困重；寒湿困脾，阳气被遏，水湿不运，泛溢肌肤，故肢体肿胀，小便短少；寒湿困阻中阳，若肝胆疏泄失职，胆汁外溢，可见面目、肌肤发黄，其色晦暗不泽；寒湿下注，损伤带脉，带脉失约，妇女可见白带清稀量多；口淡不渴，舌体胖大，苔白滑腻，脉濡缓或沉细，均为寒湿内盛之征。

［辨证要点］以脘腹胀闷、食少便溏、头身困重与寒湿症状并见为辨证要点。

［类证鉴别］脾阳虚证与寒湿困脾证病位均在脾，病性均属寒，均有脾运失职，水湿不化的表现，但脾阳虚证是脾阳虚衰，寒自内生所致，为虚证，以虚寒表现为主；寒湿困脾证是由寒湿困脾，中阳不展所致，为实证，以寒湿表现为主（表3-16）。

表3-16 脾阳虚证与寒湿困脾证鉴别表

证型	相同点	不同点
脾阳虚证	食少纳呆，腹胀便溏，口淡不渴，肢体浮肿，小便短少，妇女白带清稀量多，舌质淡胖，苔白滑	伴见腹痛绵绵，喜温喜按，畏寒肢冷，大便完谷不化，脉沉迟无力
寒湿困脾证		伴见头身困重，身目发黄，面色晦暗，舌苔白腻，脉濡缓或沉细

（六）湿热蕴脾证

湿热蕴脾证指湿热内蕴中焦，脾胃纳运功能失职所表现的湿热证候，又称"中焦湿热证"或"脾胃湿热证"，多因感受湿热之邪，或嗜食肥甘厚腻，饮酒无度，酿成湿热，内蕴脾胃所致。

［临床表现］脘腹胀满，纳呆，呕恶，口中黏腻，渴不多饮，便溏不爽，小便短黄，肢体困重，或身热不扬，汗出热不解，或见身目发黄、色鲜明，或皮肤瘙痒，舌质红，苔黄腻，脉濡数或滑数。

［证候分析］湿热阻滞中焦，纳运失健，升降失常，气机阻滞，故脘腹胀满，纳呆食少，恶心呕吐；湿热蕴脾，上蒸于口，故口中黏腻，渴不多饮；湿热下注，阻碍气机，大肠传导失司，故便溏而不爽；湿热下注膀胱，故小便短黄；脾主肌肉，湿热困脾，留滞肌肉，阻碍经气，故肢体困重；湿遏热伏，热邪难以散发，故身热不扬；湿热之邪，黏滞缠绵，故汗出热不解；若湿热蕴结脾胃，熏蒸肝胆，肝失疏泄，胆汁不循常道而泛溢肌肤，故身目发黄、色鲜明；湿热泛溢肌肤，故皮肤瘙痒；舌质红，苔黄腻，脉濡数或滑数，均为湿热内蕴之征。

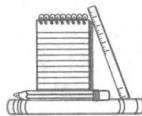

[辨证要点] 以脘腹胀满、纳呆、呕恶、身目发黄与湿热症状并见为辨证要点。

[类证鉴别]

1. 寒湿困脾证与湿热蕴脾证　二证病位均在脾，病邪均为湿，均有湿邪困脾之象，但前者病性属寒，为寒湿证，后者病性属热，为湿热证（表3-17）。

表3-17　寒湿困脾证与湿热蕴脾证鉴别表

证型	相同点	不同点
寒湿困脾证	脘腹胀闷，口中黏腻，纳呆呕恶，便溏，肢体困重，身目发黄，苔腻，脉濡	伴见腹痛喜暖，口淡不渴，身目发黄，其色晦暗不泽（阴黄），妇女白带清稀量多，舌淡苔白腻，脉濡缓
湿热蕴脾证		伴见身热不扬，汗出热不解，渴不多饮，小便短黄，身目发黄，其色鲜明（阳黄），舌红苔黄腻，脉濡数

2. 湿热蕴脾证与大肠湿热证　二证均属湿热为病，但湿热蕴脾证病位在脾，病势较缓，大肠湿热证病位在大肠，病势较急，两者的鉴别见表3-18。

表3-18　湿热蕴脾证与大肠湿热证鉴别表

证型	相同点	不同点
湿热蕴脾证	发热，口渴，尿黄，舌红，苔黄腻，脉滑数	病势较缓，除有腹胀、纳呆、呕恶、便溏不爽等胃肠症状外，还伴有身热不扬，汗出热不解，肢体困重，口腻，渴不多饮，或有黄疸、肤痒等症
大肠湿热证		病势较急，以腹痛、里急后重、下痢脓血、大便黄稠臭秽等肠道症状为主

（七）胃气虚证

胃气虚证指胃气不足，受纳、腐熟水谷功能减弱，导致胃失和降所表现的虚弱证候，多因饮食不节、饥饱失常、劳倦过度、久病失养、其他脏腑病变影响，损伤胃气所致。

[临床表现] 胃脘隐痛或痞满，按之觉舒，食欲不振，嗳气，口淡不渴，面色萎黄，气短懒言，神疲倦怠，舌质淡，苔薄白，脉弱。

[证候分析] 胃主受纳、腐熟水谷，胃气以降为顺。胃气亏虚，受纳、腐熟功能减退，胃气失和，气滞中焦，故胃脘隐痛或痞满，不思饮食；病性属虚，故按之觉舒；胃气虚弱，失于和降，逆而向上，故时作嗳气；胃虚日久，气血乏源，气血虚少不能上荣于面，故面色萎黄；气虚推动无力，故气短懒言，神疲倦怠；舌质淡，苔薄白，脉弱，为气虚之征。

[辨证要点] 以胃脘痞满、隐痛喜按、食少与气虚症状并见为辨证要点。

[类证鉴别] 脾气虚证与胃气虚证均有食少、脘腹或胀或痛及气虚的共同症状，但脾气虚证以脾失运化为主，胃气虚证以受纳、腐熟功能减弱，胃失和降为主，二者的鉴别见表3-19。

表3-19　脾气虚证与胃气虚证鉴别表

证型	相同点	不同点
脾气虚证	食少，脘腹或胀或痛，面色萎黄，伴见神疲乏力，少气懒言，舌淡，脉弱	胀痛的部位在腹部，腹胀、便溏、浮肿等症突出
胃气虚证		胀痛的部位在胃脘，脘痞隐痛、嗳气等症突出

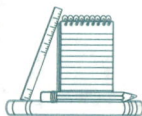

（八）胃阳虚证

胃阳虚证指阳气不足，虚寒内生，导致胃失和降所表现的虚寒证候，又称"胃虚寒证"。本证多因饮食失调，嗜食生冷；或过用苦寒、泻下之品；或脾胃素弱，阳气自衰；或久病失养，以及其他脏腑病变影响，伤及胃阳所致。

[临床表现] 胃脘冷痛，绵绵不已，时发时止，喜温喜按，食后缓解，泛吐清水，或夹有不消化食物，食少脘痞，口淡不渴，倦怠乏力，畏寒肢冷，舌淡胖嫩，脉沉迟无力。

[证候分析] 胃阳不足，虚寒内生，寒凝气机，胃气不畅，故胃脘冷痛；性属虚寒，故其痛绵绵不已，时作时止，喜温喜按，食后、按压、得温均可使病情缓解；受纳、腐熟功能减退，水谷不化，胃气上逆，故食少，呕吐清水或夹不消化食物；阳虚气弱，推动温煦功能减退，故畏寒肢冷，体倦乏力；阳虚内寒，津液未伤，故口淡不渴；舌淡胖嫩，脉沉迟无力，为虚寒之征。

[辨证要点] 以胃脘冷痛、喜温喜按与阳虚症状并见为辨证要点。

[类证鉴别] 脾阳虚证与胃阳虚证均有食少、脘腹冷痛及阳虚的共同症状，但脾阳虚证以脾失运化为主，胃阳虚证以受纳、腐熟功能减弱，胃失和降为主，二者的鉴别见表3-20。

表3-20　脾阳虚证与胃阳虚证鉴别表

证型	相同点	不同点
脾阳虚证	食少，脘腹冷痛，绵绵不已，喜温喜按，伴见口淡不渴，倦怠乏力，畏寒肢冷，舌淡胖，脉沉迟无力	冷痛的部位在腹部，腹胀、大便稀溏甚至完谷不化、面白虚浮、肢体浮肿等症突出
胃阳虚证		冷痛的部位在胃脘，胃脘冷痛、泛吐清水或夹有不消化食物等症突出

（九）胃阴虚证

胃阴虚证指胃阴不足，胃失濡润、和降所表现的虚热证候，又称"胃虚热证"。若虚热证不明显者，常称"胃燥津亏证"，多因热病后期，胃阴耗伤；或情志郁结，气郁化火，灼伤胃阴；或吐泻太过，伤津耗液；或过食辛辣、香燥之品，过用温热辛燥药物，耗伤胃阴所致。

[临床表现] 胃脘嘈杂，饥不欲食，或痞胀不舒，隐隐灼痛，干呕，呃逆，口燥咽干，大便干结，小便短少，舌红少苔或少津，脉细数。

[证候分析] 胃喜润而恶燥，以和降为顺。胃阴不足，虚热内生，热郁于胃，气失和降，故胃脘隐痛而有灼热感，嘈杂不舒，痞胀不适；胃中虚热扰动，消食较快，故有饥饿感；胃失滋润，胃纳失权，故饥不欲食；胃失和降，胃气上逆，故干呕，呃逆；胃阴亏虚，阴津不能上承，故口燥咽干；阴津不能下润，故大便干结，小便短少；舌红少苔或少津，脉细数，为阴液亏少之征。

[辨证要点] 以胃脘嘈杂、隐隐灼痛、饥不欲食与虚热症状并见为辨证要点。

（十）胃热炽盛证

胃热炽盛证指胃中火热炽盛，胃失和降所表现的实热证候，简称"胃热证"，亦称"胃火证"或"胃实热证"，多因过食辛辣、燥烈刺激之品，化热生火；或因情志不遂，肝郁化火犯胃；或为邪热内侵，胃火亢盛所致。

[临床表现] 胃脘灼热，疼痛拒按，渴喜冷饮，或消谷善饥，或口臭，牙龈肿痛溃烂，齿衄，小便短黄，大便秘结，舌红苔黄，脉滑数。

[证候分析] 火热之邪郁扰于胃，胃失和降，故胃脘灼热、疼痛拒按；胃火炽盛，受纳、腐熟功能亢进，故消谷善饥；胃火内盛，胃中浊气上冲，故口气秽臭；胃经经脉络于龈，胃

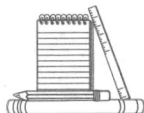

火循经上炎，气血壅滞，故牙龈红肿疼痛，甚至化脓或溃烂；血得热而妄行，损伤龈络，故齿龈出血；热盛伤津，故口渴喜冷饮，小便短黄，大便秘结；舌红苔黄，脉滑数，为火热内盛之征。

［辨证要点］以胃脘灼痛、消谷善饥与实热症状并见为辨证要点。

［类证鉴别］胃阴虚证与胃热炽盛证均属胃的热证，但胃阴虚证为虚热证，胃热炽盛证为实热证，二者鉴别见表3–21。

表3–21   胃阴虚证与胃热炽盛证鉴别表

证型	相同点	不同点
胃阴虚证		伴见胃脘隐痛、嘈杂，饥不欲食，苔少，脉细数
胃热炽盛证	胃脘灼痛，口渴，便秘，舌红，脉数	伴见胃痛拒按，消谷善饥，口臭，牙龈肿痛，齿衄，苔黄，脉滑数

（十一）寒饮停胃证

寒饮停胃证是指寒性水饮停积于胃，胃失和降，以胃脘痞胀、胃中有振水声、呕吐清水稀涎为主要表现的证。

［临床表现］脘腹痞胀，胃中有振水声，呕吐清水痰涎，口淡不渴，眩晕，舌苔白滑，脉沉弦。

［证候分析］本证多因饮食不节，嗜饮无度；或手术创伤；或劳倦内伤，脾胃受损，中阳不振，脾失健运，水停为饮，留滞胃中，胃失和降所致。

寒饮停留中焦，气机阻滞，胃失和降，则脘腹痞胀；饮邪留积胃腑，则胃中有振水声；饮停于胃，胃气上逆，水饮随胃气上泛，则呕吐清水痰涎；饮邪内阻，清阳不升，则头晕目眩；饮为阴邪，津液未伤，则口淡不渴；苔白滑，脉沉弦，为水饮内停之征。

［辨证要点］以脘腹痞胀、胃中有振水声、呕吐清水等为辨证要点。

（十二）寒滞胃肠证

寒滞胃肠证指寒邪侵犯胃肠，阻滞气机所表现的实寒证候，简称"胃寒证"，亦称"肠寒证"，多因过食生冷或脘腹受冷，寒凝胃肠所致。

［临床表现］脘腹冷痛，痛势暴急，遇寒加剧，得温则减，恶心呕吐，吐后痛缓，口淡不渴，或口泛清水，腹泻清稀，或腹胀便秘，面白或青，恶寒肢冷，舌苔白润，脉弦紧或沉紧。

［证候分析］寒主收引、凝滞，寒邪侵犯胃肠，凝滞气机，故脘腹冷痛，痛势急剧；寒邪得温则散，故疼痛得温则减；遇寒气机凝滞加重，故痛势加剧；胃气上逆，故恶心呕吐；寒伤胃阳，水饮不化，随胃气上逆，故口中泛吐清水；吐后气滞暂得舒畅，故吐后痛减；寒不伤津，故口淡不渴；寒伤阳气，水湿下注，故腹泻清稀；寒凝气机，大肠传导失司，故腹胀便秘；寒邪阻遏，阳气不能外达，血行不畅，故恶寒肢冷，面白或青；舌苔白润，脉弦紧或沉紧，为阴寒内盛，凝阻气机之征。

［辨证要点］以脘腹冷痛、痛势急剧与实寒症状并见为辨证要点。

（十三）食滞胃肠证

食滞胃肠证指饮食停积胃肠所表现的食积证候，多因饮食不节，暴饮暴食，食积不化所致；或因素体胃气虚弱，稍有饮食不慎，饮食即停滞难化而成。

［临床表现］脘腹胀满，疼痛拒按，厌食，嗳腐吞酸，或呕吐酸馊食物，吐后胀痛得减，或腹痛，肠鸣，矢气臭如败卵，泻下不爽，大便酸腐臭秽，舌苔厚腻，脉滑或沉实。

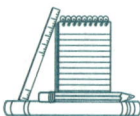

［证候分析］胃肠主受纳、运化水谷，以和降为顺。暴饮暴食或饮食不慎，食滞胃肠，胃失和降，气机不畅，故脘腹胀满，疼痛拒按；食积于内，拒于受纳，故厌食；胃中未消化之食物夹腐浊之气上逆，故嗳腐吞酸或呕吐酸馊食物；吐后宿食得以排出，故胀痛可减；食滞肠道，阻塞气机，故腹胀腹痛，肠鸣，矢气多而臭如败卵；腐败食物下注，故泻下之物酸腐秽臭；胃肠秽浊之气上蒸，故舌苔厚腻；脉滑或沉实，为食积之征。

［辨证要点］本证多有伤食病史，以脘腹胀满、疼痛拒按、呕泻酸馊腐臭为辨证要点。

（十四）胃肠气滞证

胃肠气滞证指胃肠气机阻滞所表现的证候，多因情志不遂，或外邪内侵，或病理产物、病邪停滞，胃肠气机阻滞所致。

［临床表现］胃脘、腹部胀满疼痛，走窜不定，痛而欲吐或欲泻，泻而不爽，嗳气，肠鸣，矢气，得嗳气、矢气后痛胀可缓解，或无肠鸣、矢气则胀痛加剧，或大便秘结，苔厚，脉弦。

［证候分析］胃肠气机阻滞，传导、通降失司，故胃脘、腹部胀满疼痛；气或聚或散，故胀痛走窜不定；胃气失降而上逆，故嗳气、欲吐；肠道气滞不畅，故肠鸣，矢气频作，欲泻而不爽；嗳气、矢气之后，阻塞之气机暂得通畅，故胀痛得减；若气机阻塞严重，上不得嗳气，下不得矢气，气聚而不散，故脘腹胀痛加剧；胃肠之气不降，故大便秘结；苔厚，脉弦，为浊气内停，气机阻滞之征。

［辨证要点］以脘腹胀痛、嗳气、肠鸣、矢气为辨证要点。

［类证鉴别］胃肠气滞证与寒滞胃肠证的病位均在胃肠，但前者属于气机郁滞，后者属于实寒凝滞。二者的鉴别见表3-22。

表 3-22　寒滞胃肠证与胃肠气滞证鉴别表

证型	相同点	不同点
寒滞胃肠证	脘腹疼痛，呕吐，腹泻	以胀痛、窜痛为主，痛而欲吐或欲泻，泻而不爽，伴有嗳气、肠鸣、矢气等气机失调表现
胃肠气滞证		以冷痛为主，痛势暴急，遇寒加剧，得温则减，伴有口泛清水、腹泻清稀、恶寒肢冷、脉紧等实寒表现

复习思考题

1. 下列哪些证型可出现大便稀溏（　　）
   A. 脾气虚证　　　　　　　　B. 脾阳虚证
   C. 脾虚气陷证　　　　　　　D. 脾胃湿热证
   E. 胃阴虚证
2. 中气下陷证可见（　　）
   A. 久泻久痢　　　　　　　　B. 头晕目眩
   C. 内脏下垂　　　　　　　　D. 小便浑浊如米泔
   E. 饥不欲食
3. 脾不统血证的表现可见（　　）
   A. 便血尿血　　　　　　　　B. 月经过多
   C. 崩漏下血　　　　　　　　D. 鼻衄紫斑
   E. 舌质紫暗

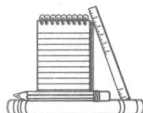

4. 导致胃阴虚的主要原因是（　　　）

    A. 情志化火，煎灼阴液　　　　　　　B. 热病后期，邪热久留，耗伤阴液

    C. 高热汗出，灼伤阴液　　　　　　　D. 久病不复，消灼阴液

    E. 以上均是

5. 请说出脾气虚证、脾阳虚证、脾虚气陷证、脾不统血证的鉴别要点。

6. 请说出寒湿困脾证、湿热蕴脾证的鉴别要点。

7. 请鉴别胃气虚证、脾气虚证和胃阳虚证、脾阳虚证。

8. 请说出胃热炽盛证、食滞胃肠证、胃肠气滞证的临床表现。

扫一扫，知答案

四、肝与胆病辨证

【考纲摘要】

1. 肝血虚证、肝阴虚证的临床表现与鉴别要点。

2. 肝郁气滞证、肝火炽盛证、肝阳上亢证的临床表现与鉴别要点。

3. 肝风内动四证的临床表现与鉴别要点。

4. 寒滞肝脉证的临床表现。

5. 肝胆湿热证的临床表现。

6. 胆郁痰扰证的临床表现。

案例导入

赵某，女，40岁。患者两个月前与邻居发生口角后，出现胸闷胁胀、善太息，未经治疗，病情逐渐加重。来诊时症见胸胁、乳房、少腹胀闷窜痛，情志抑郁，咽部有异物感，吐之不出，咽之不下，经行腹痛，苔薄白，脉弦。

问题

1. 请进行证候分析。

2. 请写出辨证结果。

肝位于右胁，胆附于肝，肝与胆有经脉络属，互为表里。肝开窍于目，在体合筋，其华在爪。足厥阴肝经绕阴器，循少腹，布胁肋，系目，上额，交颠顶。足少阳胆经属胆络肝，绕行头身之侧。肝的主要生理功能是主疏泄，其性升发，喜条达、恶抑郁，能调畅全身气机，疏泄胆汁，助脾运化，推动血液、津液运行，调节精神情志而使人心情舒畅，调节生殖功能而有助于女子行经、男子泄精；肝又主藏血，具有贮藏血液，调节血量的功能。胆为中精之府，能贮藏和排泄胆汁，以助食物的消化，并与情志活动有关，主决断。

肝的病变主要反映在疏泄失常，气机逆乱，精神情志变异，消化功能障碍；或因肝不藏血，导致全身失养，筋脉失濡，以及肝经循行部位经气受阻等多方面的异常。其常见症状有精神抑郁、烦躁易怒、胸胁少腹胀痛、头晕目眩、颠顶痛、肢体震颤、手足抽搐，以及目疾、月经不

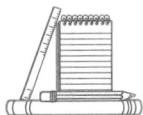

调、睾丸疼痛等。胆的病变，主要反映在影响消化和胆汁排泄、情志活动异常等。其常见口苦、黄疸、惊悸、胆怯及消化异常等症状。

肝病的常见证型可以概括为虚、实两类，虚证多因久病失养，或他脏病变所累，或失血所致。临床常见肝血虚证、肝阴虚证。肝阴虚可导致肝阳上亢及肝风内动，属虚实夹杂证。实证多由情志所伤，或寒邪、火邪、湿热之邪侵犯肝及肝经所致。临床常见有肝郁气滞证、寒滞肝脉证、肝火炽盛证、肝胆湿热证等。胆病常见胆郁痰扰证及肝胆症状并见的肝胆湿热证。

（一）肝血虚证

肝血虚证指肝血不足，肝所系的组织、器官失养所表现的虚弱证候，多因脾胃虚弱，或肾精亏虚，生血化源不足；或因失血过多；或因久病、重病，失治、误治伤及营血所致。

［临床表现］头晕目眩，视物模糊或夜盲，或见肢体麻木，关节拘急，手足震颤，肌肉瞤动，或为妇女月经量少、色淡，甚则闭经，爪甲不荣，面白无华，舌淡，脉细。

［证候分析］肝开窍于目，肝血不足，目失所养，故目眩，视物模糊或夜盲；肝在体为筋，爪甲为筋之余，筋失血养，故肢体麻木，关节拘急，手足震颤，肌肉瞤动，爪甲不荣；女子以肝为先天，肝血不足，冲任失养，血海空虚，故月经量少、色淡，甚则闭经；血虚不能上荣头面，故面白无华，头晕；舌淡，脉细，为血虚之征。

［辨证要点］以头晕目眩、视物模糊、月经量少、肢体麻木与血虚症状并见为辨证要点。

（二）肝阴虚证

肝阴虚证指肝之阴液亏损，肝失濡润，阴不制阳，虚热内扰所表现的虚热证候。本证多由情志不遂，气郁化火，耗伤肝阴；或热病后期，灼伤阴液；或肾阴不足，水不涵木，累及肝阴所致。

［临床表现］头晕眼花，两目干涩，视力减退，或胁肋隐隐灼痛，面部烘热或两颧潮红，或手足蠕动，口咽干燥，五心烦热，潮热盗汗，舌红少津，脉弦细数。

［证候分析］肝阴不足，头目失濡，故头晕眼花，两目干涩，视力减退；肝络失养，虚火内灼，疏泄失职，故胁肋隐隐灼痛；筋脉失濡养而挛急，故手足蠕动；阴虚不能制阳，虚热内蒸，故五心烦热，午后潮热；阴虚内热，迫津外泄，故盗汗；虚火上炎，故面部阵阵烘热，两颧潮红；阴液不能上承，故口干咽燥；舌红少津，脉弦细数，为肝阴不足，虚热内炽之征。

［辨证要点］以头晕眼花、两目干涩、胁肋隐隐灼痛与虚热症状并见为辨证要点。

［类证鉴别］肝血虚证与肝阴虚证同为肝之虚证，但肝血虚证为血虚，无热象；肝阴虚证为阴虚，虚热表现明显，二者的鉴别，见表3-23。

表3-23 肝血虚证与肝阴虚证鉴别表

证型	相同点	不同点
肝血虚证	头晕目眩，视力减退	伴见爪甲不荣，肢体麻木，妇女经少色淡，甚则闭经，舌淡，脉细
肝阴虚证		伴见两目干涩，胁肋隐隐灼痛，两颧潮红，五心烦热，潮热盗汗，舌红少津，脉弦细数

（三）肝阳上亢证

肝阳上亢证指肝肾阴亏于下，肝阳亢扰于上所表现的上实下虚证候，多因性急多怒，气郁化火，耗伤肝肾之阴；或平素肾阴亏虚；或房劳太过伤肾；或年老肾阴亏虚，水不涵木，阴不

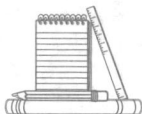

制阳，肝阳偏亢所致。

［临床表现］眩晕耳鸣，头目胀痛，面红目赤，急躁易怒，失眠多梦，头重脚轻，腰膝酸软，舌红少津，脉弦有力或弦细数。

［证候分析］肝为刚脏，体阴用阳，肝肾阴虚，阴不制阳而肝阳上亢，血随气逆，冲扰于头，故头目胀痛，眩晕耳鸣；气血上冲于面、目，血络充盈，故面红目赤；阳亢扰动心神、肝魂，故急躁易怒，失眠多梦；肾阴亏于下，肝阳亢于上，上盛下虚，故头重脚轻，步履不稳；肝肾阴亏，筋骨失养，故腰膝酸软无力；舌红少津，脉弦有力或弦细数，为肝阳亢盛，肝肾阴亏之征。

［辨证要点］以眩晕耳鸣、头目胀痛、面红目赤、急躁易怒、头重脚轻、腰膝酸软为辨证要点。

（四）肝风内动证

肝风内动证指患者出现眩晕欲仆、抽搐、震颤等具有"动摇"特点为主的一类证候，根据病因、病性及临床表现不同，常分为肝阳化风、热极生风、阴虚动风、血虚生风等证候。

1.肝阳化风证　指阴虚阳亢，肝阳升发无制，亢极化风所表现的动风证候。本证多由肝阳素亢，耗伤阴液；或情志不遂，化火伤阴；或肝肾阴亏，阴不制阳，阳亢日久而化风，从而形成本虚标实、上实下虚的动风证候。

［临床表现］眩晕欲仆，步履不稳，头胀头痛，急躁易怒，耳鸣，项强，头摇，肢体震颤，手足麻木，语言謇涩，面赤，舌红，苔腻，脉弦细有力；则突然昏仆，喉中痰鸣，口眼㖞斜，半身不遂，舌强语謇。

［证候分析］肝阳上亢，阴不制阳，阳亢化风，故经常头晕欲仆，头摇；阳亢而气血上壅，上实下虚，故行走飘浮，步履不稳；气血壅滞络脉，故头胀头痛，面赤；风动筋脉挛急，阴亏筋脉失养，故项强，肢体震颤，手足麻木；风阳窜扰，夹痰阻碍舌络，故语言謇涩；舌红，脉弦细有力，为阳亢阴虚化风之征。风阳暴升，气血逆乱，肝风夹痰，蒙蔽心神，故见突然昏仆，喉中痰鸣；风痰窜扰经络，经气不利，故见口眼㖞斜，半身不遂，舌强语謇。

［辨证要点］以眩晕欲仆、肢体震颤、手足麻木，甚至突然昏仆、口眼㖞斜、半身不遂为辨证要点。

2.热极生风证　指邪热炽盛，伤津耗液，筋脉失养所表现的动风证候，多因外感温热病邪，邪热亢盛，燔灼肝经，伤津耗液，筋脉失养所致。

［临床表现］高热烦躁，神志昏迷，颈项强直，两目上视，手足抽搐，甚则角弓反张，牙关紧闭，舌质红绛，苔黄燥，脉弦数。

［证候分析］邪热炽盛，故持续高热；热扰心神，轻则烦躁不安，重则神志昏迷；邪热炽盛，燔灼肝经，伤津耗液，筋脉失养而拘挛，故四肢抽搐，颈项强直，两目上视，角弓反张，牙关紧闭；舌红绛，苔黄燥，脉弦数，为肝经热盛之征。

［辨证要点］以高热烦躁、神志昏迷、手足抽搐为辨证要点。

3.阴虚动风证　指阴液亏虚，筋脉失养所表现的动风证候，多见于外感热性病后期，阴液耗损；或内伤久病，阴液亏虚，筋脉失养所致。

［临床表现］手足震颤、蠕动，眩晕耳鸣，两目干涩，口燥咽干，形体消瘦，五心烦热，潮热颧红，舌红少津，脉弦细数。

［证候分析］阴液亏虚，筋脉失养而挛急，故手足震颤、蠕动；阴虚不能上濡头目，故眩晕耳鸣，两目干涩；阴虚不能制阳，虚热内蒸，故五心烦热，午后潮热，两颧发红；阴液不能上

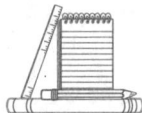

承，故口燥咽干；舌红少津，脉弦细数，为肝阴不足，虚热内炽之征。

[辨证要点]以手足震颤或蠕动与阴虚症状并见为辨证要点。

4.血虚生风证　指血液亏虚，筋脉失养所表现的动风证候，多见于内伤杂病，因久病血虚或急、慢性失血，而致营血亏虚，筋脉、肌肤失养所致。

[临床表现]眩晕，肢体震颤、麻木，手足拘急，肌肉瞤动，皮肤瘙痒，爪甲不荣，面白无华，舌质淡白，脉细或弱。

[证候分析]血液不足，不能上荣头面，故头晕目眩，面白无华；肝在体为筋，爪甲为筋之余，筋失血养，故肢体震颤，手足拘急，肌肉瞤动，爪甲不荣；肢体、皮肤失血濡养，故见肢体麻木，皮肤瘙痒；舌淡白，脉细或弱，为血虚之征。

[辨证要点]以眩晕、肢麻、震颤、拘急、瞤动、瘙痒与血虚症状并见为辨证要点。

[类证鉴别]肝风内动四证的成因与证候性质有别。肝阳化风证，为阴虚阳亢、上实下虚之证，以肝阳上亢证基础上突然出现风动的症状为主要表现；热极生风证，为火热炽盛所致，病势急而重，以高热与动风症状为主；阴虚动风证，多见于温热病后期，阴液亏损，以动风兼有阴虚表现为主；血虚生风证，多见于久病血虚失养，以动风兼有血虚表现为主（表3-24）。

表3-24　肝风内动四证鉴别表

证型	性质	主症	兼证	舌脉
肝阳化风证	上实下虚	眩晕欲仆，头摇肢颤，手足麻木，语言謇涩或舌强不语，甚至突然昏仆、口眼㖞斜、半身不遂	头胀头痛，急躁易怒，耳鸣，项强，步履不稳	舌红，苔腻，脉弦细有力
热极生风证	实热证	颈项强直，两目上视，手足抽搐，角弓反张，牙关紧闭	高热，神昏，烦躁	舌质红绛，苔黄燥，脉弦数
阴虚动风证	虚证	眩晕耳鸣，手足震颤、蠕动	口燥咽干，形体消瘦，五心烦热，潮热颧红	舌红少津，脉弦细数
血虚生风证	虚证	眩晕，肢体震颤、麻木，手足拘急，肌肉瞤动，皮肤瘙痒	爪甲不荣，面白无华	舌质淡白，脉细或弱

（五）肝郁气滞证

肝郁气滞证指肝失疏泄，气机郁滞所表现的证候，又称"肝气郁结证"，简称"肝郁证"。本证多因精神刺激，情志不遂；或病邪侵扰，阻遏肝脉；或受其他脏腑病变的影响，使肝气郁结，失于疏泄、条达所致。

[临床表现]情志抑郁，善太息，胸胁、少腹胀满疼痛，走窜不定；或咽部有异物感，或颈部有瘿瘤、瘰疬，或有胁下肿块；妇女可见乳房作胀疼痛、月经不调、痛经，舌苔薄白，脉弦。病情轻重与情绪变化关系密切。

[证候分析]肝性喜条达而恶抑郁，肝失疏泄，气机郁滞，经气不利，故胸胁或少腹胀满窜痛；肝气不舒，情志失调，故情志抑郁，善太息；女子以血为本，肝郁气滞，血行不畅，气血失和，冲任失调，故见乳房胀痛，痛经，月经不调；若肝气郁结，气不行津，津聚为痰，或气郁化火，灼津为痰，肝气夹痰循经上行，搏结于咽喉，故见咽部有异物感；痰气搏结于颈部，故见瘿瘤、瘰疬；若气滞日久，血行瘀滞，肝络瘀阻，日久可形成肿块结于胁下；苔薄白，脉弦，为肝气郁滞之征。

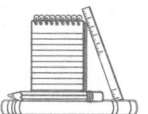

［辨证要点］以情志抑郁、胸胁或少腹胀痛、妇女月经不调为辨证要点。

（六）寒滞肝脉证

寒滞肝脉证指寒邪侵袭，凝滞肝经，表现以肝经经脉循行部位冷痛为主症的实寒证候，又称"寒凝肝经证"，亦称"肝经实寒证"，多因感受外寒，如淋雨涉水或房劳受寒等导致寒凝肝经经脉所致。

［临床表现］少腹冷痛，阴部坠胀作痛，或阴器收缩引痛，或颠顶冷痛，得温痛减，遇寒痛增，恶寒肢冷，舌淡，苔白润，脉沉紧或弦紧。

［证候分析］足厥阴肝经绕阴器，循少腹，上颠顶。寒性收引、凝滞，寒袭肝经，阳气被遏，失于温煦，气血运行不畅，经脉收引挛急，故少腹牵引阴器收缩引痛或坠胀冷痛，或颠顶冷痛；寒为阴邪，阻遏阳气，故恶寒肢冷；寒凝气血，故疼痛遇寒加剧、得温痛减；舌淡，苔白润，脉沉紧或弦紧，均为寒盛之征。

［辨证要点］以少腹、前阴、颠顶冷痛与实寒症状并见为辨证要点。

（七）肝火炽盛证

肝火炽盛证指肝经火热炽盛，内扰于肝，气火上逆所表现的实热证候，又称"肝火上炎证"，亦称"肝经实火证"，多因情志不遂，肝郁化火，或因火热之邪内侵，或他脏火热累及于肝，导致肝经气火上逆所致。

［临床表现］头晕胀痛，痛如刀劈，面红目赤，口苦口干，急躁易怒，耳鸣如潮，甚或突发耳聋，失眠多梦，或胁肋灼痛，吐血，衄血，小便短黄，大便秘结，舌红苔黄，脉弦数。

［证候分析］肝火炽盛，循经上攻头目，气血壅滞脉络，故头晕胀痛，面红目赤；肝失条达柔和之性，故胁肋灼痛，急躁易怒；肝藏魂，心藏神，热扰神魂，心神不宁，魂不守舍，故失眠多梦；肝热移胆，循胆经上冲于耳，故耳鸣如潮，甚则突发耳聋；肝火夹胆气上溢，故口苦；热盛迫血妄行，故吐血，衄血；火邪灼津，故口干，大便秘结，小便短黄；舌红苔黄，脉弦数，均为肝经实火内炽之征。

［辨证要点］以头晕头痛、面红目赤、耳鸣如潮、胁肋灼痛与实热症状并见为辨证要点。

［类证鉴别］肝火炽盛证与肝阳上亢证，二者病位均在肝，均有阳热亢逆的病理变化，均可见头面部的阳热症状。但肝火炽盛证为肝经火盛，气火上逆，病程较短，病势较急，病性纯属实证；肝阳上亢证则是肝肾阴虚，肝阳偏亢，病程较长，病势略缓，属上盛下虚、本虚标实的虚实夹杂证（表3-25）。

表3-25　肝火炽盛证与肝阳上亢证鉴别表

证型	相同点	不同点
肝火炽盛证	头晕胀痛，面红目赤，耳鸣耳聋，急躁易怒，失眠多梦	伴见胁肋灼痛，或吐血，衄血，小便短黄，大便秘结，舌红苔黄，脉弦数
肝阳上亢证		伴见腰膝酸软，头重脚轻，舌红少津，脉弦有力或弦细数

（八）肝胆湿热证

肝胆湿热证指湿热蕴结肝胆，疏泄功能失职所表现的实热证候。若以阴痒、带下黄臭及湿热症状为主要表现者，也称"肝经湿热（下注）证"。本病多因外感湿热之邪，侵犯肝胆或肝经；或嗜食肥甘，酿生湿热；或脾胃纳运失常，湿浊内生，郁而化热，熏蒸肝胆所致。

［临床表现］胁肋胀痛，厌食恶油，泛恶欲呕，腹部胀满，大便不调，身目发黄，口苦，或

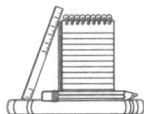

为阴部潮湿、瘙痒、湿疹,阴器肿痛,带下黄稠臭秽,小便短赤,发热或寒热往来,舌红,苔黄腻,脉弦滑数。

[证候分析]湿热蕴阻,肝胆疏泄失职,气机不畅,故胁肋胀痛;湿热内阻,脾胃升降纳运失司,胃气上逆,故厌食恶油,泛恶欲呕,腹部胀满,大便不调;湿热内阻,胆汁不循常道,泛溢肌肤,故身目发黄;湿热郁蒸,胆气上溢,故口苦;肝经绕阴器、过少腹,湿热循经下注,故阴部潮湿、瘙痒、起湿疹,或阴器肿痛,或带下色黄秽臭,小便短赤;邪居少阳胆经,枢机不利,正邪相争,故见发热或寒热往来;舌红,苔黄腻,脉弦滑数,均为湿热内蕴之征。

[辨证要点]以胁肋胀痛、身目发黄或阴部瘙痒、带下黄臭与湿热症状并见为辨证要点。

[类证鉴别]肝胆湿热证与湿热蕴脾证均可见湿热内阻的表现,但肝胆湿热证病位在肝胆,湿热蕴脾证病位在脾,二者的鉴别见表3-26。

表3-26 肝胆湿热证与湿热蕴脾证鉴别表

证型	相同点	不同点
肝胆湿热证	发热,纳呆,呕恶,身目发黄,舌红,苔黄腻,脉滑数	伴见胁肋胀痛,寒热往来,阴部瘙痒,带下黄臭,脉象弦滑数
湿热蕴脾证		伴见脘腹胀满,便溏不爽,脉象滑数或濡数

(九)胆郁痰扰证

胆郁痰扰证指痰浊或痰热内扰,胆失疏泄所表现的证候,多因情志不遂,气郁化火,灼津为痰,痰热互结,内扰心神,胆气不宁,心神不安所致。

[临床表现]胆怯易惊,惊悸失眠,烦躁不安,胸胁闷胀,善太息,头晕目眩,口苦,呕恶,舌红,苔黄腻,脉弦滑数。

[证候分析]胆为中精之府,主决断,痰热内扰,胆气不宁,失于决断,故胆怯易惊,惊悸失眠,烦躁不安;胆失疏泄,经气不畅,故胸胁闷胀,善太息;胆脉上络头目,痰热循经上扰,故头晕目眩;胆气犯胃,胃失和降,故呕恶;热迫胆气上溢,故口苦;舌红,苔黄,脉弦滑数,则为痰热内蕴之征。

[辨证要点]以胆怯易惊、惊悸失眠、烦躁不安、眩晕呕恶为辨证要点。

复习思考题

1. 下列哪些证候可见眩晕耳鸣,失眠多梦(   )
   A.肝气郁结证　　　　　　　B.肝血虚证
   C.肝阳上亢证　　　　　　　D.肝肾阴虚证
   E.寒凝肝脉证

2. 下述各证中有胁痛的是(   )
   A.肝气郁结证　　　　　　　B.肝胆湿热证
   C.寒滞肝脉证　　　　　　　D.肝阴虚证
   E.肝阳上亢

3. 引起肝风内动的病理因素有(   )
   A.热极生风　　　　　　　　B.肝阳化风
   C.阴虚动风　　　　　　　　D.血虚生风
   E.太阳中风

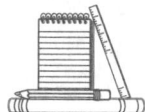

4. 肝气郁结证可以出现（　　　）

　　A.情志抑郁　　　　　　　　B.胸闷喜叹息

　　C.胸胁少腹胀痛　　　　　　D.咽部异物感

　　E.颈部瘿瘤

5. 请鉴别肝血虚证和肝阴虚证。

6. 请说出肝风内动证的临床表现及肝阳化风、热极生风、阴虚动风、血虚生风四证的鉴别。

7. 请鉴别肝胆湿热证和湿热蕴脾证。

8. 请说出肝郁气滞证、寒凝肝脉证、胆郁痰扰证的临床表现。

扫一扫，知答案

五、肾与膀胱病辨证

——【考纲摘要】————

1. 肾阳虚证、肾阴虚证、肾精不足证、肾气不足证、肾虚水泛证的临床表现与鉴别要点。

2. 膀胱湿热证的临床表现。

案例导入

张某，男，26 岁。患者长期从事重体力劳动，3 个月前出现腰膝酸软，1 个月前发展为尿频尿急，夜尿四五次，严重影响生活和工作，遂来就诊。症见神疲乏力，腹胀纳呆，尿频尿急，尿后有滴白，遇劳更甚，大便正常，舌苔淡白，脉虚弱。查前列腺液指标正常，尿液常规亦正常。

问题

请用脏腑辨证方法进行分析，并辨别证候。

肾位于腰部，左右各一，肾经与膀胱经相互络属，故两者互为表里。肾藏精，为先天之本，主生长发育和生殖，主水，主纳气，主骨生髓充脑，开窍于耳及二阴，其华在发。膀胱为州都之官，具有贮尿、排尿的功能。

肾为水火之宅，寓藏元阴元阳，"五脏之阳气，非此不能发""五脏之阴气，非此不能滋"，为人体生长发育之根、脏腑功能活动之本，一有不足，则诸脏皆病，故肾病多虚证。膀胱多见贮尿、排尿的功能失常，开阖失职，水湿停滞，故膀胱病多实证。

肾的病变主要反映在生长发育、生殖功能、水液代谢的异常方面，呼吸功能减退和脑、髓、骨、发、耳及二便异常，临床常见症状有腰膝酸软而痛，耳鸣耳聋，发白早脱，牙齿动摇，阳痿遗精，男子精少不育，女子经少、经闭、不孕，以及水肿、呼多吸少、二便异常等。膀胱的病变主要反映为排尿异常及尿液的改变，临床常见尿频、尿急、尿痛、尿闭，以及遗尿、小便失禁等症。

肾病的常见证候有肾阳虚证、肾虚水泛证、肾阴虚证、肾精不足证、肾气不固证。膀胱病的常见证候有膀胱湿热证。

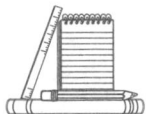

（一）肾阳虚证

肾阳虚证指肾阳虚衰，温煦失职，气化失司，虚寒内生所表现的一类证候。本证多由素体阳虚，或年高命门火衰，或久病伤阳，或他脏阳虚累及于肾，或因房劳太过等因素引起。

〔临床表现〕腰膝酸软而冷痛，畏寒肢冷，尤以下肢为甚，精神萎靡，面色㿠白或黧黑，舌淡胖苔白滑，脉沉细无力，尺脉尤甚。或男子阳痿，早泄，滑精，精冷，女子宫寒不孕；或大便久泻不止，完谷不化，五更泄泻；或小便频数清长，夜尿频多。

〔证候分析〕肾主骨，腰为肾之府，肾阳虚衰，不能温养腰膝，则腰膝酸软冷痛；不能温煦肌肤，故畏寒肢冷；阳虚则生内寒，阴寒盛于下，故下肢尤甚；阳虚不能温养脏腑，脏腑功能衰退，气血化生不足，神失所养，故精神萎靡；阳虚无力温运气血上养头面及使水液运行缓慢，故面色㿠白；肾阳虚极，阴寒内盛，则肾本脏色外露，故面色黧黑；舌淡胖苔白滑，脉沉细无力，尺脉尤甚，均为阳虚阴寒内盛之象；肾主生殖，命门火衰，生殖功能减退，故男子阳痿、早泄、滑精、精冷，女子宫寒不孕；肾阳不足，火不暖土，脾失健运，故久泻不止，完谷不化或五更泄泻；肾阳不足，气化失司，肾气不固，则小便频数清长，夜尿频多。

〔辨证要点〕以腰膝酸软冷痛、生殖功能下降、夜尿频多伴有虚寒见症为辨证要点。

（二）肾阴虚证

肾阴虚证指肾阴不足，失于滋养，阴不制阳，虚热内生所表现的证候。本证多由先天禀赋不足，或虚劳久病伤肾，或温热病后期，或房事太过，或过服温燥，耗损肾阴所致。

〔临床表现〕腰膝酸痛，眩晕耳鸣，失眠多梦，男子遗精、早泄，女子经少，或经闭，或崩漏，健忘，口干咽燥，五心烦热，潮热盗汗，或形体消瘦，骨蒸发热，两颧潮红，小便短少而黄，舌红少津，少苔或无苔，脉细数。

〔证候分析〕肾阴是人体阴液的根本，五脏之阴非此不能滋，故各脏腑组织有赖于肾阴的滋养和濡润。肾阴不足，髓海亏虚，官窍、骨骼失养，故腰膝酸痛，眩晕耳鸣；肾水亏虚，水火不济则心火偏亢，上扰心神，故失眠多梦；阴虚不能制阳，相火妄动，扰动精室，精关不固，故男子遗精、早泄；月经为血所化，阴亏则血之来源不足，故月经量少，甚则闭经；阴虚则阳亢，虚热迫血妄行可致崩漏；肾阴亏虚，失于滋润，虚热蕴蒸，故口燥咽干，潮热盗汗，五心烦热，或形体消瘦，骨蒸发热，两颧潮红。小便短少而黄，舌红少津，少苔或无苔，脉细数，为阴虚内热之象。

〔辨证要点〕以腰膝酸痛、眩晕耳鸣、男子遗精、女子经少或闭经，并伴见阴虚内热之象为辨证要点。

〔类证鉴别〕心阴虚证、肺阴虚证、肝阴虚证、肾阴虚证鉴别见表3-27。

表3-27 心阴虚证、肺阴虚证、肝阴虚证、肾阴虚证鉴别表

证名	共有症状	病机鉴别	主症鉴别	兼症鉴别
心阴虚证	五心烦热，潮热盗汗，两颧潮红，口干咽燥，形体消瘦，舌红少苔，脉细数	心阴亏虚，虚火内扰，心神失养	失眠多梦，心悸怔忡	心烦躁扰
肺阴虚证		肺阴亏虚，虚火灼金，肺络受损	干咳无痰，痰黏难咳，痰中带血	声音嘶哑
肝阴虚证		肝阴亏虚，阴不制阳，肝脉失养	眩晕目涩，胁肋灼痛，视物模糊	手足蠕动及动风之象
肾阴虚证		肾阴亏虚，相火内扰，封藏失职	腰膝酸痛，遗精早泄，女子梦交	兼心肾不交诸症

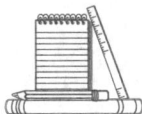

（三）肾精不足证

肾精不足证指由于肾精亏损，导致以生长发育迟缓、生殖机能低下、早衰为主要表现的证候，多因先天禀赋不足，或后天失养，或房劳太过，或久病劳损所致。

[临床表现] 小儿发育迟缓，身材矮小，智力低下，动作迟钝，囟门迟闭，骨骼痿软；男子精少不育，女子经闭不孕，性功能低下；成人早衰，耳鸣耳聋，发脱齿摇，精神呆钝，健忘恍惚，两足痿软，舌淡，脉细弱。

[证候分析] 肾藏精，为先天之本，精不足则不能化气生血、充肌养骨，故小儿发育迟缓，身材矮小，囟门迟闭，骨骼痿软；脑为髓之海，精亏不能充髓实脑，故智力低下，动作迟钝；肾主生殖，肾精不足，则生殖功能低下，故男子见精少不育，女子见经闭不孕；肾之华在发，精亏血少，则发失所养，故易脱发；齿为骨之余，精不足则骨失充养，故牙齿动摇；耳为肾窍，脑为髓海，精少髓亏，脑窍空虚，故耳鸣耳聋，健忘恍惚；肾精衰，脑失充，则灵机失用，故精神呆钝；精损则筋骨失养，故足痿无力；舌淡，脉细弱，为肾精不足之象。

[辨证要点] 以小儿生长发育迟缓、成人早衰、生殖功能低下为辨证要点。

[类证鉴别] 本证与肾阴虚证虽然都为肾之阴精不足所致，而且都为虚证，但肾阴虚必兼阴虚内热之象，而肾精亏损却无虚热之变，这是二证的主要鉴别要点。其临床表现的侧面也各有不同，要仔细区别。

（四）肾气不固证

肾气不固证指由于肾气亏虚，固摄功能失职所表现的证候，多因年高肾气亏虚，或先天禀赋不足，肾气不充，或房事过度，或久病劳损，耗伤肾气所致。

[临床表现] 腰膝酸软，神疲乏力，耳鸣失聪，小便频数而清，或夜尿频多，或尿后余沥不尽，或遗尿，或小便失禁；男子滑精、早泄，女子月经淋沥不尽，或白带清稀量多，或胎动易滑，舌淡，苔白，脉弱。

[证候分析] 肾气亏虚，腰膝、脑神、耳窍失养，故腰膝酸软，神疲乏力，耳鸣失聪；肾为封藏之本，肾气有固摄下元之功，肾气亏虚，固摄失权，膀胱失约，故小便频数而清长，或夜尿频多，甚则遗尿失禁；排尿功能无力，尿液不能全部排出，故尿后余沥不尽；肾气不足，失于封藏，则精关不固，精易外泄，故男子可见滑精、早泄；女子带脉失固，则见带下清稀量多，冲任之本在肾，肾气虚而冲任失约，下元不固，故月经淋沥不尽；任脉失养，胎元不固，故胎动不安，易造成滑胎；舌淡苔白，脉弱，为肾气亏虚，失于充养之象。

[辨证要点] 以腰膝酸软，小便、精液、经带、胎气不固与肾气虚症状共见为辨证要点。

（五）肾虚水泛证

肾虚水泛证指肾阳亏虚，气化失司，水液泛滥所表现的证候。本证多由素体阳虚，或久病损伤肾阳所致。

[临床表现] 全身浮肿，腰以下尤甚，按之没指，腰膝冷痛，畏寒肢冷，脘腹胀满，小便短少，或心悸气短，或咳喘痰鸣，舌淡胖苔白滑，脉沉迟无力。

[证候分析] 肾主水，肾阳虚衰，气化失司，水湿内停，泛溢肌肤，故全身浮肿；水属阴，其性趋下，故腰以下肿甚，按之没指；水湿泛滥，阻止中焦气机，故脘腹胀满；膀胱气化失职，水液内停，故小便短少；阳虚温煦失职，故畏寒肢冷，腰膝冷痛；舌质淡胖，苔白滑，脉沉迟无力，为肾阳亏虚，水饮内停之征；若肾虚水泛，水气凌心，抑遏心阳，则见心悸气短；水泛

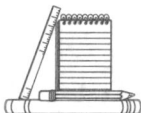

为痰，上逆犯肺，肺失宣肃，则见咳喘，喉中痰鸣。

［辨证要点］以水肿、腰以下为甚、小便短少，伴有肾阳虚见症为辨证要点。

［类证鉴别］肾阳虚证与肾虚水泛证均为虚寒证，其主要区别是前者偏重于脏腑功能衰退、性功能减弱，后者偏重于气化失司，水湿内停而以水肿、尿少为主症。

（六）膀胱湿热证

膀胱湿热证指由于湿热蕴结膀胱，气化不利所表现的证候。本证多由外感湿热，侵及膀胱，或饮食不节，内生湿热，下注膀胱，膀胱气化功能失常所致。

［临床表现］小便频数而急迫，小腹胀痛，排尿艰涩，尿道灼痛，小便短少、黄赤浑浊，或尿血，或有砂石，可伴见发热、腰酸胀痛，舌红苔黄腻，脉滑数。

［证候分析］湿热下注膀胱，气化不利，热迫尿道，故小便频数而急迫，排尿艰涩，尿道灼痛；湿热内蕴，津液被灼，故小便短少；湿热郁蒸膀胱，气化失司，故尿液黄赤浑浊；湿热伤及阴络，则尿血；湿热久郁不解，煎熬尿中杂质而成石，故尿中可见砂石；湿热郁蒸，热淫肌表，可见发热；湿性黏滞，易阻气机，湿热波及小腹、腰部，经气受阻，则见小腹、腰部胀痛；舌红苔黄腻，脉滑数，为湿热内蕴之象。

［辨证要点］以小便频、急、灼痛，尿黄，伴湿热症状为辨证要点。

［类证鉴别］小肠实热证与膀胱湿热证均可见尿频、尿急、小便灼热、涩痛等症。但小肠实热证为火热炽盛，灼伤津液，兼有心烦、口舌生疮等症；膀胱湿热证为湿热蕴结膀胱，气机不畅，有舌苔黄腻、脉滑数等湿热证候。

复习思考题

1. 肾阴虚证、肾精不足证、肾气不固证、肾虚水泛证的共同表现是（　　　）

　　A. 腰膝酸软　　　　　　　　B. 眩晕耳鸣

　　C. 梦遗失精　　　　　　　　D. 精神倦怠

　　E. 浮肿少尿

2. 尿频尿急，尿道灼痛，伴发热腰痛，舌红苔黄腻，脉滑数。其证候是（　　　）

　　A. 心火亢盛证　　　　　　　B. 小肠实热证

　　C. 膀胱湿热证　　　　　　　D. 肝胆湿热证

　　E. 肾气不固证

3. 下列各项，不属于肾气不固证小便异常改变的是（　　　）

　　A. 夜尿频多　　　　　　　　B. 小便短赤

　　C. 小便失禁　　　　　　　　D. 余沥不尽

　　E. 睡中遗尿

4. 下列除哪项外，均为肾虚的症状（　　　）

　　A. 腰膝酸软　　　　　　　　B. 耳鸣耳聋

　　C. 牙齿动摇　　　　　　　　D. 尿频急痛

　　E. 阳痿遗泄

5. 下列各项，不属于肾虚水泛证临床表现的是（　　　）

　　A. 浮肿　　　　　　　　　　B. 小便短少

　　C. 腹部胀满　　　　　　　　D. 心悸气短

　　E. 咳喘痰黄

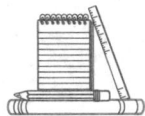

6. 下列各项，不属于肾精不足证临床表现的是（　　　）

    A. 生长发育迟缓 　　　　　　　　B. 囟门迟闭

    C. 智力低下 　　　　　　　　　　D. 动作迟钝

    E. 余沥不尽

7. 肾虚水泛证的水肿表现是（　　　）

    A. 腹部明显 　　　　　　　　　　B. 面部明显

    C. 四肢明显 　　　　　　　　　　D. 腰以下明显

    E. 腰以上明显

8. 肾阳虚证的脉象表现是（　　　）

    A. 脉沉迟无力 　　　　　　　　　B. 脉沉弦

    C. 脉沉紧 　　　　　　　　　　　D. 脉沉滑

    E. 脉沉实

9. 患者，女，41岁。患者3年来怀孕3次，均不足3月而流产，听力减退，带下清稀，腰部酸痛，舌淡苔白，脉弱。其证候是（　　　）

    A. 肾气不固证 　　　　　　　　　B. 肾精不足证

    C. 肾阳虚证 　　　　　　　　　　D. 中气下陷证

    E. 脾肾阳虚证

10. 患者，男，45岁。2日来腰部掣痛，痛连小腹，小便短少，口干口渴，舌红苔黄厚腻，脉滑数。其证候是（　　　）

    A. 肝胆湿热证 　　　　　　　　　B. 膀胱湿热证

    C. 肾气不足证 　　　　　　　　　D. 湿热蕴脾证

    E. 大肠湿热证

11. 简述肾阳虚证与肾虚水泛证的异同点。

12. 肾气不固证可见小便频，而膀胱湿热证亦可见小便频，简述如何区别。

扫一扫，知答案

六、脏腑兼病辨证

【考纲摘要】

1. 心肾不交证、心脾两虚证的临床表现与鉴别要点。

2. 肝火犯肺证、肝胃不和证、肝脾不调证的临床表现与鉴别要点。

3. 心肺气虚证、脾肺气虚证、肺肾气虚证的临床表现与鉴别要点。

4. 心肾阳虚证、脾肾阳虚证的临床表现与鉴别要点。

5. 心肝血虚证、肝肾阴虚证、肺肾阴虚证的临床表现与辨证要点。

6. 各脏腑间相关证候的鉴别要点。

案例导入

王某，女，38岁。患者1个多月前因工作过于繁忙劳累，出现心悸、失眠多梦，遂来诊。

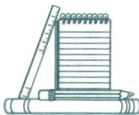

现在症见心悸，失眠多梦，眩晕健忘，食欲不振，时感腹胀，神疲乏力，大便稀溏，月经量少色淡，面色苍白，舌淡嫩，脉细弱。

问题

该患者应辨为何证？请阐述辨证依据。

人体的脏与脏、脏与腑、腑与腑之间是一个密切联系的整体。在生理上它们既分工又合作，共同完成各种生理功能，以维持生命活动的正常运行；在发生病变时，它们之间又相互影响，或脏病及脏，或脏病及腑，或腑病及脏，或腑病及腑。凡两个或两个以上脏腑相继或同时发病者，称为"脏腑兼病"。

脏腑兼病，并不等同于两个以上脏腑证候的简单相加，而是在病理上存在着一定的内在联系和相互影响的规律，如具有表里关系的脏腑之间，兼病则较为常见；脏与脏之间的病变，可见生克乘侮的兼病关系等。因此在辨证时，应当注意辨析发病脏腑之间有无先后、主次、因果、生克等关系，只有这样才能准确把握病机，做出恰当的辨证论治。

脏腑兼病在临床上较为多见，其证候也较为复杂，但一般常见的是脏与脏、脏与腑的兼病。具有表里关系脏腑的病变，如肝胆湿热证等已在前面的章节中论述，这里不再重述，只介绍其他临床最常见的脏腑兼病证型。

（一）心肾不交证

心肾不交证指心与肾的阴液亏虚，水火既济失调所表现的心肾阴虚阳亢证候。本证多由思虑劳神太过，或情志抑郁，郁而化火，耗伤心肾之阴，或因虚劳久病、房事不节等导致肾阴亏耗，虚阳亢动，上扰心神所致。

[临床表现]心烦失眠，心悸多梦，健忘，头晕耳鸣，腰膝酸软，或遗精，五心烦热，或潮热盗汗，咽干口燥，或伴见腰部、下肢酸困发冷，舌红少苔，脉细数。

[证候分析]《素问·六微旨大论》说："天气下降，气流于地；地气上升，气腾于天。"这是自然界阴阳的运动规律。在人体中，在上的心阳下降于肾，以温肾水；在下的肾阴上济于心，以制心阳，心肾相交，则水火既济。若肾阴亏虚，心阴失济，则心阳偏亢，或心火独炽，下伤肾水，致肾阴亏于下，火炽于上，水火不济，心火偏亢，扰动心神，故心烦失眠，心悸多梦；肾阴不足，骨髓不充，脑髓失养，故头晕耳鸣，健忘；腰为肾之府，膝为筋之府，阴液不足，腰膝失养，则腰膝酸软；阴不制阳，虚火内炽，扰动精室，故见遗精；阴虚失润，虚热蕴蒸，故五心烦热，潮热盗汗，咽干口燥；舌红少苔，脉细数，为阴虚火旺之象；心火亢于上，火不归原，肾水失于温煦而下凝，则腰足酸困发冷。

[辨证要点]以心悸失眠、腰膝酸软、耳鸣梦遗，伴见阴虚症状为辨证要点。

（二）心肾阳虚证

心肾阳虚证指由于心与肾的阳气虚衰，阴寒内盛，失去温煦，致血行瘀滞，水湿内停所表现的虚寒证候。本证多由心阳虚衰，病久及肾，或因肾阳亏虚，气化失职，水气上犯凌心所致。

[临床表现]畏寒肢冷，心悸怔忡，小便不利，肢体浮肿，神疲乏力，腰膝酸冷，或唇甲青紫，舌质淡暗青紫，苔白滑，脉沉细微。

[证候分析]肾中阳气，为一身阳气之根本，能气化水液。心为阳脏、属火，是气血运行、津液流注的动力，故心肾阳虚常表现为阴寒内盛，全身功能活动降低，血行瘀滞，水气内停等病变。阳气衰微，心失濡养、鼓动，故见心悸怔忡；不能温煦肌肤，则畏寒肢冷；肾阳不振，膀胱气化失司，则见小便不利；水湿停聚，泛溢肌肤，故肢体浮肿；肾阳虚不能温煦腰膝，则

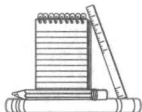

腰膝酸冷；阳虚形神失于温养，故神疲乏力；阳虚运血无力，血行不畅而瘀滞，可见口唇、爪甲青紫；舌质淡暗青紫，苔白滑，脉沉细微，皆为心肾阳气衰微，阴寒内盛，血行瘀滞，水气内盛之象。

［辨证要点］以心悸怔忡、肢体浮肿、尿少，伴见虚寒症状为辨证要点。

（三）心肺气虚证

心肺气虚证指由于心肺两脏气虚所表现以心悸、咳喘、胸闷为主症的证候。本证多由久病咳喘，耗伤肺之气，累及于心，或年高体弱，劳倦太过等因素，使心肺之气虚损所致。

［临床表现］胸闷气短，心悸咳喘，动则尤甚，痰液清稀，头晕神疲，语声低怯，自汗乏力，面色淡白，舌淡苔白，或唇舌淡紫，脉沉弱或结代。

［证候分析］心主血脉，肺主呼吸，依靠宗气的推动作用以协调两脏的功能。肺气虚，宗气生成不足，可使心气亦虚。反之，心气虚，宗气耗散，也能致肺气不足；心气不足，鼓动无力，则见心悸。肺气虚弱，主气功能减弱，肃降无权，气机上逆，为咳喘；气虚则气短乏力，动则耗气，故活动后诸症加重；肺气虚，呼吸功能减弱，气机不畅，则胸闷不舒；不能输布津液，水液停聚为痰，故痰液清稀；气虚全身功能活动减弱，血行无力，肌肤、脑髓荣养不足，则面色淡白，头晕神疲；肺气虚，卫外不固，则自汗；宗气不足，则声怯；气虚则血弱，不能上荣舌体，故舌淡苔白；气虚血脉气血运行无力或心脉之气不续，故脉见沉弱或结代。

［辨证要点］以咳喘、心悸，伴见气虚症状为辨证要点。

（四）心脾两虚证

心脾两虚证指由于心血不足，脾气虚弱所表现的心神失养，脾失健运、统血的虚弱证候。本证多由病久失调，或由过度思虑，或由饮食不节，损伤脾胃，气血化生乏源，或因慢性出血，血亏气耗，日久导致心脾气血两虚。

［临床表现］心悸怔忡，眩晕健忘，失眠多梦，食欲不振，腹胀便溏，神疲乏力，面色萎黄，或见皮下出血，妇女月经色淡量少，或淋沥不尽，舌质淡嫩，脉细弱。

［证候分析］脾为后天之本，为气血生化之源，又具有统血功能。脾气虚弱，生血不足，或统摄无权，血溢脉外，均可导致心血不足。血为气之母，血充则气旺，血虚则气弱。心血不足，无以化气，则脾气亏虚，故两者在病理上常可相互影响，成为心脾气血两虚证。心血不足，心失所养，故心悸怔忡；心神不宁，故失眠多梦；头目失养，故眩晕健忘；肌肤失荣，故面色萎黄无华；脾气虚弱，升降失调，运化失健，故食欲不振，腹胀便溏；气虚脏腑功能活动减退，神失所养，故神疲乏力；脾虚不能摄血，血不归经，可见皮下出血，妇女月经色淡质稀，经量减少，或淋沥不尽；舌质淡嫩，脉细弱，均为气血不足之象。

［辨证要点］以心悸失眠、腹胀便溏、神疲食少、慢性出血，伴见气血亏虚症状为辨证要点。

（五）心肝血虚证

心肝血虚证指由于心肝两脏血液亏虚，表现出心神及相关的官窍组织失养为主的血虚证候。本证多由思虑过度，暗耗心血，或由久病亏损，或由失血过多，或由脾虚化源不足所致。

［临床表现］心悸失眠，健忘多梦，头晕目眩，面白少华，两目干涩，视物模糊，爪甲不荣，或肢体麻木，震颤拘挛，或女子月经量少、色淡，甚则经闭，舌质淡白，脉细。

［证候分析］心主血，肝藏血，二者的相互配合才能维持血液的正常运行和化生。心血不足，则肝无所藏；肝血不足，则心血不能充盈，因而在病理上相互影响，形成心肝血虚证。心血不足，心神不宁，心失所养，故心悸失眠，健忘多梦；血不上荣，则头晕目眩，面白少华；

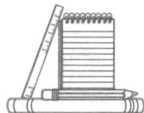

肝血不足，目失濡养，可致两目干涩，视物模糊；筋脉、爪甲失血之濡养，可见爪甲不荣，肢体麻木，震颤拘挛；女子以血为本，肝血不足，月经之源匮乏，故经量减少、色淡，甚则经闭。舌淡白，脉细，为血虚之象。

［辨证要点］以心悸失眠、健忘多梦、头晕目眩、肢麻，伴见血虚症状为辨证要点。

［类证鉴别］心脾两虚证与心肝血虚证都有心血不足，心神失养，而见心悸健忘、失眠多梦等症，但前者兼有脾虚失运，血不归经的表现，常见腹胀便溏、神疲食少、慢性出血等症；后者兼有肝血不足，失于充养的表现，常见头晕目眩、肢体麻木、视力减退等症。

（六）脾肺气虚证

脾肺气虚证指由于脾肺两脏气虚所致脾失健运、肺失宣降的虚弱证候。本证多由久病咳喘，耗伤肺气，肺病及脾，或饮食不节，损伤脾胃，脾虚累及肺所致。

［临床表现］食欲不振，腹胀便溏，久咳不止，气短而喘，咳痰清稀而多，声低懒言，倦怠乏力，面白少华，甚见面浮肢肿，舌淡，苔白滑，脉细弱。

［证候分析］肺为主气之枢，脾为生气之源。久咳伤肺，肺失宣降，气不布津，水聚湿生，湿易困脾，故脾运失健。或饮食不节，损伤脾气，脾失健运，聚湿生痰，脾不散精，故肺亦因之虚损。脾气虚，运化失健，则见食欲不振，腹胀不舒；湿浊下注，故便溏；肺气虚，宣降失职，气逆于上，则久咳不止，气短而喘；气虚水津不布，聚湿生痰，故咳痰清稀而量多；气虚全身功能活动减退，故声低懒言，倦怠乏力；气虚运血无力，肌肤失养，则面白少华；脾虚水湿泛滥，可致面浮肢肿。舌淡，苔白滑，脉细弱，均为气虚之象。

［辨证要点］以腹胀便溏、纳少、咳喘，伴见气虚症状为辨证要点。

（七）肺肾气虚证

肺肾气虚证指由于肺肾两脏气虚，降纳失权，气不归原所表现的以短气喘息为主的证候。本证多由久病咳喘，耗伤肺气，久则肺虚及肾，或劳伤太过，或先天元气不足，老年体弱，致使肾气亏虚，纳气无权所致。

［临床表现］咳喘短气，呼多吸少，动则喘息益甚，自汗乏力，语声低怯，腰膝酸软，舌淡苔白，脉沉弱；或喘息加剧，冷汗淋漓，肢冷面青，脉浮大无根。

［证候分析］肺为气之主，司呼吸；肾为气之根，主纳气。肺气久虚，肃降失司与肾气不足，摄纳无权，互为影响。肺肾气虚，降纳无权，气不归原，故咳喘短气，呼多吸少；动则气耗，故喘息益甚；肺气虚，宗气亦不足，卫外不固则自汗；气虚脏腑功能减退，故神疲乏力，语声低怯；肾气虚，骨骼失养，故腰膝酸软；舌淡苔白，脉沉弱，为气虚之象。若肾气不足，日久损及肾阳，肾阳衰微，阳气欲脱，则喘息加剧，冷汗淋漓，肢冷面青；虚阳浮越，则脉浮大无根。

［辨证要点］以久病咳喘、呼多吸少、动则益甚，伴见气虚表现为辨证要点。

［类证鉴别］心肺气虚证、脾肺气虚证、肺肾气虚证都有肺气虚，呼吸功能减退的咳喘无力、气短、咳痰清稀的表现。但心肺气虚证兼有心悸怔忡、胸闷等心气不足的症状；脾肺气虚证兼有纳呆食少、腹胀便溏等脾失健运的症状；肺肾气虚证兼有呼多吸少、腰膝酸软等肾失摄纳的症状。

（八）肺肾阴虚证

肺肾阴虚证指由于肺肾两脏阴液不足，虚火内扰，肺失清肃所表现的虚热证候。本证多由久病咳喘，肺阴受损，累及于肾，或由燥热、痨虫耗伤肺阴，病久及肾，或房劳太过，肾阴亏损，不能上滋肺金所致。

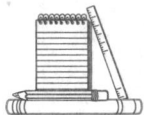

［临床表现］咳嗽痰少，或痰中带血甚至咳血，口燥咽干，声音嘶哑，腰膝酸软，或形体消瘦，颧红盗汗，骨蒸潮热，男子遗精，女子月经不调，舌红少苔，脉细数。

［证候分析］肺肾阴液互相滋养，肺金为肾水之母，肺阴充足，下输于肾，使肾阴充盈；肾阴为诸阴之本，肾阴充足，上滋于肺，使肺阴充足，称为"金水相生"。在病理上，肺阴不足与肾阴不足，既可并见，也可互为因果，其最终均可形成肺肾阴虚证。肺阴不足，清肃失职，故咳嗽痰少；阴不制阳，虚热内生，热灼肺络，络损血溢，故痰中带血甚或咳血；阴液匮乏，不能上承，则口干咽燥；喉为肺系，肾经循喉，肺肾阴亏，喉失滋养兼虚火熏灼会厌，则声音嘶哑；腰为肾府，肾阴亏虚，失其濡养，则腰膝酸软；肌肉失养，则形体日渐消瘦；虚火上浮则颧红，虚热迫津外泄则盗汗；阴虚生内热，故骨蒸潮热；热扰精室，肾失封藏，则遗精；肾阴不足，精不化血，冲任空虚，则月经量少；若虚火迫血妄行，又可见崩中；舌红少苔，脉细数，为阴虚内热之象。

［辨证要点］以干咳少痰、腰膝酸软、男子遗精、女子月经不调，伴见阴虚证为辨证要点。

（九）肝火犯肺证

肝火犯肺证指由于肝经气火上逆犯肺所致肺失清肃表现的证候，又称"木火刑金证"。本证多由郁怒伤肝，气郁化火，或肝经邪热上犯于肺所致。

［临床表现］胸胁灼痛，急躁易怒，头胀头晕，面红目赤，烦热口苦，咳嗽阵作，痰黏色黄量少，甚则咳血，舌质红，苔薄黄，脉弦数。

［证候分析］《素问·刺禁论》言："肝生于左，肺藏于右。"说明肝气自左升发，肺气自右肃降。肝气以升发为宜，肺气以肃降为顺，二者升降相配，则气机协调平衡。若肝气升发太过，气火上逆，循经犯肺，肺失肃降，即成肝火犯肺证。肝经气火内郁，热壅气滞，经气不畅，则胸胁灼痛；肝性失柔，则急躁易怒；火邪上扰，则见头胀头晕，面红目赤；气火内郁，则胸中烦热；热蒸胆气上逆，故觉口苦；肝经气火循经犯肺，肺失清肃，气机上逆，则为咳嗽阵作；津为火灼，炼液为痰，故痰黏色黄量少；火灼肺络，络伤血溢，则为咳血；舌红，苔薄黄，脉弦数，为肝经实火内炽之征。

［辨证要点］以胸胁灼痛、急躁易怒、咳嗽痰黄或咯血，伴见实火内炽之象为辨证要点。

（十）肝胃不和证

肝胃不和证指由于肝失疏泄，横逆犯胃，胃失和降而表现的证候。本证多由情志不舒，肝气郁结，横逆犯胃所致。

［临床表现］胸胁、胃脘胀满疼痛，走窜不定，嗳气呃逆，吞酸嘈杂，情绪抑郁，善太息，或烦躁易怒，纳食减少，舌淡红，苔薄白或薄黄，脉弦或带数。

［证候分析］肝主疏泄，胃主受纳，肝气的条达促进胃气的和降。当肝疏泄功能失常，影响胃气降浊，致胃失通降，胃气上逆，从而形成肝胃不和证。肝气郁滞，疏泄失职，横逆犯胃，胃失和降，则胸胁、胃脘胀满疼痛，走窜不定；胃气不降，其气上逆，故嗳气呃逆；肝失条达，气机郁滞，则情绪抑郁，善太息；气火内郁犯胃，可见吞酸嘈杂；若气郁化火，肝性失柔，则烦躁易怒；肝气犯胃，胃纳失司，故见纳食减少；舌淡红，苔薄白，脉弦，为肝气郁结之象；若苔薄黄，脉弦带数，为气郁化火之象。

［辨证要点］以胁肋胃脘胀痛、嗳气呃逆、吞酸嘈杂、情绪抑郁为辨证要点。

（十一）肝脾不调证

肝脾不调证指肝失疏泄，脾失健运所表现的证候。本证多由情志不遂，郁怒伤肝，肝失条达而乘脾土；或由饮食、劳倦伤脾，脾失健运而反侮于肝所致。

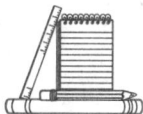

［临床表现］胸胁胀满窜痛，善太息，情志抑郁，或急躁易怒，纳呆腹胀，便溏不爽，肠鸣矢气，或腹痛欲泻，泻后痛减，或大便溏结不调，舌苔白，脉弦或缓。

［证候分析］肝主疏泄，畅达气机，有助于脾的运化功能；脾主健运，升降有序，有助肝气的疏泄，故在发生病变时，二者可相互影响，形成肝脾不调证。肝失疏泄，经气郁滞，故胸胁胀满窜痛；太息则使气郁得达，胀闷得舒，故善太息；气机郁结不畅，肝失条达，则情志抑郁；若气郁化火，肝失柔顺，则急躁易怒；肝气横逆犯脾，脾运失健，气机郁滞，故纳呆腹胀；气滞湿阻，则便溏不爽，肠鸣矢气；气滞腹中，"不通则痛"；排便后气滞得畅，故泻后疼痛得以缓解；舌苔白，脉弦或缓，为肝脾不和之征。

［辨证要点］以胸胁胀满窜痛、腹胀便溏、情志抑郁为辨证要点。

［类证鉴别］肝胃不和证与肝脾不调证均有肝气郁结所表现的胸胁胀满疼痛、情志抑郁或烦躁等症状，但肝胃不和证兼胃失和降所表现的胃脘胀痛、嗳气呃逆等症状；肝脾不调证兼脾失健运所表现的纳呆食少、腹胀便溏等症状。

（十二）肝肾阴虚证

肝肾阴虚证指肝肾阴液亏虚，阴不制阳，虚热内生所表现的证候。本证多由久病失调，阴液不足，或由情志内伤，阳亢耗阴，或由房事不节，耗损阴精，或温热病日久，邪热伤津耗液，导致肝肾阴虚。

［临床表现］腰膝酸软，耳鸣健忘，头晕目眩，失眠多梦，胁痛，咽干口燥，五心烦热，颧红盗汗，男子遗精，女子月经量少，舌红少苔，脉细数。

［证候分析］肾阴为五脏之阴的根本，肾阴旺盛，则可涵养肝木，肝阴充足，则下藏于肾，二者互滋互用，故有肝肾同源之说。在病理上，两者相互影响，表现为盛则同盛，衰则同衰，形成肝肾阴虚证。肾阴亏虚，腰膝失于滋养，则腰膝酸软；肾开窍于耳，耳失充养，则耳鸣；髓海不足，则健忘；肾阴不足，水不涵木，肝阳上亢，则头晕目眩；阴不制阳，虚热内生，扰其心神，故失眠多梦；肝阴不足，肝脉失养，故胁部隐隐作痛；阴津不足，口咽失润，故咽干口燥；阴虚生内热，热蒸于里，故五心烦热；火炎于上，则两颧潮红；内迫营阴，故盗汗；扰动精室，精关不固，则见遗精；肝肾阴亏，冲任失充，故女子月经量少；舌红少苔，脉细数，为阴虚内热之象。

［辨证要点］以腰膝酸软、眩晕耳鸣、胁痛，伴见阴虚内热证为辨证要点。

［类证鉴别］心肾不交证、肺肾阴虚证、肝肾阴虚证三者都有肾阴虚的表现，均见腰膝酸软、遗精、耳鸣及阴虚内热的症状。但心肾不交证兼心阴不足，虚火扰神，心悸心烦、失眠多梦等症状明显；肺肾阴虚证兼肺阴亏损，肺失肃降，干咳、痰少难咳等症状明显；肝肾阴虚证兼肝阴虚症状明显，故常见胁痛、目涩、眩晕等症状。

（十三）脾肾阳虚证

脾肾阳虚证指由于脾肾阳气亏虚，温化失权所表现的虚寒证候。本证多由脾肾久病，阳气被损，或久泻久痢，或水邪久踞，损伤肾阳，肾阳虚衰，火不暖土，致脾阳不足，或脾阳久虚不能温养肾阳，最终导致脾肾阳虚。

［临床表现］腰膝或下腹冷痛，畏寒肢冷，面色㿠白，久泻久痢，或五更泄泻，完谷不化，粪质清冷，或全身水肿，小便不利，甚则腹胀如鼓，舌淡胖，苔白滑，脉沉迟无力。

［证候分析］肾为先天之本，脾为后天之本，先天温养激发后天，后天补充培育先天，故在生理上脾肾阳气相互资生，相互促进。脾主运化，布散精微，运化水湿，有赖肾阳的温煦；肾主水，为五脏阴阳的根本，需赖脾阳的协助及脾所运化的水谷精微的供养。若肾阳不足，火不暖土，则脾阳亦不足，或脾阳久虚，日渐累及肾阳，则肾阳亦不足。无论脾阳虚衰或肾阳不足，日久均能

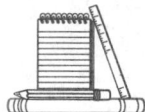

发展为脾肾阳虚证。肾阳虚，阴寒内盛，腰膝失于温养，气机凝滞，故腰膝、下腹冷痛；阳虚无以温煦形体，故畏寒肢冷；脾阳虚不能运化水谷，气血化生不足，故面色㿠白；脾主运化，肾司二便，脾肾阳虚，运化、吸收水谷精微及排泄二便功能失职，故见久泻久痢不止；寅卯之交，阴气极盛，阳气未复，故黎明前泄泻，又称为"五更泄泻"，甚则泻下清冷水液，中夹未消化食物；肾阳虚，无以运化水湿，溢于肌肤，则全身水肿；膀胱气化失职，故小便不利；主水失职，水湿泛滥，停于腹内，则腹胀如鼓。舌淡胖，苔白滑，脉沉迟无力，属阳虚水寒内停之征。

［辨证要点］以腰腹冷痛、久泻久痢、全身水肿，伴见虚寒之象为辨证要点。

［类证鉴别］脾肾阳虚证与心肾阳虚证均有腰膝酸软、小便不利、浮肿、畏寒肢冷、舌淡胖、苔白滑等肾阳虚水湿内停的表现。但脾肾阳虚证兼有久泻久痢、完谷不化等脾阳虚的表现，心肾阳虚证兼有心悸怔忡、胸闷气喘、面唇紫暗等心阳不振的表现。

复习思考题

1. 心肾不交最典型的临床表现是（　　　）

　　A. 心悸怔忡，嗜睡神疲　　　　　　B. 心悸怔忡，尿少肢肿

　　C. 腰膝酸软，肢困发冷　　　　　　D. 心悸失眠，头晕耳鸣

　　E. 心烦失眠，腰酸盗汗

2. 根据下列哪项即可辨证为脾肺气虚证（　　　　）

　　A. 咳痰清稀而多，声音低懒　　　　B. 面浮肢肿，舌淡

　　C. 食欲不振，倦怠乏力　　　　　　D. 气短而喘，纳少腹胀便溏

　　E. 久咳不止，面白无华

3. 下列哪项是诊断心肝血虚证的主要依据（　　　　）

　　A. 心悸失眠，健忘多梦　　　　　　B. 头晕目眩，两目干涩

　　C. 心悸多梦，面白舌淡　　　　　　D. 心悸多梦，视弱肢麻

　　E. 震颤拘挛，头晕目眩

4. 患者纳呆腹胀，胸胁胀满窜痛，便溏不爽，泻后痛减，每遇烦躁气恼则泄泻加重，舌苔白，脉弦。其证候是（　　　）

　　A. 肝脾不调证　　　　　　　　　　B. 脾肾阳虚证

　　C. 肝火犯肺证　　　　　　　　　　D. 肝胃不和证

　　E. 肝肾阴虚证

5. 患者心悸，胸闷，神疲乏力，畏寒肢冷，腰膝酸冷，小便不利，肢体浮肿，舌淡苔白，脉沉细微。其证候是（　　　）

　　A. 心肾不交证　　　　　　　　　　B. 心肾阳虚证

　　C. 心脉痹阻证　　　　　　　　　　D. 肾阳虚证

　　E. 心阳虚证

6. 请简述心肾阳虚证与脾肾阳虚证的临床表现有何异同。

7. 简述心肺气虚证、脾肺气虚证、肺肾气虚证三证有何异同。

扫一扫，知答案

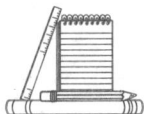

小 结

脏腑辨证是中医辨证的核心，主要阐述了心与小肠病、肺与大肠病、脾与胃病、肝与胆病、肾与膀胱病及脏腑兼病辨证。各脏腑病的证候有虚有实，虚证多由久病伤正，脏气虚弱，阴阳气血不足所致，多表现为以气虚症状、血虚症状、阴虚症状、阳虚症状与脏腑的定位症状为主；实证多因风、寒、湿、燥、热等外邪侵袭，或气滞、血瘀、痰阻等伤及脏腑所致。通过学习，应具备能熟练运用脏腑辨证基本理论知识分析处理四诊收集的临床资料，以正确诊断疾病，精准辨识病证的能力。

项目五 六经辨证

扫一扫，查阅本项目 PPT 等数字资源

【学习目标】

1. 掌握六经辨证的临床表现及辨证要点。

2. 熟悉六经辨证的传变规律和具体证候的证候分析。

3. 了解六经辨证的代表著作、作者，以及六经辨证在辨证体系中的作用和地位。

4. 具有能运用六经辨证理论知识诊断疾病、辨别病证的能力。

六经辨证源于《伤寒论》，是张仲景在《素问·热论》六经分证理论的基础上，根据外感病的证候特点和传变规律，创造性地总结而成的一种辨别外感病的辨证方法。

六经，即太阳、阳明、少阳、太阴、少阴、厥阴六条经脉。六经辨证，就是以六经所系的经络、脏腑及气血津液的生理、病理为基础，结合人体抗病能力、病因、病势等因素，对外感病发生发展过程中的各种症状进行综合分析，以判断证候类型的一种辨证方法。六经辨证有太阳病证、阳明病证、少阳病证、太阴病证、少阴病证、厥阴病证六类证候。

六经辨证以阴阳来划分病性和病位。三阳经主表而病发于阳，其中又分为太阳主表，阳明主里，少阳主半表半里；三阴皆主里而病发于阴。三阳病证以六腑及阳经病变为基础，主实，主热，呈现邪热亢盛的诸多症状；而三阴病以五脏及阴经病变为基础，主虚，主寒，呈现正气不足的诸多症状。六经辨证的重点在于分析外感风寒所引起的一系列病理变化及其传变规律，而六经病证的实质仍是十二经脉、五脏六腑病理变化的反映。但是，六经辨证又不能等同于脏腑辨证和经络辨证。

一、太阳病证

太阳病证指外感伤寒病初期所表现的证候。太阳统摄营卫，主一身之肌表，为"六经之藩篱"。太阳经脉循行于项背部，而外邪入侵，大多从口鼻、肌腠、皮毛而入，机体卫阳（卫气）奋起抗邪，太阳经首当其冲，与邪抗争，故最先表现出太阳病证。《伤寒论》太阳病之提纲："太阳之为病，脉浮，头项强痛而恶寒。"上述为太阳病的主脉主症，不论其感受何种病邪、病程长

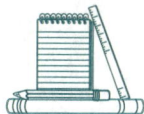

短，凡具有如此脉症，即可辨为太阳病。

风寒侵袭，卫阳被遏，肌表失于温煦，故恶寒；足太阳经脉行于项背，寒滞经脉，失其柔和，故头项强痛；风寒侵袭肌表，正气抗邪于外，故脉应之为浮。

太阳病证包括太阳经证（中风、伤寒证）和太阳腑证（蓄水、蓄血证）。

（一）太阳经证

太阳经证指风寒袭表，邪正交争，营卫不和所表现的证候。因患者感邪不同和体质差异，同是太阳经证，又有太阳中风证和太阳伤寒证之别。

1. 太阳中风证　指风邪袭表，营卫不和所致的证候，又称为"表虚证"或"伤风表证"。

［临床表现］恶风，发热，头痛，汗出，或鼻鸣，或干呕，脉浮缓。

［证候分析］太阳主表，统摄营卫，风邪袭表，营卫失和，卫阳被遏，肌表失于温煦，故恶风；卫气与外邪抗争，故发热，头痛；风性轻扬开泄，客于肌表，腠理疏松，卫外不固，营阴不能内守，故汗出；营阴不足，故脉浮缓；外邪侵袭肺胃，肺气失宣，故鼻鸣；胃失和降，故干呕。

［辨证要点］以恶风、发热、汗出、脉浮缓为辨证要点。

2. 太阳伤寒证　指寒邪袭表，卫阳被束，营阴郁滞所表现的证候，又称为"表实证"或"伤寒表证"。

［临床表现］恶寒发热，头项强痛，身体疼痛，无汗而喘，脉浮紧。

［证候分析］寒邪侵表，卫阳被郁，肌肤失于温煦，故恶寒；卫气与寒邪交争，故发热；卫阳被遏，寒主收引，营阴郁滞，筋骨失于营阴濡养，故头项强痛，肢体骨节疼痛；寒邪束表，腠理闭塞，故无汗；风寒束表，肺失宣肃，故气喘；正气欲祛邪于外，而寒邪紧束于表，肌腠紧密，营阴壅滞，故脉象浮而紧。

［辨证要点］以恶寒发热、无汗而喘、头身疼痛、脉浮紧为辨证要点。

［鉴别要点］太阳中风证与太阳伤寒证的鉴别：二者均有太阳病主要脉症。其不同点是太阳中风证兼有汗出恶风、脉浮缓；太阳伤寒证兼有无汗而喘、脉浮紧。

（二）太阳腑证

太阳腑证指太阳经证不解，循经入腑，膀胱、小肠气化不利所致的证候。因病机和临床表现的不同，又有太阳蓄水证、太阳蓄血证之不同。

1. 太阳蓄水证　指太阳经邪未解，内传太阳膀胱之腑，膀胱气化不利，水气停蓄所表现的证候。

［临床表现］发热恶寒，汗出，少腹胀满，小便不利，口渴欲饮，或水入即吐，脉浮或浮数。

［证候分析］太阳经邪未解，表证尚在，故恶寒，发热，脉浮或浮数；邪热内传入腑，与水内结于膀胱，水气不化，故少腹胀满，小便不利；邪水互结，气不化津，津不上承，故见口渴欲饮；水停不化，反逆于胃，故见水入即吐之"水逆"症状。

［辨证要点］以少腹胀满、小便不利与太阳经证并见为辨证要点。

2. 太阳蓄血证　指太阳经邪化热内传，热与瘀互结少腹所表现的证候。

［临床表现］少腹急结或硬满，小便自利，如狂或发狂，善忘，大便色黑如漆，脉沉涩或沉结。

［证候分析］太阳经热内传，血热搏结于少腹，故少腹急结、硬满；瘀热互结，上扰心神，故轻则如狂，重则发狂；瘀血下行，随大便而出，故大便色黑如漆；邪在血分，膀胱气化正常，故小便自利；瘀热内阻，脉道不畅，故脉沉涩或沉结。

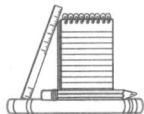

［辨证要点］以少腹急硬、小便自利、如狂、便黑为辨证要点。

［鉴别要点］太阳蓄水证与太阳蓄血证的鉴别：二者均由太阳经病邪不解，内传于腑所致。其不同点是太阳蓄水证为邪传气分，膀胱气化受阻，津液内停所致，故见小便不利而口渴；太阳蓄血证为邪传血分，热邪与瘀血互结于下焦所致，故见小便自利而便黑。

二、阳明病证

阳明病证指伤寒病发展过程中，阳热亢盛，胃肠燥热所表现的证候。阳明病的主要脉症是身热，不恶寒，反恶热，汗自出，脉大；主要病机是"胃家实"。《伤寒论》阳明病之提纲："阳明之为病，胃家实是也。"胃家包括胃与大肠；实指邪热亢盛。

阳明病是外感病过程中正邪激烈相争，邪热极盛的阶段，以阳热炽盛，伤津化燥成实为特点，故多为里、热、实证。邪入阳明，阳明多气多血，正气奋起抗邪，最易化燥化热，里热炽盛，热蒸于外，形成"蒸蒸发热"之特有热势；热迫津液外泄，则汗自出；表邪既已入里，阳明邪热亢盛，故不恶寒反恶热；阳气盛满，热盛血涌，脉道充盈，故脉大应指有力。

根据热邪是否与肠中糟粕相结，阳明病证又有阳明经证和阳明腑证之分。

（一）阳明经证

阳明经证指阳明经邪热亢盛，弥漫全身，而尚未与肠中糟粕相结所表现的证候，多为太阳、少阳之邪不解，内传阳明所致。

［临床表现］身大热，大汗出，大渴引饮，面赤心烦，喘促息粗，舌苔黄燥，脉洪大。

［证候分析］邪入阳明，化燥化火，无形热邪充斥、弥漫全身，故身大热；热甚迫津外泄，故大汗出；热甚汗出，津液大伤，故大渴引饮；阳明热盛，热邪上蒸，热扰心神，故心烦躁扰而面赤；热迫于肺，肺气不利，故气粗；里热伤津，故苔黄燥；里热亢盛，热壅阳明之经，故脉洪大。

［辨证要点］以大热、大汗、大烦渴、脉洪大为辨证要点。

（二）阳明腑证

阳明腑证指邪热内传大肠，热与糟粕相搏，燥屎内结，腑气不通所表现的证候，多因阳明经证大热伤津，或误用汗法耗津，使热与肠中燥屎互结，腑气不通所致。

［临床表现］日晡潮热，手足濈然汗出，脐腹胀满，硬痛拒按，大便秘结，甚则神昏谵语，狂躁不得眠，舌红，苔黄厚干燥，或起芒刺，甚则焦黑燥裂，脉沉迟而实或滑数。

［证候分析］阳明经气旺于日晡，阳明热盛，正邪相搏，故日晡潮热；四肢禀气于阳明，阳明热盛，迫津外出，故手足濈然汗出；六腑以通为用，邪热与大肠糟粕互结，腑气不通，故脐腹胀满、疼痛拒按，大便秘结；热扰心神，故神昏谵语，狂躁不得眠；舌红，苔黄厚干燥、起芒刺，或焦黑燥裂，为燥热内结而津液被劫之征象；脉沉实，为阳明腑实之征象。

［辨证要点］以日晡潮热、手足濈然汗出、便秘、腹胀满硬痛、苔黄燥、脉沉实为辨证要点。

［鉴别要点］阳明经证与阳明腑证的鉴别：二者均为里热实证。其不同点是阳明经证，里热炽盛，但肠中尚无燥屎内结；阳明腑证，热甚伤津，热与糟粕互结，腑气不通，肠中有燥屎内结。

三、少阳病证

少阳病证指邪犯少阳胆腑，邪正相争于半表半里之间，以致枢机不利，气失调畅所表现的

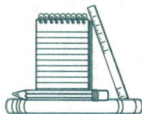

证候，又称为半表半里证，多因太阳经证不解，邪传少阳，或厥阴病转出少阳，或外邪直入少阳，少阳被郁，正邪交争所致。

[临床表现] 寒热往来，胸胁苦满，默默不欲饮食，心烦喜呕，口苦，咽干，目眩，脉弦。

[证候分析] 邪出于表与阳相争，正胜则发热，邪入于里与阴相争，邪胜则恶寒，邪正相争于半表半里，故见寒热往来；胆热扰心则心烦，上炎则口苦，灼津则咽干，上扰清窍则目眩；邪郁少阳，经气不利，故胸胁苦满；胆热横逆犯胃，胃失和降，故默默不欲饮食，喜呕；肝胆受病，气机郁滞，故脉弦。

[辨证要点] 以寒热往来、胸胁苦满、口苦、咽干、目眩、脉弦为辨证要点。

四、太阴病证

太阴病证指脾阳虚衰，邪从寒化，寒湿内生所表现的证候，多因三阳病失治、误治，损伤脾阳，邪传太阴；或脾阳素虚，阴寒之邪直中太阴所致。

太阴为三阴经之屏障，病邪内入三阴，太阴首当其冲。外感热病病及太阴，标志着病性发生了根本性的变化。太阴病属里、属虚、属寒，可由三阳病传来，亦可见于寒邪直中太阴。太阴病为三阴病证之初期，以脾虚寒湿为病变特点。

[临床表现] 腹满欲吐，食不下，时腹自痛，自利，口不渴，舌淡苔白滑，脉沉缓而弱。

[证候分析] 太阴脾土主湿，中焦虚寒则寒湿内生，气机阻滞，故脘腹胀满，时腹自痛；寒湿中阻，脾失健运，升降失司，故腹满时欲吐，食不下；寒湿下注，水走肠间，故自利；脾阳失于温煦运化，寒湿内停，故口不渴，舌淡苔白滑；中阳不振，寒湿内阻脉道，故脉沉缓而弱。

[辨证要点] 以腹满时痛、自利、口不渴等虚寒见症为辨证要点。

[鉴别要点] 太阴病与阳明病的鉴别：太阴与阳明同居中焦，互为表里，生理上相互为用，病理上相互影响，两经病证在一定的条件下常易相互转化。阳明病证清、下太过，损伤脾阳，可转为太阴病证；而太阴病证滥用温燥，或寒湿郁久化热，亦可转为阳明病证，故有"实则阳明（热），虚则太阴（寒）"之说，辨证须注意病情虚实寒热的变化。

五、少阴病证

少阴病证指外感病的后期阶段，全身性阴阳衰惫所表现的证候，多因他经之病误治、失治而传入，或心肾不足，外邪直中少阴所致。少阴病证的病位主要在心、肾，其病性从阴化寒则为少阴寒化证；从阳化热则为少阴热化证，而病至少阴，已属伤寒病的危重阶段。

（一）少阴寒化证

少阴寒化证指心肾阳气虚衰，阴寒内盛，病邪入里从阴化寒所表现的全身性虚寒证候，多因素体阳弱，病邪直中少阴，或他经久病渐入少阴，损伤少阴心肾之阳，而心肾阳衰，阴寒内盛所致。

[临床表现] 无热恶寒，但欲寐，四肢厥冷，下利清谷，呕不能食，或食入即吐，脉微欲绝，或身热反不恶寒，面赤，脉微细。

[证候分析] 少阴阳气衰微，阴寒独盛，故无热恶寒；阳气衰微，神失所养，故见但欲寐之神情衰惫之态；阳衰失于温运，故四肢厥冷；肾阳虚衰，火不暖土，脾失纳运，升降失调，故下利清谷，呕不能食，或食入即吐；阴寒盛极，格阳于外，虚阳外浮，则见身热反不恶寒，或呈面红如妆的真寒假热之象；阳气虚衰不能鼓动血行，故脉微细，甚则欲绝。

[辨证要点] 以无热恶寒、四肢厥冷、下利清谷、脉微细为辨证要点。

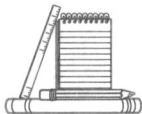

（二）少阴热化证

少阴热化证指少阴心肾，阴虚阳亢，病邪入里，从阳化热所表现的虚热证候，多因少阴阴虚，虚热内生所致。

[临床表现] 心烦不得眠，口燥咽干，舌尖红少津，脉细数。

[证候分析] 邪入少阴，从阳化热，灼耗真阴，不能上承，故口燥咽干；心肾不交，水火失济，水亏不能上济于心，心火独亢，扰乱心神，故心烦不得眠；舌尖红少津，脉细数，均为阴虚阳亢之征象。

[辨证要点] 以心烦不得眠，伴阴虚内热证为辨证要点。

[鉴别要点] 少阴寒化证与少阴热化证的鉴别：少阴内寄水火二气，寒热并居，故邪入少阴，病性从阴化寒则为少阴寒化证，从阳化热则为少阴热化证。二者临床表现正好相反，张仲景称少阴寒化证为少阴病之正病，少阴热化证则为少阴病之变证，临证不可拘泥，应随证辨之。

六、厥阴病证

厥阴病证指外感病过程中的末期阶段，是邪入厥阴所表现的阴阳对峙、寒热交错、厥热胜复的证候。本证多由其他诸经传变而来，亦可因肝经素虚、肝肾两虚所致。厥阴为阴之尽、阳之始，阴中有阳，病至厥阴，为六经病变发展过程中的关键阶段，是疾病全过程的重要转折点。

[临床表现] 消渴，气上撞心，心中疼热，饥而不欲食，食则吐蛔。

[证候分析] 邪入厥阴，阴阳交争，寒热错杂，总以上热下寒为其基本病理变化。肝气上逆，阳热趋上，木火上炎，故气上撞心，心中疼热；热甚伤津，故消渴；下焦有寒，损伤脾阳，脾失健运，又加肝木乘土，故饥而不能食，强食则吐；上热下寒，蛔虫不安，故可见吐蛔。

[辨证要点] 以消渴、气上撞心、心中疼热、食则吐蛔为辨证要点。

知识链接

六经病证的传变

六经病证循着一定的趋向发展和变化，无论病证由表入里、由阳入阴还是由里出表、由阴出阳，皆谓之传变。传变的基本规律：由表入里，由浅入深，由轻而重，由实致虚，反之则由里出表、由虚致虚实夹杂。

六经病证是否传变及如何传变，取决于正气的强弱、感邪的轻重、治疗是否得当等因素。一般情况下，病邪自表入里，由阳转阴，多为邪盛正衰，体质虚弱，或失治、误治所致，是病情加重的传变；病邪由里达表，由阴出阳，则是正复邪退，体质强壮，或治疗得当的结果，为病情向愈的转归。

临床常见的传变方式有传经、直中、合病、并病四种情况。

1. 传经　指病邪从外侵入，逐渐向里深入传变，向里发展，由某一经病证转变为另一经病证。传经有循经传、越经传、表里传3种方式。若按伤寒六经的顺序相传，即太阳病证→阳明病证→少阳病证→太阴病证→少阴病证→厥阴病证，称为"循经传"；若是隔一经或两经以上相传者，称为"越经传"；若互为表里两经相传者，称为"表里传"。

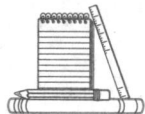

2.**直中** 指伤寒病初起，病邪不从三阳经传入，而直入于三阴经而发病。

3.**合病** 指伤寒病不经过传变，两经或三经证候同时出现。

4.**并病** 指伤寒病凡一经证候未罢，又见另一经证候。

小　结

六经，即太阳、阳明、少阳、太阴、少阴、厥阴六条经脉。六经辨证，以六经所系经络、脏腑的生理病理为基础，将外感病过程中所出现的各种证候，综合归纳为太阳病证、阳明病证、少阳病证、太阴病证、少阴病证、厥阴病证六类证候。重点掌握六经辨证各证型的临床表现和辨证要点，熟悉六经辨证的传变规律和各具体证候的证候分析。

复习思考题

1. 下列属太阳中风证辨证要点的是（　　　）
   A. 恶寒发热　　　　　　　　　B. 无汗而喘
   C. 头身疼痛　　　　　　　　　D. 胸胁苦满
   E. 脉浮缓

2. 下列属阳明腑证辨证要点的是（　　　）
   A. 日晡潮热　　　　　　　　　B. 大烦渴
   C. 胸胁苦满　　　　　　　　　D. 少腹急硬
   E. 脉洪大

3. 下列属少阳病证辨证要点的是（　　　）
   A. 寒热往来　　　　　　　　　B. 恶寒发热
   C. 蒸蒸发热　　　　　　　　　D. 日晡潮热
   E. 心中疼热

4. 下列属太阴病证辨证要点的是（　　　）
   A. 胸胁苦满　　　　　　　　　B. 腹满时痛
   C. 少腹胀满　　　　　　　　　D. 少腹急硬
   E. 腹胀满硬痛

5. 下列属厥阴病证临床表现的是（　　　）
   A. 饥而不欲食　　　　　　　　B. 默默不欲食
   C. 呕不能食　　　　　　　　　D. 腹满欲吐
   E. 食入即吐

6. 何为太阳伤寒证、太阳中风证？它们有何异同？

7. 何为阳明经证、阳明腑证？它们的主要区别是什么？

扫一扫，知答案

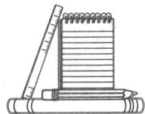

项目六　卫气营血辨证

扫一扫，查阅本项目 PPT 等数字资源

【学习目标】

1. 掌握卫气营血辨证的临床表现及辨证要点。

2. 熟悉卫气营血辨证的传变规律和具体证候的证候分析。

3. 了解卫气营血辨证的代表著作、作者，以及卫气营血辨证在辨证体系中的作用和地位。

4. 具有能运用卫气营血辨证理论知识诊断疾病、辨别病证的能力。

卫气营血辨证是一种诊治外感温热病的辨证方法。它是清代医家叶天士在《温热论》中所创，将外感温热病进程中的病机、证候，概括为卫分、气分、营分、血分四个层次和阶段，用以说明外感温热病的病位浅深、病势轻重及其传变规律，并有效指导着温热病的诊疗实践。卫气营血辨证的理论与临床实践极大地丰富了外感热病的辨证治疗手段和内容，弥补了六经辨证用于外感温热病的不足，为中医药治疗热性病开辟了新的途径。

就温热病病位及病变趋势而言，卫分证病位在肺与体表，病情轻浅；气分证主里，病位在肺、胸膈、胆、三焦、胃、肠等，病情较重；营分证为热邪进入心营，病位在心与心包络，病情深重；血分证为邪热深入心、肝、肾，已经耗血动血，病情危笃。

温热病一般多起于卫分，渐次传入气分、营分、血分，但由于季节不同、病邪差异及体质强弱等，临床上并非全都如此，因此必须根据临床实际，具体分析，灵活运用。

一、卫分证

卫分证指温热病邪侵袭肌表，卫外功能失调，肺卫失宣所致的证候，常见于外感温热病的初期阶段，以发热、微恶风寒为特点。

［临床表现］发热，微恶风寒，无汗或少汗，舌边尖红，苔薄黄，脉浮数，或兼头痛、咽喉肿痛、鼻塞、咳嗽、口微渴等。

［证候分析］温热之邪，外袭肌表，卫气被郁，故发热，微恶风寒；温热为阳邪，故发热重而恶寒轻；卫气郁遏，腠理开阖失司，故无汗或少汗；热性炎上，故舌边尖红；风热在表，脉气外浮且急速，故脉浮数；温热上扰清空，故头痛；热伤津液，故口微渴；肺合皮毛，开窍于鼻，卫气被郁，肺气失宣，故鼻塞，咳嗽；咽喉为肺胃之门户，风热上扰，故咽喉肿痛。

［辨证要点］以发热、微恶风寒、舌边尖红、脉浮数为辨证要点。

二、气分证

气分证指温热病邪内传脏腑，正盛邪实，正邪剧争，阳热亢盛所表现的证候，多为温热之邪由卫表及里，或温邪直入气分所致。

由于邪入气分侵犯的脏腑部位不同，气分证具有范围广、兼症多的特点，其证候较为复杂。

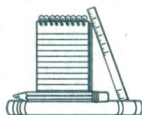

凡温热病邪不在卫分，未及营分、血分的一切证候，均属气分证，如邪热壅肺、热扰胸膈、胃热亢盛、热结肠道、热郁胆腑等。

［临床表现］壮热，不恶寒反恶热，汗出，口渴喜饮，心烦，尿赤，舌红，苔黄燥，脉数有力。或兼咳喘、胸痛、痰稠色黄；或兼心烦懊恼、坐卧不安；或兼见壮热、胃脘灼痛、大渴喜冷饮、大汗出、苔黄燥、脉洪大；或兼日晡潮热、腹满胀痛拒按、时或谵语、狂乱、便秘或纯利稀水；或兼胁痛、口苦、干呕、脉弦数等。

［证候分析］邪热入里，正邪剧争，里热亢盛，故壮热不恶寒反恶热；热盛迫津外泄，故汗出；热盛津伤，故口渴喜饮，尿赤，苔黄燥；热扰心神，故心烦；里热炽盛，故舌红，脉数有力。

若邪热壅肺，肺失清肃，肺气上逆，则咳喘，胸痛，痰稠色黄；若热扰胸膈，郁而不宣，心神不宁，则心烦懊恼，坐卧不安；若胃热亢盛，胃燥津伤，则壮热，胃脘灼痛，大渴喜冷饮，大汗出，苔黄燥，脉洪大；若热结肠道，腑气不通，里热盛实，则日晡潮热，腹满胀痛拒按，便秘；若燥屎结于肠中，热迫津液从旁而下，则纯利稀水；邪热扰乱心神，则谵语，狂乱；若热郁胆腑，枢机不利，胆气上逆，则胁痛，口苦，干呕，脉弦数。

［辨证要点］以壮热、不恶寒反恶热、烦渴、舌红苔黄燥、脉数有力为辨证要点。

三、营分证

营分证指温邪内陷，营阴受损，心神被扰所表现的证候。本证多由气分证传变而来，也有由卫分逆传入营分的，称逆传心包，亦有一发病即邪在营分的。其以热损营阴与热扰心神为病变的特点，临床上常见营分热盛和热陷心包两种，亦常出现气营两燔、营血两燔的证候。

［临床表现］身热夜甚，口不甚渴或不渴，心烦不寐，甚或神昏谵语，斑疹隐隐，舌红绛，脉细数。

［证候分析］邪热入营，灼伤营阴，阴虚则身热夜甚；邪热蒸腾营阴上潮于口，则口不甚渴，或口不渴；邪热深入营分，侵扰心神，则心烦不寐，甚则神昏谵语；热伤血络，则斑疹隐隐；舌红绛，脉细数，为邪热入营，营阴损伤之征象。

营分介于气分和血分之间，若病势由营转气，是病情好转的表现；若由营入血，则表示病情加重。

［辨证要点］以身热夜甚、心烦不寐、舌红绛、脉细数为辨证要点。

四、血分证

血分证指温热病邪深入血分，热盛动血、伤阴、动风所表现的证候。血分证是温病的极期，以耗血、动血为特征。血分证可由营分传变而来，也可与营分证并见，即营血两燔证；也可由气分邪热直入血分，或气分之证未罢，而血分证已见，表现为气血两燔证。血分病证涉及心、肝、肾三脏，实热者多以心、肝血热神乱为主，虚热者则多以肝、肾阴亏为主，有热盛动血，热盛动风，热盛伤血、伤阴等多种类型。

［临床表现］身热夜甚，躁扰不宁，甚则神昏谵语，斑疹显露、色紫黑，吐血、衄血、便血、尿血，舌质深绛，脉细数；或兼抽搐、颈项强直、角弓反张、目睛上视、牙关紧闭等；或持续低热、暮热早凉、五心烦热、神疲欲寐、耳聋、形瘦等；或手足蠕动、瘛疭等。

［证候分析］邪热深入血分，灼伤阴血，夜间阳入于阴，故身热夜甚；血热内扰心神，故躁扰不宁，甚或神昏谵语；热盛动血，迫血妄行，故见出血诸症；邪热灼伤津液，血行壅滞，故见斑疹紫黑，舌质红绛，脉细数；若血分热炽，燔灼肝经，筋脉挛急，肝风内动，故见抽搐、

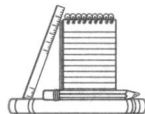

颈项强直、角弓反张、目睛上视、牙关紧闭等热极生风之证候；若邪热久羁，劫伤肝肾之阴，阴虚内热，故见持续低热，或暮热早凉，五心烦热；肾阴亏耗，耳窍失养，故耳聋，神失所养，神疲欲寐；形体失养，故见体瘦等热伤阴血之证候；肝阴不足，筋脉失养，故见手足蠕动、瘛疭等虚风内动之证候。

［辨证要点］以身热夜甚、神昏谵语、斑疹紫暗、出血动风、舌深绛、脉细数为辨证要点。

知识链接

1.温热病卫气营血四类证候的治疗大法：叶天士《温热论》曰："卫之后方言气，营之后方言血。在卫汗之可也，到气才可清气，入营犹可透热转气……入血就恐耗血动血，直须凉血散血……"

2.卫气营血的传变：温热病的发展过程，其传变规律一般为由浅入深、由表及里、由轻转重的顺传形式，但也有逆传形式。

（1）顺传 指温热病邪循卫、气、营、血的次序传变。从卫分开始，依次内传气分、营分、血分。它体现了病邪由表入里、由浅入深，病情由轻到重、由实转虚的传变过程，标志着邪气步步深入，病情逐渐加重。

（2）逆传 指温热病邪不按上述次序及规律传变。一是病邪入卫分后，不经过气分阶段，直接传入营分、血分，或发病初期未出现卫分证，即出现气分、营分或血分证等。二是两证合并出现，如卫分证未罢，又出现气分证，即卫气同病；气分证未罢，又出现营分、血分证，即气营（血）两燔等。逆传反映机体邪热亢盛，正气虚衰，无力抗邪，传变迅猛，病情危笃。

小 结

卫气营血辨证，是清代医家叶天士在其《温热论》中所创的一种诊治外感温热病的辨证方法。卫气营血辨证分为卫分证、气分证、营分证、血分证4类证候。重点掌握卫气营血辨证各证型的临床表现和辨证要点，熟悉卫气营血辨证的传变规律和各具体证候的证候分析。

复习思考题

1. 下列属气分证辨证要点的是（ ）
  A. 微恶风寒　　　　　　　B. 不恶寒反恶热
  C. 身热夜甚　　　　　　　D. 舌红绛
  E. 脉细数

2. 下列属卫分证辨证要点的是（ ）
  A. 壮热烦渴　　　　　　　B. 身热夜甚
  C. 心烦不寐　　　　　　　D. 舌边尖红
  E. 脉数有力

3. 下列属血分证辨证要点的是（ ）
  A. 斑疹隐隐　　　　　　　B. 斑疹紫暗
  C. 壮热烦渴　　　　　　　D. 舌红绛
  E. 脉数有力

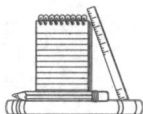

4. 何为卫分证、气分证、营分证、血分证？其病变特点是什么？

5. 试述卫分证、气分证、营分证、血分证的临床表现。

扫一扫，知答案

项目七　三焦辨证

扫一扫，查阅本项目 PPT 等数字资源

【学习目标】

1. 掌握三焦辨证的临床表现及辨证要点。

2. 熟悉三焦辨证的传变规律和具体证候的证候分析。

3. 了解三焦辨证的代表著作、作者，以及三焦辨证在辨证体系中的作用和地位。

4. 具有能运用三焦辨证理论知识诊断疾病、辨别病证的能力。

三焦辨证是清代医家吴鞠通在其《温病条辨》中创立的一种温热病辨证方法。它是根据温热病的传变规律，将外感温热病的证候分别纳入上、中、下三焦病证范围，用以阐述三焦所属脏腑在外感温热病过程中的病机和证候特点、病位的深浅及证候之间的传变规律。

三焦所属脏腑的病理变化和临床表现体现了温热病发展过程中的不同病理阶段。上焦病证包括手太阴肺经和手厥阴心包经的病变，其中肺经的证候多为温病的初起阶段，病较轻浅。中焦病证主要包括手阳明大肠、足阳明胃和足太阴脾的病变。邪入阳明胃易从燥化，多呈现里热燥实证；邪入太阴脾易从湿化，多发为湿温病证。中焦病证多见于温热病的中期或极期，病情较重。下焦病证主要包括足少阴肾和足厥阴肝的病变，多为肝肾阴虚之候，属温热病的末期，病情深重。

一、上焦病证

上焦病证指温热病邪侵袭手太阴肺和手厥阴心包所表现的证候。温热之邪初犯人体，既可能肺卫受邪，也可能邪热壅肺，表卫证不甚明显。病情严重时，可逆传心包，因此，其病证有邪袭肺卫、热邪壅肺、邪陷心包的不同。

[临床表现]

1. 邪袭肺卫　发热，微恶风寒，头痛鼻塞，咳嗽，微汗，口干，舌边尖红，脉浮数。

2. 热邪壅肺　身热烦渴，咳嗽气喘，汗出，苔黄，脉数。

3. 邪陷心包　高热，大汗，神昏谵语，或昏愦不语，舌謇肢厥，舌质红绛。

[证候分析]

1. 邪袭肺卫　温邪上受，首先犯肺，卫气被郁，肺气失宣，故见发热，微恶风寒，咳嗽，舌边尖红，脉浮数；温邪上扰清窍，故头痛鼻塞；热邪伤津，故口干；迫津外泄，故微汗出。

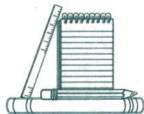

2.邪热壅肺 表邪入里，热壅于肺，肺失宣降，肺气上逆，故见咳嗽气喘；里热炽盛，充斥内外，故身热烦渴；热邪迫津外泄，故汗出；苔黄，脉数，均为邪热内盛之征象。

3.邪陷心包 肺卫热邪不解，内陷心包，热扰或热闭心神，故神昏谵语或昏愦不语，舌謇；里热炽盛，蒸腾于外，故见高热，大汗；阳热内郁，阳气不能布达于四肢，故见高热而肢厥；热灼营阴，故见舌质红绛。

［辨证要点］以发热汗出、咳嗽气喘，或神昏谵语为辨证要点。

二、中焦病证

中焦病证指温热之邪侵袭中焦脾胃，邪从燥化或邪从湿化所致的证候。温邪自上焦传入中焦，脾胃二经受病，脾胃虽为表里，而其性各异。胃喜润而恶燥，邪入阳明则易化燥伤津，出现阳明燥热证候；脾喜燥而恶湿，邪入太阴则易抑脾生湿，出现太阴湿热证候。

［临床表现］

1.阳明燥热证 身热面赤，日晡益甚，呼吸气粗，腹满便秘，渴欲饮冷，口干唇裂，小便短赤，苔黄燥或焦黑起刺，脉沉实有力。

2.太阴湿热证 身热不扬，头身重痛，胸脘痞闷，泛恶欲吐，大便不爽或溏泄，舌苔黄腻，脉濡数。

［证候分析］

1.阳明燥热证 邪从燥化，则表现为阳明燥热证。阳明主燥，温邪传入阳明，燥热炽盛，故身热面赤，日晡益甚，呼吸气粗；热炽阴伤，胃肠失润，燥屎内结，故腹满便秘；热灼津液，故渴欲冷饮，口干唇裂，小便短赤；燥热内结，津液被劫，故苔黄燥或焦黑起刺，脉沉实有力。

2.太阴湿热证 邪从湿化，则表现为太阴湿热证。太阴主湿，邪入中焦，湿遏热伏，郁阻肌腠，故身热不扬；湿性重着，郁阻气机，故头身重痛；邪从湿化，郁阻中焦，脾失健运，胃失和降，故胸脘痞闷，泛恶欲吐，大便不爽或溏泄；舌苔黄腻，脉濡数，为湿热内蕴之征象。

［辨证要点］以发热口渴、腹满便秘，或身热不扬、呕恶便溏为辨证要点。

三、下焦病证

下焦病证指温热之邪传入下焦，劫耗肝肾之阴所表现的证候。本证多为温病后期，邪传下焦，劫耗肝肾之阴所致。

［临床表现］低热颧红，手足心热甚于手足背，口干舌燥，神疲，耳聋，或手足蠕动，或瘛疭，心中憺憺大动，甚则时时欲脱，舌绛少苔，脉虚数。

［证候分析］肾阴亏耗，耳失充养，故耳聋；神失充养，则神疲；低热颧红，手足心热甚于手足背，口燥咽干，舌绛苔少，脉虚数，乃肾阴亏耗，虚热内扰之象；热邪久羁，真阴被灼，水不涵木，筋脉失养，虚风内动，故见手足蠕动，甚或瘛疭，心中憺憺大动等。

［辨证要点］以低热颧红、手足蠕动或瘛疭、舌绛少苔为辨证要点。

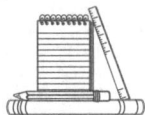

知识链接

三焦病证的传变

三焦病证，标志着温病发展过程中 3 个不同阶段。三焦病证的传变规律，一般有顺传和逆传两种形式。

1.顺传　指三焦病证多由上焦开始，传入中焦，继而传入下焦，标志着病位由浅入深、病情由轻到重的病变过程。

2.逆传　指病邪由肺卫直传心包，提示邪热炽盛，病情危重。

小　结

三焦辨证，是清代医家吴鞠通创立的一种温热病辨证方法。三焦辨证，根据脏腑分属部位，以三焦分部为纲，对外感病证进行浅深层次的证候分类，具体分为上焦病证、中焦病证、下焦病证 3 类。重点掌握三焦辨证各证型的临床表现和辨证要点，熟悉三焦辨证的传变规律和各具体证候的证候分析。

复习思考题

1. 下列属上焦病证辨证要点的是（　　　）

　　A.咳嗽气喘　　　　　　　　　B.腹满便秘

　　C.呕恶便溏　　　　　　　　　D.低热颧红

　　E.舌苔黄腻

2. 下列属中焦病证辨证要点的是（　　　）

　　A.发热汗出　　　　　　　　　B.咳嗽气喘

　　C.腹满便秘　　　　　　　　　D.神昏谵语

　　E.舌绛少苔

3. 下列属下焦病证辨证要点的是（　　　）

　　A.发热汗出　　　　　　　　　B.身热面赤

　　C.身热不扬　　　　　　　　　D.低热颧红

　　E.发热口渴

4. 何为上焦病证、中焦病证、下焦病证？其辨证要点是什么？

5. 试述上焦病证、中焦病证、下焦病证的临床表现。

扫一扫，知答案

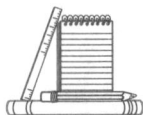

模块四　诊断的综合运用

扫一扫，查阅本项目 PPT 等数字资源

【学习目标】

　　1. 掌握病情资料综合处理的要点和主症诊断思路。

　　2. 熟悉证候诊断思路和疾病诊断思路的要点。

　　3. 了解正确对待中医病名的有关内容。

　　4. 具备中医诊断思维能力，能综合运用四诊和辨证的理论知识和技术，分析处理四诊所收集的病情资料，准确诊断疾病，精准辨识病证。

　　诊断是极为复杂的思维过程，是对病情资料进行综合处理，对患者客观存在的"病""症""证"的认识过程。疾病的临床表现、病情发展及演变过程复杂多样，要在纷纭复杂的病情发展过程中抓住疾病的本质、做出准确的诊断，就必须善于综合运用各种诊断方法，对通过四诊所收集的病情资料进行综合处理、分析和判断。

项目一　诊断的思维方法与线索

　　诊为手段和过程，断为辨别和结论，因此临床诊断的实现，要求医生具备诊断思维的能力，并需注意在诊断思维过程中病证结合、互为补充。四诊与辨病、辨证是认识疾病的不同阶段，其主要目的和任务是不同的。四诊是辨证、辨病的前提和依据，主要任务是收集各种病情资料；辨证是将望、闻、问、切所收集的病情资料，通过分析、推理、综合、判断等逻辑思维，得出符合临床实际的结论的过程，是将感性认识上升到理性认识，再回到临床进行验证，并不断修正、不断深化认识的过程；辨病是辨识疾病发展特殊规律的过程。运用正确的思维方法，对临床诊断的实现具有重要意义。

一、诊断的思维方法

　　诊断思维的基本形式是分析、综合、推理及判断。对于不同的疾病、不同的证候诊断时的思维过程和方法都不能一成不变，不可能使用一种统一的固定模式。诊断的逻辑思维方法，主要有以下几种。

（一）归纳法

　　归纳法指将患者的各种证候表现进行归类和分析，以明确并判断出其疾病本质的方法。由于疾病表现的形式及症状复杂而多样，如以患者对病情的表述或者医生所记录的病情依次逐一

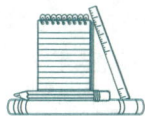

分析，必然造成一个杂乱无章、无所适从、不得要领或者本末倒置的局面，得出的结论往往是错误的。所以，要在最短的时间内得出正确的结论，就需要采用归纳的方法。例如，患者症见胁肋胀痛，有痞块，纳呆腹胀，口苦泛恶，身目发黄，黄色鲜明，寒热往来，情绪不稳定，易怒善太息，大便不调，小便短赤，阴部湿疹，灼热瘙痒，带下黄臭，舌苔黄腻，脉滑数。首先，情绪不稳定、易怒善太息、胁肋胀痛有痞块，其病位在肝；泛恶、身目发黄、黄色鲜明、寒热往来，病位在胆；大便不调、小便短赤、阴部湿疹、灼热瘙痒、带下黄臭、苔黄腻、脉滑数，为湿热蕴结，由此得出湿热蕴结肝胆的结论，诊断为肝胆湿热证。

（二）对比法

对比法又称"类比法"，指将患者的临床表现与常见的某一证候特征进行比较，若两者相吻合，即可诊断为某证的方法。运用对比法必须熟练掌握常见病证的临床表现及辨证要点。如患者临床表现为心悸、心烦、失眠多梦、口燥咽干、形体消瘦、手足心热、两颧潮红、舌红少津、脉细数等，通过比较，与心阴虚证的主要临床表现相吻合，即可诊断为心阴虚证。这种方法具有迅速、简捷的特点，适用于临床表现很典型、病情不复杂的病证。

（三）反证法

反证法指在病情变化过程中，有时多种病证出现类似的临床表现，当对某一病证或类似证候难以从正面进行鉴别或确诊时，可从反面寻找不属于某证的依据，逐一予以否定，而达到确诊目的的方法。如患者感受寒邪，表证是否尚在，要看其具体临床表现而定，如果始恶寒，今反不恶寒，而发热口渴，舌红脉数，其"不恶寒"的症状，就否定了表证的存在，既然没有表证，这就提示了入里化热，因为恶寒发热与否是确定表证是否存在的重要依据。

（四）演绎法

演绎法指在诊断中对病情或证候进行层层分析、不断深入的分析方法。例如，患者不慎感寒，始恶寒，头、身酸楚疼痛，此为邪气侵袭肌表；经服药治疗后，已不恶寒，但仍发热、口渴、咳嗽气喘、咳黄黏痰、舌红脉数。由此可知虽初为外感，但表证已去，传为里热，病位在肺，故根据临床表现可诊断为肺热炽盛。又如头痛，可能是外感，也可能是内伤，如果是外感则可能是风寒头痛，可能是风热头痛，也可能是风湿头痛等；如果是内伤则可能是肝阳头痛，可能是血虚头痛，也可能是痰浊头痛等。其他如以方定证法，如果患者病情与某一方剂适应证的主要临床表现相吻合，则可根据该方的适应证而得出证名诊断；或根据脏腑、气、血、津液的生理功能来推断其病理变化等。这些层层深入的方法都属演绎法。

诊断的过程就是通过推理和类比，不断地肯定和否定，最后得出诊断结论的过程。但是，不能只用一种诊断思维方法及模式。此外，其他还有经验再现法、试治法、预测法等。对于一些疑难杂病、疑似证的诊断，常无确切依据，很多有经验的医生回忆曾经诊治过的某病证与本病相似，即暂按该病诊疗，这就属于"经验再现法"。临床上通过治疗而肯定或否定某证，这种以方测证的方法，称为"试治法"，或称"试探法"。例如患者便秘数日，可用小承气汤试下之，药后如果转矢气则为燥结腑实证，如果便溏则为脾气虚证。而预测法即根据某病某证的演变发展规律，应有某一特征性症状出现，从而可以作为诊断该病证的依据之一，但要确诊为该证候，还必须查证患者是否具有相应的临床表现。例如原为肝阳上亢证，肝阳亢极，易生肝风，如果出现肢体麻木或震颤，则可诊为肝阳化风证。

名医之所以对疑难病证的诊断准确且疗效好，在于他们有丰富的辨证论治经验，在相似基础上运用求异的思维方法，就能准确、果断、迅速得出诊断结果，这也是一种特殊的思维方法。只有通过临床反复实践、不断积累经验才能拓展思路，提高诊断水平。

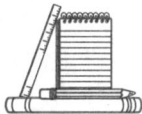

二、诊断的思维线索

（一）以主症为中心的思维线索

在望、闻、问、切四诊过程中，以主症为中心收集病情资料可以使病情资料条理清晰、主次分明、重点突出。辨证阶段，应以主症为中心进行辨证。如果辨不清主症、次症和兼症，辨证将被引入歧途。例如，患者恶寒发热，咳嗽，痰液清稀色白，头身疼痛，无汗，舌苔薄白，脉浮紧。如果主症为咳嗽、痰稀色白，则应辨为风寒犯肺证；若主症是恶寒发热、无汗，则应辨为风寒表实证。

通过对主症的辨析可以初步确定病位和病性。例如，同是咳喘、心悸并见，若心悸为主症，则主要病位在心；若咳喘为主症，则主要病位在肺。又如，同为不寐，若以不寐而急躁易怒、头晕头胀、目赤耳鸣为主症，则病位在肝、心，病性为肝火扰心；若以不寐而触事易惊、胆怯心悸、倦怠无力等为主症，则病位在心、胆，病性为心胆气虚。

主症是辨证最重要的线索和依据，但对于证的正确诊断，则需要对主症及其伴随症状进行综合分析。由于所有的症状、体征都是从不同侧面反映证的本质属性，如果仅辨析少数证候，哪怕是主症，也很难完全反映病机；同时，主症、次症、兼症的划分是相对的，它们是相比较而存在的。辨证之初，在未全面辨析所有证候之时，什么是主症，医生心中尚无定论，"以主症为中心"诊断便无法进行。所以，只有将收集到的所有症状、体征结合在一起综合分析，才能完整地揭示证的本质。如咳嗽而无痰或少痰而黏可为风燥伤肺、肝火犯肺、肺阴亏耗等证的主症。如果结合咽痒鼻塞、微恶寒、身热、苔薄白、脉浮数等症分析，辨为风燥伤肺证；如果结合胸胁胀痛、咳时引痛，症状随情绪波动而增减等症分析，则辨为肝火犯肺证；如果结合午后潮热、颧红、盗汗、神疲等症，则应辨为肺阴亏耗证。

（二）首先考虑常见证与多发证

常见证与多发证在临床上出现的概率最高，因此，辨证时应首先考虑常见证与多发证。这种直接的思维方法可删繁就简，减少辨证环节，提高诊断效率。但是疑难杂症、危急重症等，则应考虑少发证与罕见证。例如，怪病多从痰、瘀论治；按常见证久治不愈的患者，尤应考虑到罕见证之可能性。

本教材各辨证方法中所列诸证，如心阴虚证、肝血虚证、肾阳虚证、脾气虚证、卫分证等均为常见证、多发证，且多为单一证。但在临床上，病情往往复杂，且多不典型，新的病种又不断出现，因而教材所列证型往往与临床所见不能完全"对号入座"。这就要求医生能根据临床实际，灵活而简明地概括出具体证名，而不必拘泥于教材。但对于非常见、非典型证型的命名，应力求规范，而不应滥造。

（三）特征性症状常是诊断的关键

明确患者的主症并对其病情全面分析是诊断的基本方法，但要注意，患者的某些症状对疾病的诊断具有特殊的价值，是诊断疾病的特征性指标。如胸腔积液，诊为悬饮；心包积液，诊为支饮。汗气腥臭为主者，诊为狐臭；汗出色黄为主者，病属黄汗。恶寒、寒战、高热、头身痛的患者，如果定时发作，则为疟疾的典型表现。咽喉有白色假膜不易剥脱，并有咳如犬吠表现者，为白喉特征；小儿阵发呛咳不止、咳后有鸡鸣样回声者，为百日咳特征。鼻流浊涕、腥秽如鱼脑者为鼻渊；口中有烂苹果味，为消渴病的表现之一；口中有尿臊气，是肾厥的表现之一；口气臭秽难闻、牙龈腐烂者为牙疳；咳吐浊痰脓血、腥臭异常者多是肺痈。

有时临床上个别症状或体征的发现与正确认识，也可能成为分析鉴别的重要依据。如阳

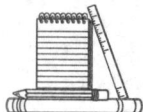

虚证、阴虚证的本质正好相反，其证候表现出的四肢冰冷与手足心热、小便的清长与短黄就是辨别的关键。又如气虚证、阳虚证主症相同，但形寒肢冷与否又是辨别的关键。再如，阴虚火旺证与虚阳浮越证的患者，都可出现头面部的"火热"现象，而阴虚证与阳虚证的本质正好相反，下肢的冷或不冷、小便的短黄或清长等，往往是辨别的关键。亡阴证与亡阳证患者均可出现汗出不止，这时汗出身热还是身冷、汗液黏稠还是清稀、面色赤还是白、四肢温或是凉，以及舌象、脉象等都可能是辨证的关键。又如，外感新病的有汗或无汗是辨别表虚与表实的关键；耳鸣的新或久、鸣声的强或弱、按之减轻或尤甚等，是辨别证候属实、属虚的依据。

（四）全面分析以保证诊断正确

虽然主症是诊断的主要依据和线索，但要认识疾病的本质，还必须对病情进行全面综合的分析。即使某些阴性症状，也常能起到鉴别诊断的作用，如口不渴、大便正常、手足温、脉缓等。一般来说，不能仅凭 1～2 个症状来确定疾病的寒、热、虚、实、滞、瘀、痰、湿，而是要收集全部资料进行综合判断。如患者以牙痛为主症，可见于龋齿、牙痈等病，辨证则有阴虚、胃火、风热、风寒等证型，如果新起发热恶寒、牙龈红肿、舌红、脉浮数，则为风热犯齿证；若红肿不甚、无热少痛、苔薄白、脉浮紧，则为风寒阻络证；若红肿疼痛较甚，或牙龈渗血溢脓、腮肿连颊、口渴饮冷、口臭、便秘、舌红、苔黄燥、脉数而有力，则为胃火燔齿证；若牙龈暗红微肿、口燥咽干、便秘尿少、舌红苔少、脉细数，则为阴虚胃热证。如患者的主症为泄泻，时间不长，则可能为寒湿内盛、湿热伤中或为食滞肠胃，这就需要结合其他症状、体征加以判断和鉴别。如果患者泄泻清稀，甚则呈水样，脘闷食少、腹痛肠鸣、舌苔白腻、脉濡缓，此即寒湿内盛；如果患者泄泻腹痛、泄下急迫、气味臭秽、肛门灼热、烦热口渴、小便短黄、舌质红、苔黄腻、脉滑数，则为湿热伤中；如果患者腹痛肠鸣、泄下粪便臭如败卵、泄后痛减、脘腹胀满、嗳腐吞酸、不思饮食、舌苔厚腻，则为食滞肠胃。因此，临诊时既要抓住主症，又必须全面分析，对其他症状、体征也不能忽略。

（五）在辨证过程中不断修正和完善

临床辨证是对疾病由表及里、从现象到本质、从感性到理性的认识过程。从主观看，医生的学识有限，对疾病的认识必须经历一个不断加深的过程；从客观看，疾病的暴露也有一个由少到多、由片面到全面的过程，同时，患者的病情也总是处于不断演变之中。因此，诊断初期或首次所提出的证名诊断，实际上还是一种"假设"，其正确与否还有待于验证，需要在诊疗过程中不断予以修正和完善。例如，咳嗽患者，初起由外邪犯肺所致，病变以肺为中心，病机为外邪壅肺，肺气不利；如果病久不愈、反复发作或误治，病变渐累及心、肾等脏，病机亦由实转虚。由于病情变化，特别是主症发生变化，证名诊断也应随之而变化。因此，辨证是一个动态的过程，需要不断地修正和完善。

项目二　病情资料的综合处理

医生运用四诊所收集的各种病情资料，如病史、症状和体征等，是辨证和辨病的原始资料，是辨别病证的主要依据，为了使诊断结论准确而可靠，在对病情资料综合处理时应重点注意以下 5 个方面。

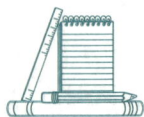

一、判断病情资料的完整性和系统性

患者的症状和体征有单一亦有复合，有全身有局部，有表有里，其他临床资料亦多种多样，涉及各个方面。症状、体征等是诊断的证据，证据越充分，越容易做出诊断，因此，收集病情资料应力求完整而系统。忽视病情资料的完整性，遗漏或过于简单，往往导致漏诊、误诊；忽视病情资料的系统性，杂乱无章，主次不明，则难以做出准确结论。故在处理临床资料时，要求从四诊合参的原则出发，不能只凭一个症状或体征便仓促做出诊断，也不能片面强调或夸大某种诊法的作用，而必须对患者进行全面而系统的诊察，发挥医生的主导作用，将各种诊法综合运用，多层次、多角度、多方面收集病情资料。如问诊时，按"十问歌"的顺序进行，以免遗漏，对妇女尤必详问其经、带、胎、产，对小儿要详审其发育史等。病情资料的完整性和系统性还反映在人与自然、社会的关系方面。应考虑四时气候、地域水土、生活环境、职业性质、工作条件、生活习惯、性格爱好、精神情志、体质强弱等对病情的影响。因此，在病情资料中，不仅要重视症状和体征，还要发掘疾病深层次的社会、心理因素，按整体观、动态观要求，做到诊察形与神、人体与环境的统一。

二、评价病情资料的准确性和客观性

患者的临床表现往往错综复杂，如果有些病情资料不够准确和客观，便会影响诊断。决定病情资料准确、客观的因素，包括主观因素和客观因素两方面。

主观因素来源于医患双方。患者方面的主观因素，指患者是否如实、准确地反映了病情。患者由于受文化程度、年龄、表达能力、心理及神志状况等因素的影响，陈述病情的准确程度有很大差异，当有表达不准、不全、不清，甚至隐讳、夸大等情况时，医生应能及时发现，设法引导，加以弥补，以保证病情资料的准确、可靠。医生在临床中必须认真地应用每一种诊法，那种"按寸不及尺，握手不及足"的态度，是极其不负责任的。同时，应防止主观性和片面性，避免先入为主、主观臆测或采用暗示的方法，如问诊时如只"问其所需"或"录其所需"则会影响病情资料的完整性和客观性。

客观因素多指疾病本身。患者的临床表现，有的虽然显露但并非全面，有的隐藏于内而难以凭四诊发现；有的病情真实，有的病情为假象。所以，一方面医生要准确地运用每一种诊法，善于抓住病情的主次，透过现象看本质，不被假象所迷惑；另一方面则应运用有关现代检测手段，以保证病情资料的可靠性。常规的体格检查，尤其是与病证直接相关的部位检查或专科检查，更应仔细分辨。如心界扩大、心脏杂音，肺部干、湿啰音，腹内肿块大小、质地等，对于辨证或辨病均有重要意义；血液常规、大便常规、小便常规等检查可以弥补医生凭直观感觉诊察的不足，增强病情资料的准确性。根据不同情况，必要时做实验室检查，如心电图检查、X线检查、超声检查、内镜检查、骨髓检查、免疫学检查、生物化学检查、病理学检查、临床细胞学检查、X线电子计算机体层摄影检查、磁共振成像检查、放射线核素检查、遗传学检查等，借鉴这些现代检测手段所获得的临床资料，为中医诊断服务，尤其是对于明确疾病的诊断常具有特殊意义。

三、明确病情资料的主症、次症和兼症

明确病情资料的主症、次症和兼症有利于提高诊断的准确率。主症，是患者所有病情资料中的主要症状或体征，是辨证、辨病的主要依据。一般由医生从患者的主诉中加以分析确定。

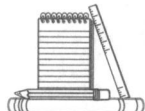

主诉是患者就诊时最感痛苦或最迫切要求医生解除的症状、体征及其持续时间。确定主症，要求重点突出、高度概括、简明扼要。

主症多是患者主诉或主诉的一部分，也是迫使患者前来就诊的主要原因。任何病证都有包括主症在内的基本临床表现，这正是辨病、辨证的主要依据。所以，在诊断过程中应及时确定主症，并围绕它收集资料，从而避免漫无边际、毫无目的地收集和罗列症状。确定了主症的病情资料，才能系统条理，重点突出，主次分明。在中医各科的病名中，有许多是以症状命名的，如咳嗽、头痛、心悸、失眠等，它们既是病名，又是确定该病名的主症。

对于主症，尤应注意了解、辨别其发生的部位、性质、程度、持续时间、缓解或加重因素等。以头痛为例，就其部位而言，应辨明头痛连项，或在两侧、前额，还是颠顶部；就其性质而言，应辨明头痛是刺痛、胀痛、隐痛或重痛等。

在复杂疾病中，主症可能是一个，也可能是几个。次症则是与主症密切相关的伴随症，其反映的病机与主症相同；而兼症是与主症病机不同的伴随症。次症和兼症作为辨证相对次要的病情资料，对主症分别起着辅助、旁证、补充乃至反证等作用。在疾病发展过程中，主、次、兼症可能发生变化，尤其是在证候兼夹、转化的时候。

例如，某女性患者，35岁，两胁疼痛，右侧较剧8天余。刻下：寒热往来，两目发黄，胁肋疼痛，胸闷恶心，食欲不振，口苦，尿赤，大便干结，前额胀痛，右臂酸痛麻木，舌尖边红，苔白腻、中根色黄，脉濡数。

上述病情资料中，主症为胁肋疼痛、右胁较剧、寒热往来；次症为食欲不振、胸闷恶心、两目发黄、口苦尿赤、大便干结、舌尖边红、苔白腻、中根色黄、脉濡数；兼症为前额胀痛、右臂酸痛麻木。诊断病名为胁痛，证名为肝胆湿热证。

在确定主症时，不同系统的疾病有不同的重点，如心系疾病以心悸、心痛及神志异常为主，肺系疾病以咳、喘、痰为主等。若从病情的轻重缓急出发，一般又以急者、重者为主症，缓者、轻者为次症。

四、分析病情资料的一致程度

在多数情况下，症状、体征等各种病情资料所揭示的临床意义，即所患的病证和所表现的症状、体征一般是一致的，可用统一的病机加以解释，称为"脉症相应"或"舌脉相应"。如患者心悸、胸闷、气短、精神疲倦，或有自汗、活动时诸症加重、面白无华、舌淡、脉虚等，均为心气虚证的表现。这种病情资料单纯、明显，说明病情不甚复杂，医生认识其本质比较容易。

但是，各方面的病情资料不完全一致，其临床意义不相同，甚至存在着矛盾的情况，即所谓"舌脉不符"或"脉症不相应"等，这在临床上也并不少见，它反映了疾病过程中的特殊性与复杂性。如八纲辨证中的虚实真假、寒热真假，即所谓"大实有羸状""至虚有盛候""热深厥深""虚阳浮越"等，其临床表现不一致，甚至相反。此时，医生应核实所收集的病情资料，全面分析病机，辨明主次，排除假象，从而抓住疾病的本质。例如：患者身热，胸腹灼热，口鼻气灼，口臭息粗，烦渴喜冷饮，小便短黄，大便燥结或热痢下重，手足逆冷，神志昏沉，面色紫暗，舌红苔黄而干，脉沉有力。患者机体邪热炽盛，伤阴耗液，故见身热、胸腹灼热、口鼻气灼、口臭息粗、口渴引饮、小便短黄、大便燥结或热痢下重、舌红苔黄而干、脉有力等实热证表现。由于邪热内盛，阳气郁闭于内而不能布达于外，可表现出手足逆冷、脉沉等假寒之象；邪热内闭，气血不畅，故见神志昏沉、面色紫暗。此为真热假寒证，其本质是阳热内盛，外现手足逆冷、脉沉等假寒之象，此为内热炽盛，阳气内郁而致。热邪越盛，而阳气内郁不能

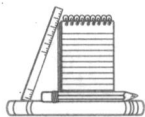

外达，阴阳二气不相顺接，手足逆冷就越严重，即所谓"热深厥深"。

病情资料之所以出现不一致可有多方面的原因。一是病情本身复杂，有多种病机存在，如寒热错杂、虚实错杂等；二是疾病过程中病情的动态变化，如表里出入、寒热转化，有些症状、体征已发生了变化，而有些则仍停留在原有状态；三是可能受到治疗因素的影响，如热病患者因大量补液而尿已不短黄，或消渴患者已服降糖药后症状变得不典型等，需仔细分析，方可抓住病机之关键。对于病情资料所示病机本质的不一致性，前人虽有所谓"舍症从脉""舍脉从症""舍舌从脉""舍脉从舌""舍症从舌""舍舌从症"之类的提法，但临床切不可简单地舍弃某些病情资料。因为任何病情资料都有一定的临床意义，均反映着一定的病机，都可能是"真"而并不是"假"，即使不一致，甚至是矛盾的病情资料，都有可能反映病机，关键在于能否用中医学理论去正确分析、认识其中的机理。如数脉主热，而心阳亏虚者亦常见数脉；阳虚者小便清长，自汗，而阳虚不能气化、蒸腾津液时却反见尿少、口渴、无汗；舌有裂纹主阴津耗损，舌短主风痰阻络或危重病情，但也有属于先天生理性者。所以，临证既要知其常又要知其变，既要知其一又要知其二，以明辨其真假虚实。当然，病情资料的不一致，一般反映病情复杂、病机多端，给诊断带来了困难，这就要求医生应认真询问、检查，全面掌握病情，熟悉中医学理论，并善于分析思考，方可从纷纭复杂的病情中把握病证的本质。

五、辨别病情资料的属性

对四诊资料属性的划分是根据它们在辨证中的需要、意义和性质而确定的，可分为一般性资料、必要性资料、特征性资料、否定性资料和或见性资料。

（一）一般性资料

一般性资料指某一症状对任何病证的诊断既非特异性，又非必要性，只是具有一般诊断意义的资料。从辨证学的角度看，单独一个症状或体征，往往诊断意义不大，因此不少症状都可视之为一般性资料。如神疲、不欲食、舌淡红、苔薄白等，可以在很多疾病中出现，因而对任何证或病的诊断意义都不是很大，即每一种表现都有多种病机，见于多种病证。但是，将一般性资料和其他资料组合在一起的时候，其临床意义就显现出来。神疲乏力、少气懒言、不欲食、嗜睡、口不渴、舌苔薄白、脉弱等，这些症状单独出现时说明不了什么问题，但当它们组合在一起，则提示为气虚证。

（二）必要性资料

必要性资料指在某些疾病或证候中必然见到的病情资料，缺少这些资料，就不能诊断为某种病或某证。这类病情资料一般是指病证的主症，是辨证或辨病的主要依据。所以在诊察过程中，要善于及早确定主症，并围绕主症收集病情资料和进行病情分析。例如，咳嗽是肺咳病的主症，它是肺咳病的必要性资料；但是也不能凭咳嗽就诊断为肺咳病，因为咳嗽还可见于哮病、肺痨等肺系的多种疾病之中。又如，热扰胸膈证必见烦躁，无烦躁就不能诊断为该证。同样，烦躁也并非热扰胸膈证所独具，凡是邪热内盛，扰乱心神，皆可见此症。因此，必要性资料并不是排他性资料，即某症对某病或某证的诊断为必有症状，但不等于有此症就一定是此病或此证。

（三）特异性资料

特异性资料又称"特征性资料"，指这种资料仅见于该病或该证，而不见于其他的病或证，但该病证又不一定都可见到这种资料。因此，一般只要出现这种资料，即可诊断为该种病证。如便蛔只见于蛔虫病，而不见于其他疾病，故只要见到便蛔，便可诊断为蛔虫病，但是没有便

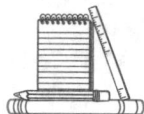

蛔也不能排除蛔虫病的可能性。

特异性资料还可包括由一些非特异性症状的特征性组合，从而对该病或该证的诊断具有高度的特异性。如阳明经证的大热、大汗出、大烦渴、脉洪大等症状，就某一症状或体征而言，对阳明经证无特异性，但将其组合在一起则可确定阳明经证的诊断，从而具有特异性。

（四）否定性资料

否定性资料指对于某些病或证的诊断具有否定意义的资料，即某一病或证在任何情况下都不可能出现的资料。若能把握住相关病证的否定性资料，则往往能将类似病证加以鉴别，使诊断变得准确、迅速。如不恶寒、无汗、口不渴、二便调等，虽为阴性资料，但在某种情况下可起到鉴别、否定的作用。本恶寒者不再恶寒，说明不再是表证；风寒表证而无汗，说明并非太阳中风证。又如，肝风内动证可由多种病机导致，若患者"动风"时并无发热的症状，显然不属于热极生风。

（五）或见性资料

或见性资料又称"偶见性资料"，指在病证中出现率较低，可出现，可不出现，随个体差异而定的病情资料。一般认为，偶见性资料对诊断的价值不大。如《伤寒论》第96条载："伤寒五六日，中风，往来寒热，胸胁苦满，嘿嘿不欲饮食，心烦喜呕，或胸中烦而不呕，或渴，或腹中痛，或胁下痞硬，或心下悸，小便不利，或不渴，身有微热，或咳者，小柴胡汤主之。"可见诊断少阳病小柴胡汤证的主要病情资料为"往来寒热，胸胁苦满，嘿嘿不欲饮食，心烦喜呕"，而自"或胸中烦而不呕"以下，皆为或然见症，为偶见性资料。但是，有些偶见性资料可提示病证的转化，不容忽视。如胃脘痛，若有便血，则提示有胃络损伤。又如经常干咳少痰，偶见痰中带血，则应疑有肺痨、肺癌之可能。

总之，必要性资料和特征性资料是诊断病证的主要依据；一般性资料具有综合定性的意义；否定性资料能为鉴别诊断提供依据；或见性资料诊断意义虽然不大，但常提示病情发生某种变化的趋向性，应加以注意。此外，临床上常会出现脉症不一、舌脉不符、症舌相反等情况，这反映了疾病过程的特殊性和复杂性。其原因较多，或为病情复杂，有多种病机存在，于是出现寒热错杂、虚实相兼、表里同病；或为病情发展不一致，而致因果交替、标本相错；或受治疗的影响等。这种病情资料的不一致，加大了对其进行属性分类的难度，如前人所谓"脉症从舍"及"证候真假"之义，实则反映了病机的不同，临床切不可简单地舍弃某些病情资料。相反，要全面地分析这些资料，在复杂纷纭的病情中把握疾病变化的规律和病证的本质。

项目三　诊断思路

诊断的思路主要包括主症诊断思路、证候诊断思路和疾病诊断思路三方面。

一、主症诊断思路

任何疾病和证都必然会反映出一定的"症"，诊病、辨证就是要通过"症"而认识疾病内在的病理本质。主症是患者的主要痛苦之症，是诊断的主要依据。临床诊断时，要善于抓住和确定主症，作为诊断的主要线索。

（一）主症的诊断意义

主症指患者病情资料中具有代表性的主要症状或体征，如头痛、厌食、头晕、乳房肿块、失眠、黄疸、咯血、腹胀、腹内包块、带下、月经延后等。

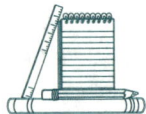

对于每一种疾病，不一定都能立即认识其内在的病理本质，尤其是内脏的病变，难以直窥其病所、辨别其性质，于是只能以外现的主要症状或体征来代表疾病的主要矛盾，从而形成了以主症为病名的现象，如带下、尿血、水肿、耳聋、耳鸣、牙痛、齿衄、失音、发热、自汗、盗汗、胃脘痛、胁痛、黄疸、头痛、嗜睡、神昏、目盲、咳嗽、气喘、胸痛、心悸、心痛、呕吐、呕血、腹痛、泄泻、便血、腰痛等。虽然这些实际上都只是"症"，但以往一般将其视作"病"，这就充分说明了主症在诊断中的主导作用。

通过主症可以理出诊断的线索。在围绕主症进行比较和做出相关分析的思维中，通过对主症的辨析常可确定病位及病性。如咳嗽，首先应通过咳嗽的程度辨别其是否为主症，同时应详细询问咳嗽产生的原因（或诱因），咳嗽的时间、特征；其次应了解咳嗽的伴随症状，如有无咳痰及痰的量、色、质、气味等，有无胸闷、气喘、胸痛、咽痒等症；再次是询问全身的表现，如有无恶寒、发热、汗出、饮食、二便等情况，以及相关病史等；然后根据需要，进行必要的检查，如望舌、切脉、测量体温、胸部听诊及影像检查等。这样，可以做到诊察有序，不致遗漏，线索清楚，有利于思维判断。

（二）确定主症的方法

每一种病证都有它特异性的主症，可以是一个症状或体征，也可能由若干个症状或体征组成。确定主症在疾病的诊断中至关重要。

1. 准确判定主症 通常主症是患者表现的一个或几个最主要的症状、体征，在一定临床经验的基础上不难判定。但是由于患者的陈述往往主次不分，很零乱，因此，主症的确定也是诊断过程的难点之一。医生要善于从其所述的病理表现中发现要害，及时把握诊察方向。如患者有新起恶寒、发热、无汗、头痛、口渴、不欲食、苔薄黄等症，若不是其他症状特别突出，则一般应以恶寒发热作为主症。

主症的准确判定依赖于扎实的中医基础理论、熟练的四诊技巧、丰富的临床经验，以及细致认真的工作态度。同时，对主症的确定，必须按照症状的自然状态去识别和把握，尊重客观事实，不可主观臆断。

2. 正确鉴别主症 对已确定的主症，必须通过认真诊察，明确症状的真实含义，以利于鉴别诊断。如患者吐出血液，是"呕血"还是"咯血"，不注意观察则很容易混淆。若血中兼有食物残渣，血色暗红或鲜红，是为呕血，病位一般在胃；若血随咳嗽而出，夹杂泡沫和痰，是为咯血，病位多在肺。其鉴别还可以结合其他资料，如有无胃脘痛、肺病史、肝病史、服用药物及大量饮酒史等。必要时，还需借助内窥镜等检查，以进一步明确主症。

3. 明确主症特征 主症的特征，包括其发生的确切部位、时间、严重程度、性质、加重或减轻的条件、病变的新久缓急等，务必诊察清楚，描述详细。

如头痛是临床常见的主症之一，可见于多种病证之中。把握头痛的不同特征，可以为进一步诊断提供主要依据。如前额连眉棱骨痛多属阳明头痛；侧头痛多属少阳头痛；后枕痛连项多属太阳头痛；头痛连齿多属少阴头痛；颠顶痛多属厥阴头痛；头痛部位固定持久或持续性加重，多属瘀阻脑络。再如疼痛的性质，可有冷痛、灼痛、绞痛、酸痛、胀痛、隐痛、空痛、刺痛，以及拒按、喜按等，这些对辨别病性的寒、热、虚、实、气滞、血瘀等，都具有重要意义。

（三）围绕主症进行诊察

主症确定以后，还需详细了解与主症密切相关的症状或体征，再诊察全身其他病情资料。

1. 询查伴随症状 主症的伴随症状，通常和主症在病机上有密切的关系，往往可以进一步提示主症的病因病机。如以泄泻为主症者，需了解有无腹痛、腹胀、呕吐等症状；以发热为主

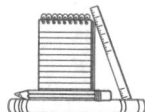

要表现者，需询问有无恶寒、汗出、口渴等情况；以不寐为主症者，需了解有无多梦、心烦、记忆力降低、神疲等表现；以腹痛为主症者，需了解脘腹部感觉、食欲食量、大便等情况；以咳嗽为主症者，需要了解有无恶寒发热、头痛、咳痰等表现。如咳嗽伴有恶寒发热、咽痒、流清涕、肢体酸楚、头痛等症，多为风寒袭肺证；咳嗽伴有恶风、身热、流浊涕、咳痰黄稠、咽痛等症，则多考虑风热犯肺证；又如头项强痛，因睡姿不当所致者为落枕；伴有发热、呕吐等症者，常见于春温、暑温等急性温热疫病；年龄偏大，久有头项强痛者，多为项痹；久有鼻塞、鼻失嗅者，应考虑是鼻渊所致。

2. 诊察全身他症　确定主症，诊察伴随症状之后，还应对全身其他症状、体征进行诊察，即对尚未了解的情况进行详细询问。临证之初，缺乏诊断经验，可以参考"十问歌"的内容进行。按"十问歌"的提示，对寒热、汗出、头身、二便、饮食口味、胸腹、耳目、睡眠等资料进行全面了解。

3. 重视相关检查　根据主症的不同，应做必要的体格检查及实验室检查。如以神昏为主要表现者，体检除脉搏、血压、体温、呼吸之外，应做角膜反射、瞳孔反射、病理反射等检查，并根据可能病种，做相应的辅助检查，如血常规、肝功能、心电图、脑脊液、脑电图、脑血管造影、脑超声波、脑 CT 等。又如以胁痛为主症者，体格检查应明确胁痛的部位，胁部有无隆起或塌陷，胁下有无包块，腹部有无肌紧张，有无触痛、压痛及反跳痛等；一般应做血、小便、大便常规检查，并根据病情需要，可做肝功能、肝胆 B 超、胆管造影、腹部 X 线片、CT、甲胎蛋白检测，必要时可做病理组织活检等。

4. 围绕主症进行辨证　辨证是在深入了解主症特征的基础上，结合伴随症状及其他有关资料，如起病、季节、病史等进行综合分析，并概括为某证的诊断思维过程。

如痛经为主症，根据痛经的特征、伴随症状、全身症状、舌象、脉象、既往史等的不同，可以辨别证候。经期或经后小腹隐隐作痛、喜按，月经量少、色淡质稀，头晕耳鸣，腰酸腿软，小便清长，面色晦暗，舌淡，苔薄，脉沉细，为肾气亏虚证；经期或经后小腹隐痛、喜按，月经量少、色淡质稀，神疲乏力，头晕心悸，失眠多梦，面色苍白，舌淡，苔薄，脉细弱，为气血虚弱证；经前或经期小腹胀痛、拒按，胸胁、乳房胀痛，经行不畅，经色紫暗有块，块下痛减，舌紫暗，或有瘀点，脉弦或弦涩有力，为气滞血瘀证；经前或经期小腹冷痛、拒按，得热则痛减，经血量少、色暗有块，畏寒肢冷，面色青白，舌暗，苔白，脉沉紧，为寒凝血瘀证；经前或经期小腹灼痛、拒按，痛连腰骶，或平时小腹痛，至经前疼痛加剧，经量多或经期长，经色紫红，质稠或有血块，平素带下量多，黄稠臭秽，或伴低热、小便黄赤，舌红，苔黄腻，脉滑数或濡数，为湿热蕴结证。

又如发热为主症，根据发热的特征、伴随症状、全身症状、舌象、脉象等的不同，可以辨别出其病因、病位、病性、病势等证候本质。新起恶寒发热，并有头身疼痛、无汗、鼻塞流清涕、脉浮紧者，为风寒束表证；新起发热而微恶风寒，少汗或无汗、口渴、头痛、咽痛、咳嗽、舌尖红、苔薄黄、脉浮数者，为风热犯表证；发热、面赤、口大渴、汗大出、舌红、脉洪大，为气分热盛证；日晡潮热、手足汗出、脐腹胀满疼痛、大便秘结、舌红、苔黄燥、脉沉实，为阳明腑实证；身热夜甚、心烦不寐、渴不多饮、皮肤干燥、斑疹隐隐、尿黄便结、舌绛、苔黄少津、脉细滑数，为营分热盛证；发热于夜间明显、神昏谵语、斑疹显露、面赤唇红、尿黄便秘、舌深绛、脉滑数，为血分证血热内扰；午后或夜间发热、手足心发热、骨蒸潮热、心烦、少寐多梦、颧红、盗汗、口燥咽干、便结尿黄、舌质干红或有裂纹、苔少、脉细数，为阴虚内热证；发热常在劳累后发生或加剧、头晕乏力、气短懒言、自汗、易于感冒、食少、便溏、舌

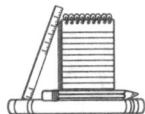

质淡、苔薄白、脉弱而数，为气虚发热证；自觉发热、面红如妆、阵发烘热、下肢清冷、小便清长、舌淡苔润、脉浮数无根，为虚阳浮越证；时觉发热、热势常随情绪波动而起伏、精神抑郁或烦躁易怒、胸胁胀闷、口苦而干、苔黄、脉弦数，为气郁化热证；暑季或高温下劳作，症见高热、烦躁甚或神昏、面红目赤、无汗，伴恶心、胸闷、舌红或绛紫、苔黄干、脉沉数，为暑热内郁证。

二、证候诊断思路

"证"包括"证候"和"证名"两个概念。疾病过程中，具有内在联系的一组症状和体征，如发热恶寒、头痛、身痛、无汗、脉浮紧、舌苔薄白等，可将其称为"证候"。对病变过程中某阶段所表现的证候，在中医学理论指导下，通过辨证而确定其病位、病性等本质，并将其综合归纳而形成证名，如上述证候即可通过辨证而诊断为风寒表实证。因此，"证"指病变过程中某一阶段所表现的证候和由病位、病性等病理本质性要素所构成的证名的统一体。证候是证的外候，即表现；证名是代表该证本质的名称。

中医辨证思维的一般方法，是在中医学理论的指导下，通过对症状、体征等临床资料的综合分析，先明确病位、病性等病理本质，然后形成完整准确的证名。采用正确的思维方法和步骤进行辨证，是提高临床辨证水平的重要途径。

（一）辨证诸法的关系与特点

在长期的医疗实践中，中医学对辨证的认识不断得到发展、深化，创立了多种辨证归类的方法。通常提到的辨证归类方法有八纲辨证、病因辨证、气血津液辨证、脏腑辨证、六经辨证、卫气营血辨证、三焦辨证及经络辨证等。

1. 诸种辨证方法的特点与相互关系　在不同时代、不同条件下所形成的各种辨证方法，其各自归纳的内容、理论的特点、适用的范围，有的抽象、笼统，有的具体、深刻，有的以病位为纲，有的以病因、病性为纲。它们既有各自的特点，不能相互取代，但又各不全面，较难单独理解和应用；虽互相交织重叠，但又未形成完整统一的体系。诸种辨证方法所归纳的具体内容，有的属纲领证，有的属基础证，有的属具体证，甚至存在着某些名实异同、相互矛盾的现象，所以应对其各自的内容与特点进行全面了解，并综合运用。通过对各种辨证方法的特点进行分析，从中可以找出相互间的关系。八纲辨证是辨证的基本纲领，表里、寒热、虚实、阴阳可以从总体上分别反映证候的病位、性质、邪正盛衰和类别，而阴阳两纲又是八纲的总纲。脏腑辨证、经络辨证、六经辨证、卫气营血辨证、三焦辨证，是八纲中辨表里病位的具体深化，即以辨别病变现阶段的病位（含层次）为纲，而以辨病性为具体内容。其中脏腑辨证、经络辨证的重点是从"空间"位置上辨别病变所在的脏腑、经络，主要适用于内伤杂病的辨证；六经辨证、卫气营血辨证、三焦辨证则主要是从"时间（层次）"上区分病情的不同阶段、层次，主要适用于外感时病及内伤杂病的辨证。而病因辨证可以看作从发病因素的角度来探讨外感病和内伤病，从而具体深化病位。辨病性则是八纲中寒热、虚实辨证的具体深化，即以辨别病变现阶段的具体病性为主要目的，自然也不能脱离脏腑、经络等病位。气血津液辨证主要是分析气、血、津液等正气失常所表现的变化，与脏腑辨证的关系尤为密切。

总之，八纲是辨证的纲领；辨病位、病性是辨证的基础与关键；脏腑、经络、气血津液、六经、卫气营血、三焦、病因等辨证，是辨证方法在内伤杂病、外感时病中的具体运用。

2. 诸种辨证方法的运用　在熟悉各种辨证方法的特点与相互关系之后，临床便可根据病情的具体情况而灵活选择恰当的辨证方法进行辨证。

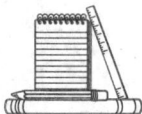

一般可首先运用八纲之表里辨证分析属于外感时病还是内伤杂病，再运用寒热、虚实辨证以初步明确基本病性。如果是内伤杂病，一般以脏腑辨证为主，结合气血津液、病因之情志内伤等具体内容进行辨证。如果是外感时病，一般选用六经辨证（三阳病证为主）及卫气营血辨证，并注意结合病因之六淫、疫疠等内容进行辨证。三焦辨证的实质是将三焦所属部位的常见证按三焦进行归类，临床很少单独运用。六经辨证中的三阴病证实际上主要是内伤杂病的内容。经络辨证主要是针灸、推拿诊疗时运用较多，经络循行部位的证候表现明显时，亦应根据经络理论进行辨证。

（二）辨证的统一体系

八纲、脏腑等诸种辨证方法，都有对"证"本质的认识。在分析各种辨证方法的实质时，可从中发现其所包含的辨证的具体内容，如涉及病变部位与阶段的有五脏六腑、卫气营血、三焦等，涉及证候性质的有六淫、七情内伤、气血津液、痰饮、瘀血停滞等。名称虽异而目的相同，任何疾病的病状均与一定的病位、病性等辨证要素相关。任何复杂的"证"，都是由病位、病性等辨证要素组合构成的。

因此，辨证的关键和基本要求主要在于明确病变现阶段的病位与病性。只要分析确定病位、病性等辨证的基本要素，就抓住了辨证的实质，即为把握灵活复杂的辨证体系找到了执简驭繁的纲领。

只有掌握每一辨证基本要素的概念、主要表现，并了解其相互间的一般组合关系，便能抓住辨证的实质，就可对各种病证进行辨证诊断。

1. 辨病位　即辨别确定病变现阶段证候所在的位置。其中又可分为空间性病位和时间（层次）性病位。

大的病位概念有表、里（及半表半里），上、下。五脏六腑，以及头、清窍、目、耳、鼻、口唇、舌、齿龈、咽喉、胸膈、肌肤、筋骨、经络等，皆为空间性病位概念。卫分、气分、营分、血分，上焦、中焦、下焦，太阳、阳明、少阳、太阴、少阴、厥阴等，主要为时间（层次）性病位，随着病程的阶段变化，而有浅深层次的含义。

每一病位概念各有特定的证候，如身热夜甚、心烦不寐、神昏谵语、斑疹隐隐、舌绛等为营分证的主要表现；新起恶寒发热、头身疼痛、脉浮等为表证的特定证候；心悸、心痛等为病位在心的主症。认识和掌握每一病位的特定表现，有利于辨别证候的病位。

2. 辨病性　即辨别确定病理变化的本质属性。

证候中属于病性的概念，可有笼统与具体之分。阴证、阳证，虚证、实证，寒证、热证，标证、本证等，属于笼统的病性概念。辨病性的具体证候主要有风证、寒证、燥证、暑证、湿证、火热证、毒证、痰证、饮证、水停证、食积证、虫积证、石阻证、气虚证、气陷证、气不固证、气脱证、气滞证、气逆证、气闭证、血虚证、血脱证、血瘀证、血热证、血寒证、阴虚证、亡阴证、阳虚证、亡阳证、阳亢证、阳浮证、津液亏虚证、精亏证、髓亏证、营亏证等。

每一病性概念都应有特定的证候表现。如气短、乏力、神疲、舌淡、脉弱等为气虚的表现；面色淡白或萎黄、唇舌爪甲色淡、脉细等为血虚的表现；潮热、盗汗、五心烦热、舌红少苔、脉细数等为阴虚的表现；身体困重、关节肌肉酸痛、食欲不振、腹胀、便稀、舌苔滑腻、脉濡等为湿的证候；固定刺痛拒按、有包块、舌暗有斑点、脉涩等为血瘀之征。掌握每一病性的基本临床表现，有利于辨别证候的性质。

通过辨证而确定的病性是疾病当前的病理本质，是对疾病当前阶段整体反应状态的概括，是对邪正关系的综合认识，因此具有整体、动态的特点。对病性的认识，一般要对全身症状、

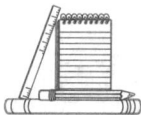

体征及体质、环境等进行综合分析才能确定，所以准确地辨别病性是辨证中最重要、最困难之处。病性的辨别结论直接关系到治疗方法的确定，如寒者热之、热者寒之、虚者补之、实者泻之、气虚则补气、阴虚则滋阴、血瘀则化瘀、有痰则祛痰等。因此，辨病性是辨证中最重要的环节，对任何疾病的辨证都不可缺少。

3. 辨病位与辨病性的综合运用　虽然在长期的医疗实践中，中医学创立了多种辨证归类的方法，但目前临床还是以建立在八纲辨证、气血津液辨证基础上的脏腑辨证较为常用。

首先，辨病位应根据八纲辨证来区分表里。表证的特征症是恶寒发热、苔薄、脉浮。而里证则是与表证相对而言，其概念较笼统，可以说凡不属表证的证候，都属于里证的范畴，即所谓"非表即里"。

然后应按照八纲的寒热、虚实来判别表证和里证的病性。

表证的寒热、虚实可根据恶寒发热的轻重、汗出的有无，以及脉象特点来辨别。

表寒证：恶寒重，发热轻，无汗，脉浮紧。

表热证：发热重，恶寒轻，汗出，脉浮数。

表虚证：恶风，微发热，汗出，脉浮缓。

里证的病性应先分虚实。里虚证不外气血阴阳的亏虚，其中气虚证与阳虚证的共同表现均为神疲乏力、少气懒言、自汗、舌淡嫩、脉象因阳气不足，鼓动无力而弱。"阳虚则寒"，故阳虚证（即虚寒证）与气虚证的鉴别点在于阳虚证有畏寒肢冷、脉沉迟而弱的特征症。血虚证与阴虚证虽均因脉道不充而有脉细之表现，但血虚证以不能濡养所导致的面色、眼睑、口唇、爪甲色淡，妇女月经后期、量少、色淡，舌淡为特征症；"阴虚则热"，故阴虚证（即虚热证）有五心烦热或骨蒸潮热、颧红盗汗、舌红少苔少津、脉细数的特征症。里实证又分为里实寒证和里实热证。里实寒证以恶寒喜暖、四肢不温、肢体冷痛拒按、苔白厚、脉沉紧或沉迟而有力为特征症；里实热证则以壮热口渴、面红目赤、大便秘结、小便短赤、舌红苔黄燥、脉数而有力为特征症。

气血津液辨证一般多言虚实。气血亏虚已在前文述及，实证气滞以胀满或胀痛、脉弦为特征症；血瘀则以局部刺痛拒按、脉涩为特征症；津液亏虚证以肌肤、官窍的干燥枯涩为特征症；而津液内停虽变生痰、饮、水、湿等不同病理产物，但都有苔腻、脉滑的特征症。

脏腑辨证应在认识脏腑生理功能和病理变化的基础上确定具体病位。如心居胸中，主血脉和神志，故心病的特征症为心悸、心痛或神志异常；肝藏胁内，开窍于目，故肝病以胁肋及目的病变为特征症；脾主运化，主升清，故以纳呆、腹胀、便溏为特征症；肺主气，司呼吸，为"贮痰之器"，故肺的特征症是咳、喘、痰；"腰为肾之府"，肾藏精，主骨，生髓，故肾病以腰膝酸软为特征症。

最后将脏腑具体定位与八纲、气血津液辨证结合来明确病位、病性，确定证型，即为脏腑辨证。如将心悸与五心烦热或骨蒸潮热、颧红盗汗、舌红少苔少津、脉细数相结合，即可辨证为心阴虚证；将纳呆、腹胀、便溏与畏寒肢冷、神疲乏力、少气懒言、自汗、舌淡嫩、脉沉迟而弱结合，则辨证为脾阳虚证。

4. 规范证候名称　现在临床上通用的比较完整、规范的证候名称，一般是由病位与病性的具体内容相互组合而构成，如肝火犯肺证、心阴虚证、脾不统血证、痰蒙心神证、心脉痹阻证、肝阳化风证等。因此，凡规范的证名，必有病位、病性。有时为了构成习惯上4个字的证名，常加上某些与病理有关的连接词，如盛、炽、袭、困、阻、壅、蕴、束、犯、亏、衰等。至于阳明腑实证、心肾不交证、水不涵木证等证名概念，虽名称较为特殊，但就其病变实质而言，

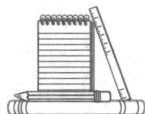

仍可用辨证的基本内容加以明确，如前述证名可分别命名为肠热腑实证、心肾阴虚阳亢证、肝肾阴虚阳亢证等。

（三）证候诊断的要求

正确的辨证诊断，要求全面、准确、精炼、规范，以能准确揭示病变当前阶段的病机本质为基本要求。

1. 辨证过程的基本内容 一般情况下，辨证可分解为以下7个具体内容。

（1）探求病因 询问病史找病因，通过审症求病因。

（2）落实病位 明确病变所在的表里上下、脏腑经络、形体官窍等。

（3）辨别病性 区分寒热虚实病性及具体的痰、湿、瘀、滞、虫、食，以及气、血、津、液、阴、阳、精髓的盛衰等。

（4）判断病情 辨别病情的轻重、标本、主次、先后、缓急，以及阻、积、扰、闭、虚、衰、亡、脱等。

（5）审度病势 把握病变发展演变的趋势，推测病证的转归与预后。

（6）阐释病机 根据中医学理论，将证候的病因、病性、病位、病情、病势综合起来进行分析，做出全面而统一的机理解释。

（7）确定证名 通过对病因、病性、病位、病机的高度概括，提出完整而规范的证名诊断。

因为辨证的步骤不可能诸病一律、前后固定不变，有的可能是先定病位，有的则是先辨病因、病性，还有的是先察病势，所以对辨证过程的内容不能机械地理解。

2. 证名诊断的具体要求 辨证的结果即确定证名诊断。对于正确的证名诊断主要有以下要求。

（1）内容要准确全面 通过辨证，对于证候的成因或病性、病位及病势等，都要有所认识，尤其是所涉及的病位、病性等本质性要素，不可遗漏或判断有误，主要的本质性要素要在证名中反映出来。

一个规范的证名应当包括病位和病性。有的虽由于病位笼统，或病位已从病名诊断中（如皮肤病、肛肠病、骨折病、痈疽病等）得到明确的原因可不标明病位外，但病性是绝不可少的，否则就不成为证名。

（2）证名要精准规范 常用的证名一般为4个字左右，要包括病位、病性及病机等内容，因此用词应精炼、准确并具有高度的概括性。能用4个字概括成证名者，就不要用6或8个字。不应将病机解释的语句纳入证名。

如肝火犯肺证、湿热蕴脾证、寒痰阻肺证等，每个字都代表一定的本质。每个不同的证名，都有各自的特异性。

证名用词不能随意生造，应符合中医理论，既能反映证候的本质，又是规范的中医术语。如痰热是"闭"神还是"扰"神；虚证是"亏虚"，还是"衰竭"，或是"亡脱"，一字之差便可提示证候的差别。

（3）证候变则证名亦变 由于病种不同、个体差异、病程变化、治疗影响等因素，使得疾病中所表现的证候处在不断变化之中，特别是一些急重病证患者，其病情更可瞬息变化。昨日恶寒发热，今日但热不寒；原来是薄白苔，现已为黄腻苔；昨日尚在气分，明日可能已入营血；原为病势剧烈，日久已是虚象为主等。

病情的变化有可能提示病变本质已有差异。一旦证候变化，其证名诊断也应随之而变。故辨证也是一个动态的过程，不能将证候诊断固定在一个时间或空间，而应进行动态观察，随着

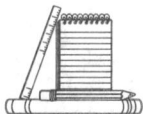

证候的变化而变化。

（4）不拘泥于证型　临床较为常见、典型的证可称为"证型"。教材所列各证型及其所述证候都是常用的、公认的、病情典型的证（型），故辨证时力求以单一证概括全部临床表现。

但"候"者，随证候而定，随时候而变；"型"者，模型，固定不变。临床上的证候，不一定典型、单纯，可能数证兼夹或复合，而教材所列证型，往往不能满足临床辨证的实际需要。因此，临床辨证要突破分型的局限，不能僵化，要知常达变，能够根据证候的实际，概括出正确的证名（当然这种证名也应规范），病情复杂者，可考虑兼夹、复合证的诊断，做到名实相符。

三、疾病诊断思路

疾病诊断就是确定疾病的种类和病名。根据四诊等方法所收集到的临床资料，在中医理论指导下进行综合分析，按照有关"病"的定义，确定疾病的病种，并对该病种的特点和规律进行整体性的诊断思维过程，称为"辨病"或"诊病"。

（一）疾病的概念

早在甲骨文中即有疾病的概念，随着中医学的发展，辨病在医疗实践中亦不断得到发展。自唐宋以后，便形成了内、外、妇、儿、五官等诸多专科，每一专科都有各自病种的诊断，而且涉及人体各个系统的疾病，故辨病在临床各科的意义尤为突出。

1. 疾病的基本概念　疾病指在一定的病因（包括六淫、七情、遗传、饮食、劳逸、外伤等）作用下，人体内部及人体与环境的平衡协调状态遭到破坏，所引起的具有自身演变规律的异常生命活动过程。每一种疾病都表现为若干特定症状、体征和各阶段前后衔接的相应证候，并且具有发生、发展到结局的病变全过程。"病"的字义与"疾"一致，合为疾病，两者的微小差别是疾轻病重，所以，《说文解字》云："疾，病也。"又云："病，疾加也。"疾病通常是从总体上反映人体精、气、神异常变化的诊断学概念，包括功能性和器质性两方面的改变。中医学对疾病的认识深受天人相应、形神合一、阴阳平衡等观念的影响。

2. 与病相关的证、症概念　证，即证候，是疾病发生和演变过程中某一阶段病理本质的反映。它以一组相关的症状和体征表现出来，是对疾病所处一定阶段的病因、病性、病位、病势等所做的病理性概括。

症，即病状，是病证表现出的各种现象，包括症状和体征。如发热、恶寒、疼痛、恶心、腹胀等症状，是患者的主诉或感觉到的不适；而面色苍白、舌淡苔白、脉细无力、下肢浮肿、腹部包块等体征，则是医生通过检查发现的客观病理征象。另外，有些病证，患者自觉症状不明显，但是经用现代仪器设备检测所得到的异常结果，如蛋白尿、血压高、血红蛋白低、大便隐血阳性等亦属病理征象。

3. 症、证、病三者的关系　症、证、病是中医诊断学中三个最基本的概念，三者之间存在着不可分割的内在联系。病名代表着疾病全过程的病变规律及根本性矛盾，证名代表着疾病当前所处阶段的主要矛盾，而症则是病、证的具体表现。

症是最基本的病理要素，是诊断疾病和辨别证候的主要依据。诊断的思维过程必须围绕症来进行，症是原始的病情资料，离开了症就很难做出病、证的诊断。但症仅是疾病的现象，而不是疾病的本质，特别是临床上还有脉症相反及寒热、虚实真假等现象与本质不一致的情况发生。因此，必须将以症为主体的所有病情资料综合分析，才有可能将其上升到证乃至病的高层次上，抓住本质。

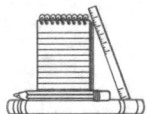

证是病的阶段性反映，病与证纵横交叉，所以有异病同证、异病异证、同病异证、同病同证等。对于异病异证、同病同证不难理解。所谓同病异证是指相同的病，因发病原因、患者体质及所处阶段的不同而反映出不同的证候。例如感冒，因外感风寒、风热的差别，有风寒表证和风热表证的证型；又如胸痹，因瘀血质、痰湿质、阴寒质等体质差异，可分别表现为血瘀心脉、痰阻心脉、寒凝心脉的证型。所谓异病同证，是指不同的病，在疾病发展过程中，由于体质、病性、病位等的错综变化，可出现基本相同或相似的证候。许多慢性胃肠疾病，如泄泻、痢疾、胃脘痛、腹痛、鼓胀等，都可能出现脾气虚证。

异病虽可以同证，但由于所属病种不同，其证候表现并非完全相同，即构成同一证型的诸要素，如主症、次症、兼症等，在不同的病种中，其内容及主次地位是不等的。例如，同为脾虚证，大便溏泄和食后腹胀喜按均为其构成要素，但是胃脘痛之脾虚证的主症是食后脘腹胀痛，并不一定出现大便溏泄；而泄泻之脾虚证的主症是大便泄泻，食后腹胀则为次症或可不出现。又如，哮喘、水肿、崩漏、阳痿等不同疾病，虽然都可出现肾阳虚证，而见腰膝酸软冷痛、畏寒肢冷、舌淡苔白、脉沉弱等共同症状，但它们各自的主症显然是不同的。

同病虽可以异证，但无论证型有何差异，既然病相同，其病理变化是基本或部分一致的，其主症亦贯穿病变的全过程，故虽同病异证，却异中有同。如肺痨病，虽有肺阴亏损、阴虚火旺、气阴耗伤、阴阳两虚等不同的证型，但该病的临床基本特点，即咳嗽、咳血、潮热、盗汗四大主症，都会出现于上述四种证型之中，只不过因病情轻重或各阶段病机不同，而四症的轻重、搭配有所改变而已。

（二）疾病诊断的意义

每一种疾病都有各自的病因可查、病机可究、规律可循、治法可依、预后可测，所以应高度重视对疾病的诊断，以便总揽病变全局，实施针对性的治疗。诚如朱肱《南阳活人书》所说："因名识病，因病识证，如暗得明，胸中晓然，无复疑虑，而处病不差矣。"

1. 把握病变规律 由于每一种疾病都有各自的本质与规律，因而明确疾病的诊断，便可以根据该病演变发展的一般规律，把握该病的全局，有利于对该病的本质认识和辨证论治，掌握诊疗的主动权。

如麻疹的根本矛盾是麻毒内伏，在其初期阶段，容易与感冒、风疹、肺热病等相混淆。临床若不能明辨病种，就容易忽视麻毒内伏的病机，而限于祛风解表之类随症治疗；若能明确麻疹的诊断，便胸有成竹，可从疹点透发的情况及伴随症状判断病之顺逆。当病势顺时，即使有发热、咳嗽、喷嚏、流泪等症也可不必做特殊治疗；但当麻疹难以外透时，则应及时透疹，预防热毒闭肺、麻毒内陷。

又如，中风可分为3个阶段：平时经常出现头痛、肢端麻木、眩晕欲仆等症时，为阴虚阳亢，肝风欲作；而一旦出现突然眩仆、昏不知人等症时，则为卒中，系肝风夹痰夹瘀上蒙清窍；神清之后，往往络脉闭阻，表现为半身不遂、口眼㖞斜、语言不利等后遗症。此病沿着阴虚阳亢、肝风夹痰夹瘀上蒙清窍、络脉闭阻的基本病变规律发展。因此，若能认识本病的本质与规律，在诊疗上便能获得主动权。

确定了病名，便可抓住疾病辨证的纲领。由于每种病的常见证型有限，抓住了病，也就将该病的辨证范围大致局限于该病的常见证型当中，缩小了辨证的范围，减少了辨证的盲目性。

2. 针对疾病治疗 针对"病"所进行的专法、专方、专药治疗，是中医学的一个重要内容。不同疾病可有自己的专法、专方、专药治疗。专病可有专法治疗，如内痔常用枯痔钉疗法、结

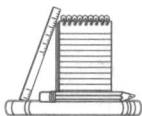

扎疗法，痄腮可于角孙穴行灯火灸疗法，圆翳内障成熟后可采用金针拨障疗法等。专病可用专方治疗，如心动悸用炙甘草汤，肠痈用大黄牡丹汤或薏苡附子败酱散，郁病用逍遥散，蛔厥用乌梅丸等。专病采用专药治疗，如茵陈退黄，海藻、昆布软坚散结而治瘿瘤，常山、青蒿截疟而治疗疟疾，黄连、鸦胆子治疗痢疾，水银、硫黄疗疥疮等。这些专法、专方、专药对疾病的治疗有很强的针对性，可以大大提高临床疗效。

同病虽可有异证，但是无论证型有何差异，从病变角度分析则有其共同的特点和规律，因此，除据证选用不同的治法方药外，还应结合病的特点进行治疗。如肺痨病，虽有肺阴亏虚、阴虚火旺、气阴耗伤、阴阳两虚等不同证型，需各自采取不同的治疗方药，但是抗结核杀虫药则应贯穿治疗的始终。异病虽可同证，证相同则可用相同的治法，但同中有异，针对不同的病在治疗上应有侧重。如胃缓、久泻和脾痿等病，均可表现为脾虚证，都要健脾益气，但是胃缓以胃体下垂为主要病理特点，故健脾益气的同时应升提阳气；久泻多夹有湿邪，则健脾益气的同时常佐以利湿止泻；脾痿常伴营血亏虚，则健脾益气常加补血养营之品。

（三）疾病诊断的一般途径

对疾病的诊断实际上就是要将各种各样的具体病变从"疾病"这个总概念中区分开来。区分的方法一般是分辨其属于何类疾病，并层层分辨，直至认识其是何种具体病种，做出病名诊断。

病情的表现是复杂多样的，但是任何疾病都有其发病、病状、病程演变等方面的规律和特点，而这些规律是可以被把握的。因而疾病诊断的一般途径大体来说是根据发病特点、病因病史、主症或特征性症状、特发人群、流行情况等进行分析思考的。

1. 根据发病特点辨病　患者年龄、性别、发病特点等的不同常可提示或缩小诊病的范围。

如妇女于月经期或经期前后出现某一主要症状，并呈周期性者，属月经期疾病，如有经行乳房胀痛、经行发热、经行头痛、经行泄泻、经行吐衄、经行风疹块、经行眩晕、经行浮肿、经行情志异常等。

又如，新生儿出现黄疸称"胎黄"，属血疸范畴，轻微者多属生理现象；青年人患黄疸，以肝热病、肝瘟常见；中年人患黄疸，无发热等症者，女性以胆石为多，男性应考虑肝积、肝癌；中年以上患黄疸，常见于肝积、癌病，男性多为胰癌、肝癌，女性多为胆癌。

再如，新起水肿，病势急、水肿快，从面、睑、头部开始，常兼有表证或湿热等外邪为犯的证候者，为阳水；长期水肿或反复出现水肿，病程长，水肿势缓而较难消退，伴有内脏损害、阳气亏虚的证候表现者，为阴水。水肿从下肢开始，受体位影响，以下垂部位水肿为主，伴心悸气促、唇甲紫绀、颈脉怒张者，多为心性、肺性水肿；水肿以颜面、眼睑为主，伴蛋白尿、血清蛋白降低、胆固醇增高者，为肾性水肿；以腹胀大为主，伴皮色苍黄、腹部脉络显露、腹水征阳性者，为肝性水肿；在使用各种激素、甘草制剂等过程中出现水肿者，多为药物性水肿。

麻疹、水痘、霍乱、时行感冒、白喉、痄腮、天行赤眼、瘴病等，均具有传染性或流行性。因此，熟悉这些疾病具有传染或流行的特点，及时发现其传染性、流行性，也是明确疾病诊断的主要线索。

2. 根据病因病史辨病　若能确定导致疾病发生的特殊原因，对疾病诊断极为有益。如因思虑劳神过度，失眠而头晕者，为神劳；因乘车船而头晕，伴恶心呕吐者，为晕动；新产之后头晕为主症者，为产后血晕；因头颅损伤而头晕、头痛者，为瘀阻脑络。如因食生蚕豆后出现腹痛、黄疸者，为蚕豆黄；近期有输血史或毒蛇咬伤史，或服用损伤肝脏药物史，而出现黄疸者，

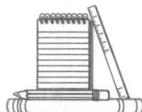

多为血瘀。又如，神昏者，不可能了解患者的自觉症状，但若有在暑热高温下劳作、暴遇寒冷、过饥过累、过量饮酒、服食毒物、药物过敏、淹溺、遭受雷电等病因或病史者，可分别诊断为暑厥、冷厥、饥厥、酒厥、食物或药物中毒、溺水、电击伤等。

了解既往患病情况，根据其病情演变趋势推测当前疾病，也是临床诊病的思路之一。如脏腑本有长期的严重疾患，在原有病情加重的基础上出现神昏者，常见于脏厥、中风等。如原有严重心脏病史，心悸、心痛，出现昏迷，面色苍白或青紫，四肢厥冷，冷汗淋漓，脉结代或微者，多为心厥、真心痛；本有肝系疾病，如肝瘟、鼓胀等，出现昏迷，嗅及肝臭味者，为肝厥；本有严重肺系疾病，如肺胀、哮病等，咳嗽气喘，出现昏迷，多为肺厥；昏迷发生于水肿、癃闭等病中，尿少尿闭，呼气有尿臊味，见于肾厥；因颅脑损伤、中风、中毒等，出现神昏，身体僵直，二便失禁，其状若尸者，为尸厥；原有风眩等病，头晕头痛，突然仆倒，神志昏迷者，为中风。

3. 根据主症或特征症辨病　主症及特征症是许多疾病诊断的主要线索和根据。如百日咳必有阵发呛咳的主要表现；痄腮以腮部肿胀、疼痛为主要表现；哮病必有喉间哮鸣有声、呼吸喘促的主症；突发口眼㖞斜为主症者，一般为口僻；以反复发作，或左或右的剧烈头痛为主症者，多为偏头痛；以高热、身发斑疹为主要表现者，多为温毒发斑；以朝食暮吐、暮食朝吐为主症者，诊为胃反；经常大便干结、排便困难者，诊为脾约；尿出砂石或影像检查发现结石阴影者，可确诊为石淋；蛔虫、姜片虫、绦虫、蛲虫、钩虫等寄生虫病，粪便检查有虫卵，可作为确诊的依据；全血细胞减少是诊断髓劳的主要依据。

4. 根据特发人群辨病　结合性别、年龄、生活及居处的差异，应考虑其特发病的可能。如小儿有疹、痘、惊、疳、五迟等特发病；生活于西北方或沙漠等干燥地区者，易患干燥性疾病；男性有遗精、阳痿、早泄、不育等特发疾病；老年人以久咳、肺胀、风眩、胸痹、消渴、脑瘘、痴呆、精癃、癌病等较常见；妇女有经、带、胎、产、杂病，故育龄妇女就诊应考虑此类疾病。

（四）正确认知中医病名

中医病名具有悠久的历史，中医学对疾病的命名很多是以主症、临床特点及病因病机为基础的，具有简明、形象、科学的特征，如咳嗽、湿疹、伤寒、中暑、痹证、痿证、厥病、鼓胀、破伤风、鹅口疮、痄腮、闭经、带下、崩漏等，精炼简要，形象生动，见其名便知其义，易于掌握。有的病名，如痢疾、疟疾、白喉、癫痫、哮喘、感冒、麻疹、水痘等，还一直为现代所沿用。由于受中医传承、学术流派等因素影响，中医病名亦有不足之处，如命名的标准不统一，病、证、症的名称概念时有混淆，一病多名或多病一名的现象较多，有的病名定义欠确切，内涵与外延不够清楚，病种分化不够，有的病名实为病类概念等。随着中医学术的发展和现代化进程的加快，这些问题将逐步得到解决。

小　结

诊断的综合运用主要阐述诊断的思维方法与线索、病情资料的综合处理和诊断思路 3 个方面的内容。诊断是一个复杂的思维过程，临床诊断的实现需要对病情资料进行分析、推理与判断等综合处理。临床诊断应从主症开始，在确保病情资料的完整性、系统性、一致性、准确性和客观性的前提下，采用正确的思维方法和步骤进行分析与综合。证，是对疾病某一阶段病理本质的概括；病，是具有自身演变规律的异常生命活动过程。证候诊断不能替代疾病诊断，掌握证候诊断思路与疾病诊断思路对疾病的临床治疗具有重要意义。

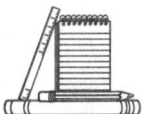

复习思考题

1. 诊断的逻辑思维方法主要包括（　　　）

　　A. 归纳法　　　　　　　　　　　B. 对比法

　　C. 反证法　　　　　　　　　　　D. 演绎法

　　E. 预测法

2. 关于诊断的思维线索，下列说法正确的是（　　　）

　　A. 以主症为中心的思维线索　　　B. 首先考虑常见证与多发证

　　C. 特征性症状常是诊断的关键　　D. 全面分析以保证诊断正确

　　E. 在辨证过程中不断修正和完善

3. 四诊资料属性的划分一般可分为（　　　）

　　A. 一般性资料　　　　　　　　　B. 必要性资料

　　C. 特异性资料　　　　　　　　　D. 否定性资料

　　E. 或见性资料

4. 下列选项中，属于辨证过程的基本内容的是（　　　）

　　A. 落实病位　　　　　　　　　　B. 探求病因

　　C. 辨别病性　　　　　　　　　　D. 阐释病机

　　E. 确定证名

5. 简述病情资料综合处理的要点。

6. 简述主症诊断思路。

7. 简述疾病诊断的一般途径。

扫一扫，知答案

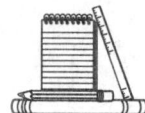

模块五　病历书写

扫一扫，查阅本项目 PPT 等数字资源

　　病历，又称"病案"，是医务工作者在医疗活动过程中形成的文字、符号、图表、影像、切片等资料的总和，包括门（急）诊病历和住院病历。中医病历书写是指医务工作者通过望、闻、问、切及查体、辅助检查、诊断、治疗、护理等医疗活动获得有关资料，并进行归纳、分析、整理形成医疗活动记录的行为。

　　病历是记载患者疾病发生发展、演变预后、诊断治疗、防护调摄及其结果的原始档案，是复诊、转诊、会诊及解决医疗纠纷、判定法律责任、进行医疗保险核算等事项的重要资料和依据。病历作为第一手信息资料，对医疗、保健、教学、科研、医院管理等方面起着重要的作用。病历书写是临床医师必备的基本功和基本技能，反映了医务工作者医疗技术、科学作风和文化修养的水平。

　　病历是教学中理论联系临床最有价值的资料，对培养学生独立分析和解决实际问题的能力起着重要作用。因此，指导和训练学生书写病历是教学中不可缺少的环节，书写病历也是学生临床实习的重要内容。

　　中医病历的格式、内容和书写要求应符合《中医病历书写基本规范》（国中医药医政发〔2010〕29 号）的规定。

项目一　中医病历书写格式

　　中医病历书写格式主要包括住院病历书写格式、门诊病历书写格式和急诊病历书写格式 3 种。

一、住院病历书写格式

（一）入院记录

姓名：　　　　　　　　　　　　　　　性别：

年龄：　　　　　　　　　　　　　　　民族：

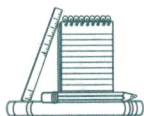

婚况：　　　　　　　　　　　　　　职业：

发病节气：　　　　　　　　　　　出生地：

常住地址：　　　　　　　　　　　单位：

入院时间：　　年 月 日 时　　　病史采集时间：　　年 月 日 时

病史陈述者：　　　　　　　　　　可靠程度：

主诉：患者就诊的主要症状、体征及持续时间。

现病史：患者本次疾病的发生、演变、诊疗等方面的详细情况。

1. 起病情况　记录发病时间、地点、起病缓急、前驱症状、可能的病因和诱因。

2. 主要症状、特点及演变情况　记录每一个症状的发生、发展及其变化。

3. 伴随症状　记录伴随症状及其与主要症状的关系等有关情况。

4. 一般情况　结合中医"十问歌"，记录目前的寒热、饮食、睡眠、情志、二便、体重等情况。

5. 诊治情况　记录与本病有关的重要检查结果、诊断名称及所接受过的主要治疗方法（药物治疗应记录药物名称、用量、用法等）及其使用时间、效果。

既往史：患者过去的健康和疾病情况。内容包括既往一般健康状况、疾病史、传染病史、预防接种史、手术外伤史、输血史、中毒、食物或药物过敏史等。

个人史：记录出生地及长期居留地，生活习惯及有无烟、酒、药物等嗜好，职业与工作条件及有无工业毒物、粉尘、放射性物质接触史，有无冶游史。

婚育史、经产史：记录婚姻状况、结婚年龄、配偶及子女健康状况等。女性患者记录经带胎产史，如初潮年龄、行经期天数、间隔天数、末次月经时间（或闭经年龄），月经量、痛经及生育等情况。

知识链接

月经史记录格式

月经史记录格式：初潮年龄$\dfrac{\text{每次行经天数}}{\text{经期间隔天数}}$闭经年龄或末次月经时间

家族史：记录父母、兄弟姐妹健康状况，有无与患者类似疾病，有无家族遗传倾向的疾病。

中医望、闻、切诊：记录神色、形态、语声、气息、舌象、脉象等。

体格检查：

生命体征：体温（T）、脉搏（P）、呼吸（R）、血压（BP）。

皮肤、黏膜、淋巴结。

头面部：头颅、眼、耳、鼻、口腔。

颈项：形、态、气管、甲状腺、颈脉。

胸部：胸廓、乳房、肺脏、心脏、血管。

腹部：肝脏、胆囊、脾脏、肾脏、膀胱。

二阴及排泄物：前阴、后阴，痰液、呕吐物、大便、小便、月经、带下、汗液等。

脊柱四肢：脊柱、四肢、指（趾）甲。

神经系统：感觉、运动、浅反射、深反射、病理反射。

经络与腧穴：经络、腧穴、耳穴。

专科检查：记录专科特殊情况。

辅助检查：采集病史时已获得的本院及外院的重要检查结果。

辨病辨证依据：汇集四诊资料，运用中医临床诊断思维方法，归纳中医辨病辨证依据。

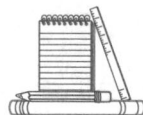

西医诊断依据：从病史、症状、体征和辅助检查等方面归纳疾病的主要诊断依据。

初步诊断：

中医诊断：疾病诊断（包括主要疾病和其他疾病）。

　　　　　证候诊断（包括相兼证候）。

西医诊断：包括主要疾病和其他疾病。

实习医师：（签名）

住院医师：（签名）

（二）病程记录

1. 首次病程记录　指患者入院后由经治医师或值班医师书写的第一次病程记录。首次病程记录的内容包括病例特点、拟诊讨论（诊断依据及鉴别诊断）、诊疗计划等。

（1）病例特点　记录阳性症状、体征和具有鉴别诊断意义的阴性症状和体征等。

（2）拟诊讨论（诊断依据及鉴别诊断）　记录初步诊断和诊断依据；记录鉴别诊断和分析。诊断依据包括中医辨病辨证依据与西医诊断依据；鉴别诊断包括中医鉴别诊断与西医鉴别诊断。

（3）诊疗计划　提出具体的检查、中西医治疗措施及中医调护等。

2. 日常病程记录　指对患者住院期间诊疗过程的经常性、连续性记录。日常病程记录内容应包括能反映四诊情况，治法、方药变化及其变化依据等。对病危患者应当根据病情变化随时书写病程记录，每天至少1次，记录时间应当具体到分钟。对于病重患者，至少2天记录一次病程记录。对病情稳定的患者，至少3天记录一次病程记录。

3. 上级医师查房记录　指上级医师查房时对患者病情、诊断、鉴别诊断、当前治疗措施疗效的分析及下一步诊疗意见等的记录，包括主治医师查房记录、科主任查房记录、副主任医师查房记录和主任医师查房记录等。注意记录查房医师的姓名、专业技术职务或行政职务、补充的病史和体征、对病情和理法方药的分析、诊断依据与鉴别诊断的分析、诊疗计划和查房医师签名等。

4. 疑难病例讨论记录　指由科主任或具有副主任医师以上专业技术任职资格的医师主持、召集有关医务人员对确诊困难或疗效不确切病例讨论的记录。内容包括讨论日期、主持人、参加人员姓名及专业技术职务、具体讨论意见及主持人小结意见等。

5. 交（接）班记录　指患者的经治医师发生变更之际，交班医师和接班医师分别对患者病情及诊疗情况进行简要总结的记录。交（接）班记录的内容包括入院日期、交班或接班日期、患者姓名、性别、年龄、主诉、入院情况、入院诊断、诊疗经过、目前情况、目前诊断、交班注意事项或接班诊疗计划、医师签名等。

6. 抢救记录　指患者病情危重，采取抢救措施时做的记录。内容包括病情变化情况、抢救时间及措施、抢救结果及终止抢救的理由、参加抢救的医务人员姓名及专业技术职称等。因抢救危重患者而未能及时书写的各种记录，应在抢救结束6小时内据实补记，并注明抢救完成时间及补记时间，记录时间应当具体到分钟。

7. 会诊记录（含会诊意见）　指患者在住院期间需要其他科室或者其他医疗机构协助诊疗时，分别由申请医师和会诊医师书写的记录。内容包括申请会诊记录、会诊意见记录。申请会诊记录内容包括患者病情及诊疗情况、申请会诊的理由和目的、申请会诊医师签名等。会诊记录内容包括会诊意见、会诊医师所在的科别或者医疗机构名称、会诊时间及会诊医师签名等。申请会诊的医生应在病程记录中记录会诊意见执行情况。

8. 出院记录　指经治医师对患者此次住院期间诊疗情况的总结。内容主要包括入院日期、出院日期、入院情况、入院诊断、诊疗经过、出院诊断、出院情况、出院医嘱、中医调护、医师签名等。

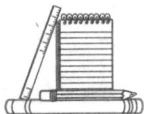

二、门诊病历书写格式

（一）初诊病历记录

就诊时间： 年 月 日　　　　　就诊科别：

姓名：　　性别：　　年龄：　　职业：　　地址：　　电话：

主诉：（同住院病历）

现病史：记录主症发生的时间、病情的发展变化、诊治经过。

既往史：记录与本次疾病有关的重要既往史、个人史和过敏史等。

体格检查：记录生命体征、中西医检查阳性体征（包括舌象和脉象）和具有鉴别意义的阴性体征。

辅助检查：记录已获得的实验室及影像学检查结果。

诊断：

中医诊断：（包括疾病诊断和证候诊断）

西医诊断：

处理意见：

1. 中医处理：记录中医治则、方药、用法及其他治疗方法等。

2. 西医处理：记录西医具体用药、剂量、用法及其他治疗方法等。

3. 进一步的检查项目。

4. 饮食起居宜忌、随诊要求、注意事项等。

医师：（签名）

（二）复诊病历记录

就诊时间： 年 月 日　　　就诊科别：

记录内容：

1. 前次诊治后的病情变化情况，简要的辨证分析，补充诊断、修正诊断。

2. 各种诊疗措施的变更及原因说明。

3. 未确诊或疗效不佳时，邀请上级医师的会诊意见。

医师：（签名）

三、急诊病历书写格式

（一）急诊初诊记录

就诊时间： 年 月 日　　　　　　就诊科别：

姓名：　　性别：　年龄：　职业：　婚况：　地址：　　联系人：　电话：

主诉：（同住院病历）

病史：（同门诊病历）

体格检查：（同门诊病历）

辅助检查：（同门诊病历）

诊断：

中医诊断：（包括疾病诊断和证候诊断）

西医诊断：

处理意见：

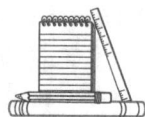

1. 有关急诊的检查项目及结果。

2. 中医处理：记录中医治则、方药、用法及其他治疗方法等。

3. 西医处理：记录西医具体用药、剂量、用法及其他治疗方法等。

4. 如进行急诊抢救，要记录抢救措施、实施时间、用药及剂量、使用方法等。

5. 及时向家属交代病情并记录家属意见，必要时须家属签字。

6. 饮食起居宜忌、护理原则、随诊要求。

医师：（签名）

（二）急诊病程记录

急诊病程记录书写格式同住院病历。

（三）急诊留观记录

急诊留观记录书写格式同急诊初诊记录。

（四）急救记录

急救记录是对病情危重，需要立即进行抢救的患者的诊疗记录。包括以下内容：

1. 一般项目：姓名、性别、年龄，因何种原因（主诉）于某年某月某时某分入抢救室。送诊者姓名及与患者的关系。

2. 就诊时的主症、生命体征及阳性体征。

3. 中医诊断、西医诊断。

4. 各种实验室检查结果及进一步抢救治疗计划。

5. 各种抢救措施的具体操作记录、执行时间及实施后的病情变化。

6. 详细记录用药名称、用量、给药途径及速度、医嘱执行时间等。

7. 记录上级医师、会诊医师的意见及参与抢救或会诊的时间。

8. 向患者家属交代病情，记录谈话内容和患者家属对诊疗的意见，患者家属签字。

9. 记录参加抢救人员的名单，主持抢救医师签名及记录医师签名。

项目二　中医病历书写要求

一、基本要求

1. 病历书写应当客观、真实、准确、及时、完整、规范。

2. 病历书写应当使用蓝黑墨水、碳素墨水，需复写的病历资料可以使用蓝或黑色油水的圆珠笔；计算机打印的病历应当符合病历保存的要求。

3. 病历书写应当使用中文，通用的外文缩写和无正式中文译名的症状、体征、疾病名称等可以使用外文。

4. 病历书写应规范使用医学术语，中医术语的使用依照相关标准、规范执行。要求文字工整，字迹清晰，表述准确，语句通顺，标点正确。

5. 病历书写过程中出现错字时，应当用双线划在错字上，保留原记录清楚、可辨，并注明修改时间，修改人签名。不得采用刮、粘、涂等方法掩盖或去除原来的字迹。上级医务人员有审查修改下级医务人员书写病历的责任。

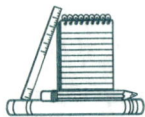

6. 病历应当按照规定的内容书写，并由相应医务人员签名。实习医务人员、试用期医务人

员书写的病历，应当经过本医疗机构注册的医务人员审阅、修改并签名。进修医务人员由医疗机构根据其胜任本专业工作实际情况认定后书写病历。

7.病历书写一律使用阿拉伯数字书写日期和时间，采用24小时制记录。

8.病历书写中涉及的诊断，包括中医诊断和西医诊断，其中中医诊断应包括疾病诊断与证候诊断。

9.病历中的中医治疗应当遵循辨证论治的原则。

10.对需取得患者书面同意方可进行的医疗活动，应当由患者本人签署知情同意书。患者不具备完全民事行为能力时，应当由其法定代理人签字；患者因病无法签字时，应当由其授权的人员签字；为抢救患者，在法定代理人或被授权人无法及时签字的情况下，可由医疗机构负责人或者授权的负责人签字。因实施保护性医疗措施，不宜向患者说明情况的，应当将有关情况告知患者近亲属，由患者近亲属签署知情同意书，并及时记录。患者无近亲属的或者患者近亲属无法签署同意书的，由患者的法定代理人或者关系人签署同意书。

二、具体要求

1.入院记录书写要求

（1）患者一般情况：要求记录详尽、准确无误。

（2）主诉：要求简洁规范，重点突出，时间精准，主诉准确。一般不超过20个字，只能写症状和体征，不能用病名、证名代替症状和体征。主诉症状多于一项时，应按发生时间先后顺序依次列出，一般不超过3个。

（3）现病史：要求逻辑清晰、层次分明，尽可能用简练的语言反映疾病的发展和演变情况；应当按时间顺序书写，描述与主诉一致，一般不应用具体的年、月、日、时、分的表示方式，先写主要症状及其特点，再写伴随症状及其特点，最后写阴性症状。阴性症状不是无关症状，而是对疾病诊断与鉴别诊断具有重要意义的症状。与本次疾病无紧密关系，但仍需治疗的其他疾病情况，可在现病史后另起一段予以记录。

（4）既往史：要求详细记录预防接种史、传染病史、输血史，以及中毒、食物或药物过敏史，儿科患者和怀疑传染性疾病患者的情况需要详记。记录手术史、外伤史时，其手术、外伤名称的描述应具体、规范。

（5）个人史、婚育史、月经史、家族史。

个人史：①当诊断考虑地方病或传染病时，应详细描述出生地、居住地及有无到过其他地方病或传染病疫区及其接触情况。②生活习惯及嗜好，如有烟、酒、毒品等嗜好，须写明用量和年限。③职业和工作条件，当考虑职业病时，应详细描述有无工业毒物、粉尘、放射性物质接触史。④冶游史：当考虑性传播疾病时，当详细描述。

婚育史、月经史：详细记录婚姻状况、结婚年龄、配偶健康状况、有无子女等。女性患者记录经、带胎、产史，初潮年龄，行经期天数，间隔天数，末次月经时间（或闭经年龄），月经量，痛经及生育等情况。

家族史：记录父母、兄弟姐妹健康状况，有无与患者类似疾病，有无家族遗传倾向的疾病。当考虑遗传性疾病时，应描述父母是否近亲结婚。

（6）中医望、闻、切诊应当记录神色、形态、语声、气息、舌象、脉象等。

（7）体格检查应当按照系统循序进行书写。

（8）专科情况应当根据专科需要记录专科特殊情况。

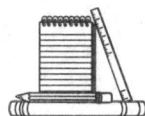

（9）辅助检查应分类按检查时间顺序记录检查结果，如系在其他医疗机构所做检查，应当写明该机构名称及检查号。

（10）初步诊断为多项时，应当主次分明。对待查病例应列出可能性较大的诊断。

（11）书写入院记录的医师签名。

2.入院记录应当于入院后 24 小时内完成；再次或多次入院，记录要求同入院记录。

3.患者入院不足 24 小时出院的，可以书写 24 小时内入出院记录。内容包括患者姓名、性别、年龄、职业、入院时间、出院时间、主诉、入院情况、入院诊断、诊疗经过、出院情况、出院诊断、出院医嘱、医师签名等。

4.患者入院不足 24 小时死亡的，可以书写 24 小时内入院死亡记录，应当于患者出院后 24 小时内完成。内容包括患者姓名、性别、年龄、职业、入院时间、死亡时间、主诉、入院情况、入院诊断、诊疗经过（抢救经过）、死亡原因、死亡诊断、医师签名等。

5.首次病程记录应高度概括，突出重点，不能简单重复入院记录内容，抓住要点，有分析、有见解，充分反映经治医师临床思维活动的情况，要求在患者入院后 8 小时内完成。急诊、抢救患者应在治疗、抢救结束后 6 小时内据实补记，并注明抢救完成时间及补记时间。

6.日常病程记录书写要求：由经治医师书写，也可以由实习医师、进修医师、试用期医师及执业助理医师书写，但必须有上级医师及时做必要的修改、补充并签名。对于病危患者，应当根据病情变化随时书写病程记录，每天至少 1 次，记录时间要具体到分钟。对病重患者，至少 2 天记录 1 次病程记录。对病情稳定的患者，至少 3 天记录 1 次病程记录。会诊当天、输血当天、出院前 1 天或当天应有病程记录。

7.医嘱：医嘱内容及起始、停止时间应当由医师书写。医嘱内容应当准确、清楚，每项医嘱应当只包含一个内容，并注明下达时间，应当具体到分钟。医嘱不得涂改。需要取消时，应当使用红色墨水标注"取消"字样并签名。一般情况下，医师不得下达口头医嘱。因抢救危急患者需要下达口头医嘱时，护士应当复诵一遍。抢救结束后，医师应当即刻据实补记医嘱。

三、门（急）诊病历书写要求

1.门（急）诊病历记录分为初诊病历记录和复诊病历记录。

初诊病历记录书写内容应当包括就诊时间、科别、主诉、现病史、既往史、中医四诊情况，阳性体征、必要的阴性体征和辅助检查结果，诊断及治疗意见和医师签名等。

复诊病历记录书写内容应当包括就诊时间、科别、中医四诊情况、必要的体格检查和辅助检查结果、诊断、治疗处理意见和医师签名等。

急诊病历书写就诊时间应当具体到分钟。

2.门（急）诊病历记录应当由接诊医师在患者就诊时及时完成。

3.急诊留观记录是急诊患者因病情需要留院观察期间的记录，重点记录观察期间病情变化和诊疗措施，记录简明扼要，并注明患者去向。实施中医治疗的，应记录中医四诊、辨证施治情况等。抢救危重患者时，应当书写抢救记录。门（急）诊抢救记录书写内容及要求按照住院病历抢救记录书写内容及要求执行。

四、现病史书写要求

现病史是指患者本次疾病的发生、演变、诊疗等方面的详细情况。内容包括发病情况、主要症状特点及其发展变化情况、伴随症状、发病后诊疗经过及结果、睡眠和饮食等一般情况的

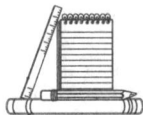

变化，以及与鉴别诊断有关的阳性或阴性资料等。现病史应当按时间顺序书写，并结合中医问诊，记录要系统、完整、准确、详实。

1.发病情况的记录 记录发病的时间、地点、起病缓急、前驱症状、可能的原因或诱因，并按发生的先后顺序描述主要症状的部位、性质、持续时间、程度、缓解或加剧因素，以及演变发展情况。如有伴随症状，应描述伴随症状与主要症状之间的相互关系。

2.诊治经过的记录 记录患者发病后到入院前，在院内、外接受检查与治疗的详细经过及效果。对患者提供的药名、诊断和手术名称需加引号以示区别。

3.发病以来一般情况记录 结合"十问歌"简要记录患者发病后的寒热、饮食、睡眠、情志、二便、体重等情况。

与本次疾病虽无紧密关系，但亦需治疗的其他疾病情况，可在现病史后另起一段予以记录。

五、诊断结论书写要求

中医病历书写中所规定的诊断内容应包括中医诊断和西医诊断，中医诊断又包括病名诊断和证名诊断。中医病名、证名诊断应当注意以下内容。

1.要使用中医的病名、证名，而不能以西医病名、综合征等代替，也不能只满足于从教材所列举的名称中选取病名和证名，而应从临床实际出发，准确给疾病和证候下结论。所用病名和证名一般应以中华人民共和国国家标准《中医临床诊疗术语》所列为依据。

2.病名与证名是不同的诊断概念，而血虚眩晕、风寒肺咳、肾虚腰痛、湿热痢疾等，是将病名与证名合并为一进行诊断，这种诊断是错误的。

3.若现存几种病，应按重要的、急性的、本科的在先，次要的、慢性的、他科的在后的顺序分行排列，如内科门诊患者，诊断为感冒、肩痹、内痔、闭经。

4.若对具体病种尚不能当即明确诊断时，可采用"某（症）待查""疫毒痢？"等诊断形式，当病名诊断一旦明确，则应及时予以纠正。

5.证名诊断一般应将病位、病性等综合为一个完整名称，如肝郁气滞证、脾虚湿困证、脾肾阳虚证、水气凌心证等。有多种病存在时，不能每种病后分别写一个证，而应归纳为一个全面、统一的证名。证名不能只有病位而无病性，如"里证""手太阴肺经证"等，这些均不得作为正式的证名诊断。同时也不能将证名写成病机分析的形式，如"肝郁气滞""气机不畅""不通则痛"等，后二者均非证名所应有的内容，而是病机阐释，故应删除。

小 结

病历书写是临床医师必须掌握的基本功，是医院医疗管理信息和医护工作质量的客观凭证，是进行临床科研和临床医学教育的重要资料。本模块主要介绍了病历书写的内容与要求、中医病历的书写格式。病历书写必须具备真实性、系统性、完整性，必须符合统一的规格，且要按时按质完成各项病历书写。通过学习，能熟练地书写中医门诊病历和住院病历。

复习思考题

1.何谓病历？病历书写有何重要意义？

2.记录主诉时应注意什么？

3.简述现病史的书写要求。

扫一扫，知答案

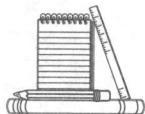

模块六　中医诊断技能实训项目

项目一　观看望诊、舌诊录像及舌象模型

【实训目的】

利用望诊、舌诊教学微课及舌象模型、操作舌象分析仪器掌握舌诊的方法，熟悉常见病理舌象的特征及临床意义。

【实训时间与地点】

1学时，在中医诊断模拟实训室内进行。

【实训准备】

舌象模型2套，多媒体设备1套，舌象分析仪1套，望诊及舌象教学录像片各1部。

【实训方法】

1.集体观看教学影像及微课。
2.分小组观看舌象模型，注意观察各种病理性舌象的特征。

【实训内容】

观看望诊、舌诊录像及舌象模型。

【实训小结】

1.望诊的基本方法如何，其观察顺序是怎样的？
2.请简述舌诊的方法和观察顺序与基本要素。

项目二　舌诊训练与体验

【实训目的】

通过观察生理及病理的舌象，掌握舌诊方法与步骤，熟悉舌的结构和正常舌象的特征；掌

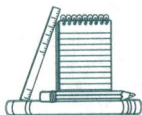

握几种病理舌的特征和临床意义。

【实训时间与地点】

1 学时，在中医诊断模拟实训室内进行。

【实训准备】

正常舌象的学生，若干个异常舌象者。

【实训方法】

1.分组相互观察正常舌象，熟悉舌的结构、舌的不同部位与脏腑的分属关系，掌握正常舌象的特征。

2.观察若干位患者（或具病理舌象的学生）的舌象。

【实训内容】

舌诊训练与体验，包括以下内容。

舌质的神、色变化：荣、枯；淡白、红、绛、青紫等。

舌形变化：老、嫩、胖、瘦、芒刺、裂纹、齿痕等。

舌态变化：痿软、歪斜、短缩、颤动、吐弄、强硬等。

苔质变化：厚、薄、润、燥、滑、腻、腐、剥落等。

苔色变化：白、黄、灰、黑等。

【实训小结】

1.通过本次实训，你对正常舌象的特征如何理解？

2.你掌握了几种异常舌象？请描述其特征。

项目三 问诊方法训练

【实训目的】

在老师进行问诊示范的基础上，筛选 3 例典型病例，让学生运用中医问诊的基本理论、基本知识对典型案例患者进行问诊，以巩固问诊的内容、方法和程序步骤，掌握抓住主诉，并围绕主诉展开问诊的方法和技能，初步学会整理病史和进行病名、证名诊断。

【实训时间与地点】

2 学时。在多媒体教室或临床思维实训室、模拟病房、医院病房进行。

【实训准备】

1. 物品准备 录音机、多媒体投影仪、录音磁带、问诊光盘（或课件）、脉枕、听诊器等。

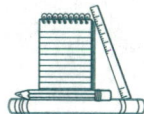

2.典型病例准备   筛选咳嗽、胃脘痛、哮喘 3 位典型患者。

【实训步骤】

第一步：问诊方法示范。播放问诊录音和问诊实况录像（时间控制在 20 分钟以内）。

第二步：实例问诊。以小组为单位，练习询问 1～2 例患者的病史，记录病史，写出病史摘要。

第三步：讨论。各组选派代表参与全班讨论。

第四步：老师讲评。

【实训内容】

1.问诊基本内容训练   包括一般情况、主症（主诉）、现病史、既往史、个人生活史、月经生育史、家族史等。

2.典型病例问诊要点

（1）**咳嗽问诊要点**   ①咳嗽的发病原因、时间、程度、咳痰等情况。②平时的饮食嗜好、食欲及食量、二便、饮水等情况。③既往史、个人生活史和家族史。

（2）**胃痛问诊要点**   ①胃痛的部位、性质、程度、时间等情况与发病原因。②平时的饮食嗜好、食欲及食量、二便、饮水等情况。③既往史、个人生活史和家族史。

（3）**哮喘问诊要点**   ①哮喘病史情况。②发病诱因，气候变化与发病的关系。③主要临床表现，是否有哮鸣音。④平时的饮食嗜好、食欲及食量、二便、饮水等情况。⑤既往史、个人生活史和家族史。

3.注意事项   问诊时态度应和蔼，耐心细致，语言要通俗易懂，力戒使用医学术语，勿对患者进行暗示或套问，尊重患者的主诉。

4.具体要求

（1）认真询问，做好病史记录。

（2）在小组讨论的基础上书面整理病史记录，写出病史摘要，归纳诊断依据，做出中医病名诊断和证名诊断。

（3）各组选派代表参与全班讨论发言。

【实训小结】

通过本次实训，你最大的收获是什么？并加以阐述或写出书面体会。

项目四   切脉方法训练及常见脉象的体验

【实训目的】

利用切诊教学微课及教学录像、操作脉诊仪，掌握切诊的方法，熟悉常见脉象的特征及临床意义。

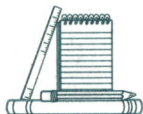

【实训时间与地点】

2学时，在中医诊断模拟实训室内进行。

【实训方法】

1. 集体观看教学影像及微课。
2. 分小组相互实践操作切脉的方法。
3. 使用脉象仪体验不同脉象并总结其临床意义。

【实训内容】

观看脉诊录像，相互切脉及体验常见病理脉象。

【实训小结】

1. 脉诊的基本方法如何？如何实践操作？
2. 请简述常见的病理脉象及其临床意义。

项目五　八纲辨证病案分析与讨论

【实训目的】

1. 掌握八纲辨证的基本证候。
2. 掌握表证与里证、寒证与热证、虚证与实证的鉴别要点。
3. 掌握阳虚证、阴虚证的临床表现，亡阳证、亡阴证的临床表现和鉴别要点。
4. 熟悉八纲证候之间的相兼、错杂、真假及转化关系。
5. 初步学会对病例进行八纲辨证，具备八纲辨证的综合应用能力。

【实训时间与地点】

2学时。在多媒体室，或临床思维实训室、模拟病房。

【实训准备】

典型病例准备。

【实训步骤】

第一步：展示典型病例。
第二步：学生阅读病例，按步骤分析病例，写出辨证结果。
第三步：分组讨论。各组选派代表参与全班讨论。
第四步：老师讲评。

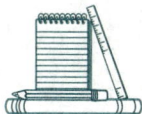

【实训内容】

病案 1　孙某，女，31 岁。患者因 2 天前冒雨受凉而发热，兼有头痛，未行治疗，因发热不退前来就诊。症见发热微恶风寒（体温 38.5℃），汗出热不解，伴头身疼痛、鼻塞、时流黄稠浊涕、喉核红肿、咽喉疼痛，舌尖略红，苔薄略黄，脉浮数。

要求：①确定主诉。②判定病位。③辨别病性。④分析舌脉。⑤辨证结论。

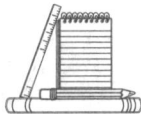

病案 2　李某，男，28 岁。患者昨晚因游泳受凉，微觉头痛，怕冷，今晨起症状加重，鼻塞流涕，前来就诊。症见恶寒发热（体温 38.9℃），恶寒明显，无汗，伴头痛、全身酸痛、鼻塞声重、时流清涕，舌淡红，苔薄白，脉浮紧。

要求：①确定主诉。②判定病位。③辨别病性。④分析舌脉。⑤辨证结论。

病案 3　张某，男，24 岁。患者今日进食过多冷饮之后突然出现剧烈腹痛，前来就诊。症见胃脘冷痛拒按，痛势剧烈，得温稍减，遇寒加重，面色苍白，恶心呕吐，吐物清稀，吐后痛减，恶寒肢冷，舌苔白润，脉沉紧。

要求：①确定主诉。②判定病位。③辨别病性。④分析舌脉。⑤辨证结论。

病案 4　余某，女，32 岁。患者 3 年前于产后出现畏寒肢冷，秋冬尤甚，得温可缓。症见畏寒肢冷，肌肤手足俱冷，腰膝酸冷，面色淡白，神疲乏力，头晕，动则自汗，小腹冷痛，食少，食后腹胀，大便溏薄，完谷不化，口淡不渴，小便清长，夜尿频多，舌质淡胖，边有齿痕，苔白滑，脉沉迟无力。

要求：①确定主诉。②判定病位。③辨别病性。④分析舌脉。⑤辨证结论。

病案 5　李某，男，45 岁。患者 4 天前因受凉而头痛，恶寒发热，经服用抗生素及小柴胡颗粒治疗后病情未见好转，前来就诊。现症见高热不退，不恶寒反恶热，满面通红，汗出较多，口干喜饮，呼吸气粗，头晕头痛，失眠多梦，咽喉红肿，喉核肿大，大便秘结，小便短黄，舌质红，苔黄燥，脉洪数。

要求：①确定主诉。②判定病位。③辨别病性。④分析舌脉。⑤辨证结论。

病案 6　刘某，女，31 岁。患者半年前不明原因出现失眠，近半月加重。现症见失眠多梦，甚至彻夜不眠，夜晚骨蒸潮热，五心烦热，寐时汗出，平素头晕目眩，耳鸣如蝉，视物模糊不清，两目干涩，腰膝酸软，胁肋隐痛，口渴欲饮，大便秘结，小便短黄，月经量少，形体消瘦，脱发明显，舌质瘦薄而红，苔少，脉细数。

要求：①确定主诉。②判定病位。③辨别病性。④分析舌脉。⑤辨证结论。

病案 7　项某，男，67 岁。患者素有慢性咳喘病史 10 余年，1 个月前因感寒而复发，失于治疗，2 小时前突然病情加重。症见呼吸急促，呼多吸少，喉间痰鸣，不能平卧，神情淡漠，面色苍白，冷汗淋漓，四肢厥冷，口唇青紫，舌紫暗，苔白滑，脉微细欲绝。

要求：①确定主诉。②判定病位。③辨别病性。④分析舌脉。⑤辨证结论。

病案 8　尹某，男，47 岁。患者今日因冒酷暑露天参与施工，3 小时前突感体力不支，头晕，大汗不止而被送入医院。症见汗出如油，热而黏手，口渴多饮而渴不解，神情烦躁，呼吸急促，肌肤灼热，皮肤皱瘪，小便极少，面赤额红，口唇干燥，舌干红，苔薄而干，脉虚细疾。

要求：①确定主诉。②判定病位。③辨别病性。④分析舌脉。⑤辨证结论。

【实训小结】

你对上述病案的分析及诊断结果，与老师的讲评有无出入？如有错漏，错在哪里？并试述其原因。

项目六　病因辨证病案分析与讨论

【实训目的】

试用本项目的有关知识进行病案分析，以提高思维、分析及综合运用能力。掌握病因辨证的诊断能力。

【实训时间】

2 学时。

【实训方法】

个人准备，集体讨论，教师讲评。

【实训内容】

病案 1　高某，男，65 岁，农民。突然昏仆、昏不识人、四肢抽搐 1 个多小时。患者素来性情急躁，时有肢端和面颊发麻。平时嗜食肥甘，好烟酒。今天上午 8 时与人发生口角后，眩晕随之加剧，继则猝然仆倒，昏不时人，牙关紧闭，面赤无汗，痰壅气粗，双手握固，四肢抽搐时作。

检查：舌淡红，苔黄腻，脉弦滑而数。血压 208/132mmHg。

要求：①患者致病的主要病邪是什么？该病邪是如何产生的？②试用病邪学说分析本病的病机和症状。

病案 2　刘某，男，60 岁，退休职工。腰腿关节疼痛已 10 年，痛有定处，遇寒加重。开始时患者右膝关节较重，左腿及腰痛轻，4 年前更加冷痛沉重，麻木拘挛，下肢屈伸不利，以致不能下地活动，需靠拐杖或搀扶移步。

检查：面黄滞、晦暗。舌质暗红偏淡，舌苔薄白，脉沉细。

要求：①结合寒邪的性质和致病特点分析本病例的临床表现。②此患者是内寒还是外寒？两者有何联系？

病案 3　范某，男，57 岁。发热、咳嗽 4 天余。患者 4 天前出现头痛发热、无汗、干咳少痰等症，经用桑菊饮等未能控制病情，继而气逆而喘，体温高达 39.2℃，咽喉干痛，咳痰带血而黏，鼻干唇燥，口干微渴，皮肤干燥，神倦纳呆，胸闷胁痛，心烦失眠，小便短赤，大便干结。

检查：舌边尖红，苔薄白而干，脉弦数（摘自《医海拾贝》）。

要求：①本患者为燥邪为患，是内燥还是外燥？是凉燥还是温燥？病邪主要侵犯哪一脏？②用燥邪的特性分析本病的临床症状。

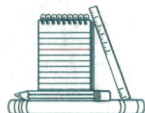

病案 4 丁某，男，45 岁，干部。低热、头昏重、食少 10 余天。10 日前，患者下乡检查工作时淋雨，次日发热（体温 39℃）不退，住院治疗，各项检查无异常，诊断为"病毒性感冒"。西医治疗后热势已退，但傍晚低热，入夜更甚（38℃左右），转中医治疗。入院症见低热不退，头昏头重，胸闷不展，周身困重，四肢倦怠，不思饮食，稍食则恶心欲吐，大便溏薄，小便浑浊。

检查：舌质淡，苔白腻，脉濡滑数。

要求：①患者感受了哪种病邪？②请用六淫的致病特点分析其病机和症状。

病案 5 李某，女，29 岁，已婚。哭笑无常、自言自语 50 余天。患者因情志不遂而致哭笑无常，自言自语，呈阵发性发作。近来患者病情加重，发作期间，神志不清，胡言乱语，四肢抽搐，昼夜不眠。平素性情忧郁，胸胁胀闷叹气，神志时清时昧，躁扰不安，时或暴怒，时或悲泣，生活不能自理。

检查：舌淡，苔薄白，脉弦数细（摘自《老中医医案选》）。

要求：①患者病位在哪几个脏腑？是什么原因引起的？②以七情的致病特点分析其病机及临床表现。

【实训小结】

你对上述病案的分析及诊断结果，与老师的讲评有无出入？如有错漏，错在哪里？并试述其原因。

项目七 气血津液辨证病案分析与讨论

【实训目的】

试用本项目的有关知识进行病案分析，以提高思维、分析及综合运用能力。掌握气血津液辨证的诊断能力。

【实训时间】

2 学时。

【实训方法】

个人准备，集体讨论，老师讲评。

【实训内容】

病案 1 李某，男，54 岁，工人，1988 年 11 月 7 日初诊。胃脘胀闷、呃逆 5 天余。近 5 天来患者觉胃脘胀闷不适，食少纳呆，复因家庭变故而情志抑郁，遂感胸闷不舒，腹胀，时发呃逆。自昨晚起呃逆不止，不能入睡。

检查：表情痛苦，呃声连连，舌尖红，苔黄腻，脉弦数。

要求：①请用气血津液辨证理论进行证候分析，此病例属何病、何证型？②本例患者的主要病位何在？为什么？③气机不调与哪一脏腑关系最为密切？为什么？

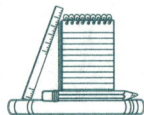

病案 2　陈某，男，27 岁，工人，2013 年 2 个月 28 日初诊。夜间盗汗 2 月余。患者长期从事体力劳动，近半年来自觉体力下降，2 个月前开始出现盗汗，白天劳作时亦出汗，伴乏力、腰膝酸软、腿抽筋、阴囊潮湿、夜寐欠安，纳可，二便调，舌红，苔白，脉细弱无力。

要求：①证候分析。②中医诊断。③本例患者的辨证要点是什么？

病案 3　杨某，女，47 岁，2010 年 8 月 18 日初诊。月经先期、量多 3 年余。患者开始服用中西药可以止血，近年来月经量越来越多，出血时间长，服中药亦不能止血。末次月经 7 月 25 日来潮，至今已 20 多天仍未干净，开始几天量多，有大血块，但腹痛不明显，每天用卫生巾 2 包，随后量减少，但淋沥不尽。患者近来感冒不适，有冷感，欲呕，口干喜热饮，大便干结，小便可，面色萎黄。B 超提示"子宫肌瘤待排"。舌质淡，苔薄白，脉细。观前所用中药均系清热凉血、固涩止血之品。

要求：①证候分析。②中医诊断，诊断病名和证名。③指出本病证的主要病位与病因病机特点。

病案 4　周某，男，63 岁，2010 年 10 月 15 日初诊。活动后气促 5 年余，再发加重伴双下肢浮肿 1 周余。患者既往有广泛前壁心肌梗死病史，急诊行 PCI 术，术后长期抗血小板、调脂、控制心室率、预防心肌重构等治疗。出院后开始出现活动后气促，活动耐量逐渐下降，每因受凉而诱发加重。1 周前，患者受凉后上症再发并加重，出现双下肢浮肿，为求治疗，故来就诊。症见活动后气促，倦怠乏力，腰酸，面色少华，舌质淡胖，边有齿印夹瘀点，脉细涩。查体：血压 105/60mmHg，颈静脉充盈，心界扩大，心尖搏动于第 6 肋间隙左锁骨中线外 0.5cm 处，心率 82 次 / 分，心音强弱、快慢不一，心尖区可闻及 SM 3/6 级杂音，肝颈征阳性，双下肢水肿。

要求：①证候分析。②诊断病名和证名。③导致疾病的病因是什么？病位主要在哪一脏？其主要病机是什么？

【实训小结】

你对上述病案的分析及诊断结果，与老师的讲评有无出入？如有错漏，错在哪里？并试述其原因。

项目八　脏腑辨证病案分析与讨论

【实训目的】

巩固脏腑辨证的相关内容。试以本项目中的理论知识对临床病证进行辨析，以提高学生的综合分析能力及判断问题、解决实际问题的能力，掌握脏腑辨证的方法和技术。

【实训方法】

个人准备，集体讨论，老师讲评。

【实训时间】

6 学时。

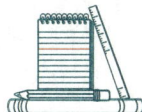

【实训内容】

病案 1　王某，男，52 岁。患者近年有左胸部憋闷疼痛，时发时止，现症见左胸部阵发闷痛及刺痛，胸闷心悸，咳痰较多，动则气短，面白体胖，身重体倦，舌淡，苔白腻，脉沉弱或结代。

要求：①找出主症。②证候分析。③证名诊断。

病案 2　许某，女，18 岁，1985 年 6 月 9 日初诊。患者 2 个多月来，午后低热，咳嗽咳血，胸部隐痛，痰少、难咳、色黄，盗汗，口干咽燥，形体消瘦，大便干，舌红少苔，脉细数。X 线摄片诊断为"肺结核"。

要求：①找出主症。②证候分析。③证名诊断。

病案 3　戴某，女，34 岁，工人。喘嗽、咳黄稠痰、胸痛 1 个月。患者于 1 个月前开始咳嗽，痰少，初起轻度发热恶风，无明显鼻塞流涕。曾服用六君子汤加苏梗、川厚朴等数剂，咳嗽加重，咳剧时胸痛连腹，痰色黄而稠，咽干而痒，口干渴饮，大便干结，小便黄，咽红，舌质红，苔薄黄，脉滑数。

要求：①证候分析。②病名诊断（中医病名、西医病名）。③证名诊断。

病案 4　刘某，男，32 岁，干部，1986 年 8 月 22 日初诊。发热、腹痛、便下脓血 1 周余。患者腹胀、肠鸣、大便带有黏液，时轻时重，历时 3 年，服药疗效不显，后经乙状结肠镜检查，结论为"慢性肠炎"。1986 年 8 月因大量饮酒、饮食不节而病情加重。症见发热，腹痛，里急后重，便下脓血，日行 5～6 次，肛门灼热，小便短赤，伴肠鸣、矢气频数。

检查：舌红，苔黄腻，脉弦滑。大便常规示黏液便，红细胞（++），白细胞（+++）。

要求：①证候分析。②病名诊断（中医病名、西医病名）。③证名诊断。

病案 5　刘某，男，42 岁。患者胃痛 6 年余，经常服温胃理气之药而无效。症见胃脘隐隐胀痛，无反酸，大便量少难解，形体消瘦，夜寐欠安，食欲不振，时而干呕，舌暗红，少苔，脉细数。

要求：①请用脏腑辨证理论进行证候分析，此病例属何病、何证型？②本例患者的主要病位何在？为什么？

病案 6　王某，男，17 岁。患者自述昨日晚餐与朋友一起食自助火锅后，夜里即见脘腹胀满不舒，渐渐加重，到深夜上腹胀痛难忍，坐卧不安，自服"藿香正气液"1 瓶后，痛稍缓解，但不久胀痛又作，拒按而不思食，嗳腐酸臭气，嗳气后较舒，大便未解，矢气酸臭。

检查：舌苔黄厚腻，脉滑有力。

要求：①证候分析。②中医诊断。③本例患者的辨证要点是什么？

病案 7　李某，女，21 岁，学生。自述两胁胀闷不舒已 3 月余。患者近半月来更觉右胁疼痛，食欲不振，自疑为"肝炎"，经肝功能等检查并无异常，后服维生素 B₁、消炎痛等亦无效，而唯感叹气后觉舒。细问良久方知其因失恋，一直情志抑郁，尚伴头晕、烦躁、不欲食，口微苦，月经愆期，乳房、少腹胀痛，大便欠爽，苔薄白，脉弦。

要求：①证候分析。②中医诊断，诊断病名和证名。③指出本病证的主要病位与病因病机特点。

病案 8　吴某，男，30 岁，职员。患者因工作压力大、人际关系紧张、所求不得而致情志不遂，半个月来头晕胀痛，急躁易怒，口苦咽干。近 1 周其症加重，又见噩梦纷纭、夜寐不安、胸胁灼痛、耳鸣如潮、大便干结、小便短赤，面红目赤，舌红苔黄干，脉弦数。

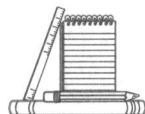

要求：①证候分析。②诊断病名和证名。③导致疾病的病因是什么？病位主要在哪一脏？其主要病机是什么？

病案 9 王某，男，66 岁。患者平素时有咳嗽，有痰中带血史。7 天前，患者与邻里争吵后咳嗽阵作，痰中带血，来门诊求治。现症见连声咳嗽，咳痰不爽，每次夹有鲜血，咳声清脆，胸胁灼痛，头胀头晕，面红目赤，烦热口苦，小便短少，大便干燥，苔薄黄，脉弦数。

要求：①找出主症。②证候分析。③证名诊断。

病案 10 李某，男，52 岁。小便频数、夜尿多、尿后余沥不尽 1 年余。1 年多来，患者腰膝酸软，神疲乏力，听力减退，时有小便失禁，面色淡白，舌淡苔白，脉弱。

要求：①找出主症。②证候分析。③证名诊断。

病案 11 孙某，女，40 岁。1 年前，患者因患胃溃疡出现呕血而手术，术后经常心悸、心慌、失眠多梦，经治疗后好转。近 1 年来，其又出现眩晕耳鸣，失眠多梦，两目干涩，视物模糊，肢体麻木，面白无华，月经量少、色淡，舌质淡白，脉细。

要求：①找出主症。②证候分析。③证名诊断。

病案 12 鲁某，女，50 岁。患腹泻已 3 年，每日黎明时有腹胀下坠之感，随之肠鸣泄泻，腹部发凉，时时隐痛，得热稍减，神疲乏力，腰膝酸软，形寒肢冷。近半年来泄泻加重，纳少神疲，精力不支，消瘦，面色㿠白，舌淡而胖，苔白滑，脉沉细无力。

要求：①找出主症。②证候分析。③证名诊断。

【实训小结】

你对上述病历分析及诊断结果，与老师讲评有无出入，如有错漏，错在哪里？并试述其原因。

项目九 六经辨证方法病案分析与讨论

【实训目的】

试用六经辨证的有关知识进行病案分析，以提高思维、分析及综合运用能力；掌握六经辨证的能力。

【实训时间】

1 学时。

【实训方法】

个人准备，集体讨论，老师讲评。

【实训内容】

病案 1 杨某，男，54 岁，成都市居民，1960 年 10 月来诊。近 2 年来，患者每日早餐后发热，体温 38℃左右，汗出较多，持续约 2 小时，热退汗止，即觉畏寒，每日如此，伴头晕眩、

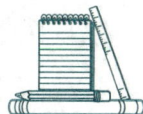

口苦咽干、胸胁满、心中烦躁。

检查：舌质红，苔白微黄腻，脉弦数（摘自《范中林六经辨证医案选》）。

要求：①请用六经辨证辨别其证型。②用六经辨证理论进行证候分析。

病案 2　江某，男，53 岁。患者咳嗽 3 天余，伴恶寒、无汗。3 天前，患者自觉咽痒，微恶风寒，夜间少许咳嗽，无汗，继则咳嗽加剧、咽痛，全身酸痛，微有发热，经人介绍服小青龙汤，当晚咳嗽加剧，彻夜不眠，伴心烦、胸闷、口干等，因上述症状加重而来就诊。查舌质红，苔薄白微干，脉浮紧、略数。

要求：①请用六经辨证辨别其证型。②用六经辨证理论进行证候分析。

病案 3　胡希恕讲述：友人之母，70 多岁，患痢疾，已请多名中医诊治而病情有增无减。前医多以年老气虚证补之，2 个月不愈，因请诊治。进门见患者语无伦次，舌苔黄、干，又请友人按其母腹，稍一按则"嗷嗷叫"，叫苦不迭，并见里急后重感强烈、发热、谵语等。

要求：①请用六经辨证辨别其证型。②用六经辨证理论进行证候分析。

【实训小结】

通过本次实训，你最大的收获是什么？并加以阐述或写出书面体会。

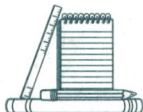

项目十　卫气营血辨证方法病案分析与讨论

【实训目的】

试用卫气营血辨证的有关知识进行病案分析，以提高思维、分析及综合运用能力；掌握卫气营血辨证的能力。

【实训时间】

1 学时。

【实训方法】

个人准备，集体讨论，老师讲评。

【实训内容】

病案　庸某，男，29 岁，1958 年 8 月 26 日初诊。患者突然高热，朝轻暮重，神昏肢厥，面色苍白，直视目吊，颈项强直，抽搐不止，二便失禁。

检查：舌质紫绛少津，脉沉伏细（摘自《王锡章医案·卷一》）。

要求：①请用卫气营血辨证辨别其证型。②判断病变涉及的脏腑。③请用卫气营血辨证结合脏腑辨证加以分析。

【实训小结】

通过本次实训，你最大的收获是什么？并加以阐述或写出书面体会。

项目十一　综合运用诊断知识进行病案分析和讨论

【实训目的】

巩固诊断综合运用的有关内容，试用有关知识进行病案分析以提高思维、分析及综合运用的能力。

【实训时间】

2 学时。

【实训方法】

个人准备，集体讨论，老师讲评。

【实训内容】

病案　王某，女，5 岁，1975 年 5 月 18 日初诊。烫伤后高热、谵妄 3 天余。3 天前，患儿不慎跌入煮开的猪饲料内，虽自行爬出，但头面、左肩背、臂部皆烫成重伤，其父以凉水洗净后，自采一些草药外敷。当晚患儿即发热，烦躁，口渴引饮，呻吟不已。家长认为，此系"火毒"和疼痛之故，未作特殊处理。昨日请当地一医生诊视，注射一针，并给予西药（药名不详），发热未退，且谵语妄言，今晨急诊入院。现仍高热、谵妄、口渴、烦躁不安、小便短、大便 2 日未解。检查：体温 40℃，舌绛，苔黄燥，脉细数，神志不清，呼吸急迫，面红唇焦。烫伤处皮肤红赤或赤暗，有大小不等的水疱，间有水疱溃破，左肩部有脓性分泌物。

要求：①找出主症。②进行证候分析。③辨明病因、病位、病性、病势、病机。④病名诊断、证名诊断。⑤试述你在辨证过程中具体运用了哪些辨证的逻辑思维方法。

【实训小结】

通过本次实训，你最大的收获是什么？并加以阐述或写出书面体会。

项目十二　病历书写训练

【实训目的】

通过对住院病历的书写训练，要求掌握住院病案书写的基本格式、书写要求。通过对"主诉""辨病辨证依据""西医诊断依据"的归纳与提炼，做出正确的中医诊断、西医诊断，以提高独立思考和诊断的思维能力。

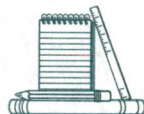

【实训时间】

2 学时。

【实训准备】

老师提供正规印刷的、规范的中医住院病历空白稿纸。

【实训方法】

个人准备后请老师批阅或组织讨论。

【实训内容】

病案　张某，男，66 岁，汉族，工人，出生于河北，已婚，病史陈述者为患者本人（可靠）。其于 2001 年 4 月 8 日 1：30pm 入院，病史采集时间为 2001 年 4 月 8 日 2：00pm。

患者于 4 年前（1997 年 12 月）上午 9 时因生气突发剧烈心前区疼痛，呈烧灼痛，范围约手掌大小，向左肩背部放散，伴冷汗、恶心、呕吐 1 次，无气短、心悸、晕厥等。胸痛持续 20 分钟不缓解，遂前往医院，经查心电图诊断为"急性前间壁心肌梗死"，收住院治疗，给予静脉输液（药物不详），未行"溶栓"治疗。患者疼痛持续约 2 小时后缓解，住院治疗 40 余天（具体治疗不详）出院。住院期间心前区疼痛未再发作，亦无胸闷、气短、心悸及夜间阵发性呼吸困难等；未行冠状动脉造影。出院后一直口服阿司匹林每日 100mg；间断口服消心痛每次 10mg，每日 3 次。患者心前区疼痛未发作，一般体力活动不受限。1 年前自行停药，亦无胸痛发作及其他不适。1 周前，开始出现步行 200 米或上二层楼及饱餐后发作心前区疼痛，其性质、部位、范围，以及向左肩背部放射之象与前相似，但无恶心、出汗等，休息或舌下含服硝酸甘油 1 片可缓解，每次持续 3～10 分钟，均于白天发作，2～3 次 / 天，无夜间发作或憋醒。4 月 8 日上午 10 时许无明显诱因，再次突发剧烈心前区烧灼样疼痛，伴面色苍白、大汗、恶心，未呕吐。自含硝酸甘油 2 片症状未缓解，疼痛持续约 2 小时，于 12：20 来到我院急诊，心电图示 V7～V9 的 ST 段抬高 0.15～0.2mV，Ⅱ、Ⅲ、aVF 的 ST 段抬高 0.1mV，拟诊急性下壁、正后壁心肌梗死，立即给予硝酸甘油每分钟 10mg 静脉滴注、吗啡 3mg 静脉注射，疼痛略有缓解。复查心电图，上述导联 ST 段仍抬高 0.1mV，遂急诊住院行静脉溶栓治疗。此次发病前，患者精神、食欲、睡眠好，大便每日 1 次，小便正常，体重无明显变化。

既往无糖尿病及高脂血症病史。无肝炎、结核等传染病史。无手术及外伤史。无食物和药物过敏史。预防接种情况不详。其一直从事建筑工作，吸烟 40 余年，平均每日 20 支，不嗜酒，喜油腻肉食，性情急躁。20 岁结婚，育二子一女，爱人、孩子均体健。父母健在，均 90 余岁，家庭中其他成员（一兄三妹）均体健，无类似病史，否认家庭遗传病史。

T36.2℃　　P70 次 / 分　　R18 次 / 分　　BP120/70mmHg

查体见患者神疲倦怠，目无精彩，面色苍白，形体肥胖，以手护心，声低懒言，胸背彻痛剧烈，痛引肩臂，四肢厥冷，冷汗淋漓，舌质紫暗，苔薄白，脉沉细欲绝。发育正常，营养中等，急性病容，神志清楚，平卧位，查体合作。全身皮肤黏膜无黄染及出血点，无皮疹及皮下结节。全身浅表淋巴结未触及肿大。头形如常，发稀花白，分布均匀，头部无瘢痕。眼球活动自如，巩膜无黄染，睑结膜无苍白，球结膜无水肿，双侧瞳孔等大正圆，对光反射灵敏。调节反射、辐辏反射存在。听力尚佳，外耳道无异常分泌物，乳突无压痛。鼻通畅，中隔无弯曲，

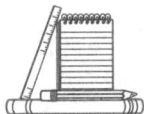

无流涕，鼻窦区无压痛。口唇无紫绀，咽无充血，双侧扁桃体无肿大及脓性分泌物。颈静脉无怒张，未见异常颈动脉搏动，颈无抵抗，气管居中，甲状腺无肿大。胸廓对称，胸式呼吸为主，节律规整。呼吸平稳，双侧呼吸运动对称。两侧语音震颤无明显差别，无胸膜摩擦感。双肺叩诊呈清音，肺下缘位于锁骨中线第 6 肋间、腋中线第 8 肋间、肩胛线第 10 肋间，移动度约6cm。双肺呼吸音清，未闻及干、湿啰音。心前无异常隆起，心尖搏动在左锁骨中线第 5 肋间内侧 0.5cm 处，范围约 2cm×2cm。心前区无抬举感，未触及震颤，无心包摩擦感。

叩诊：心界不大，叩诊心浊音界范围如下所示。

肋间	前正中线右侧	前正中线左侧
第 2 肋间	2cm	3cm
第 3 肋间	2cm	3.5cm
第 4 肋间	3cm	6cm
第 5 肋间		9.5cm

注：左锁骨中线与前正中线距离为 9cm。

听诊：心率 70 次 / 分，律齐，心音低钝，A2=P2；各瓣膜区未闻及病理性杂音，未闻及心包摩擦音。

甲床未见毛细血管搏动征，双侧颈总动脉、桡动脉、股动脉及足背动脉搏动对称有力，未触及水冲脉，未闻及枪击音。

腹平坦，腹壁静脉无怒张，未见肠型或蠕动波，腹式呼吸存在。腹软，无压痛、反跳痛，未触及包块。肝、脾未触及。肝区无叩击痛，腹部移动性浊音阴性，肠鸣音正常，未闻及血管杂音。

肛门、直肠与外生殖器未查。脊柱、四肢无畸形及活动障碍，双下肢无浮肿，未见杵状指（趾）、肌肉萎缩及静脉曲张，关节无红肿热痛及活动障碍。

皮肤划痕征阴性，腹壁反射、肱二头肌、膝跳及跟腱反射正常。

Babinski 征（ - ），Oppenheim 征（ - ），Gordon 征（ - ），Chaddock 征（ - ），Hoffmann 征（ - ），Kernig 征（ - ），Brudzinski 征（ - ）。

专科检查：P70 次 / 分，R18 次 / 分，BP120/70mmHg。两肺未及干、湿啰音，心界不大，心音低钝，心率 70 次 / 分，律齐，各瓣膜区未及杂音，双侧颈总动脉、桡动脉、股动脉及足背动脉搏动对称有力，未触及水冲脉，未闻及枪击音。

辅助检查：心电图（1997 年 4 月 8 日 12：45）：V7 ～ V9ST 段抬高 0.15 ～ 0.2mV，Ⅱ、Ⅲ、aVF 的 ST 段抬高 0.1mV，Ⅰ 和 aVL 的 ST 段压低 0.05 ～ 0.1mV；V1 ～ V3 呈 rS 型。

要求：依照住院病历书写要求对本案进行整理；归纳"主诉""诊断依据"；做出诊断，包括"中医诊断"和"西医诊断"。

【实训小结】

认真阅读老师的批改意见，并改正错漏之处。

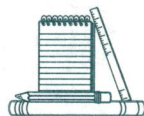

主要参考书目

［1］朱文峰. 中医诊断学［M］. 北京：中国中医药出版社，2017.

［2］陈家旭，邹小娟. 中医诊断学［M］. 北京：人民卫生出版社，2015.

［3］郭靠山. 中医诊断学［M］. 北京：中国中医药出版社，2015.

［4］马维平. 中医诊断学［M］. 北京：人民卫生出版社，2014.

［5］李灿东，吴承玉. 中医诊断学［M］. 北京：中国中医药出版社，2012.

［6］邓铁涛. 中医诊断学［M］. 北京：人民卫生出版社，2011.

［7］季绍良，成肇智. 中医诊断学［M］. 北京：人民卫生出版社，2002.

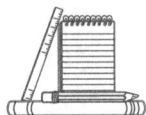

附录　舌诊彩图

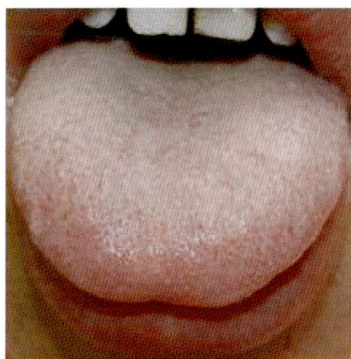

彩图 1　淡红舌

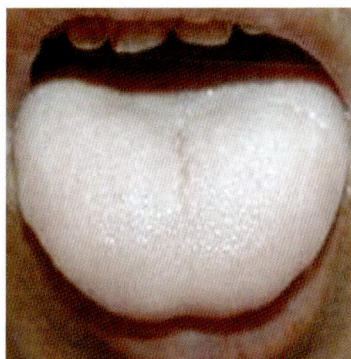

彩图 2　淡白舌

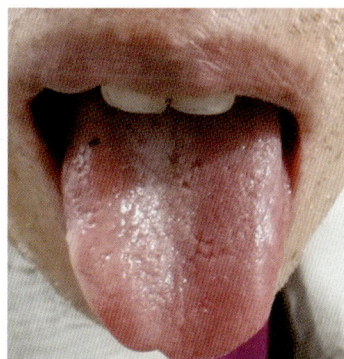

彩图 3　红舌

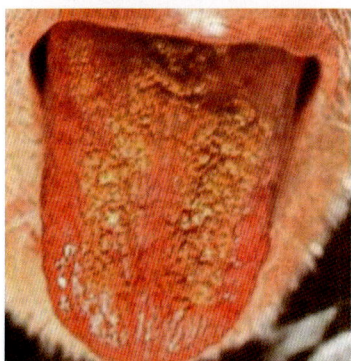

彩图 4　绛舌

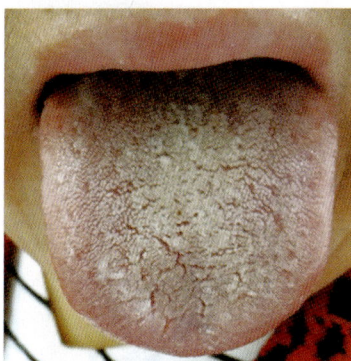

彩图 5　青紫舌

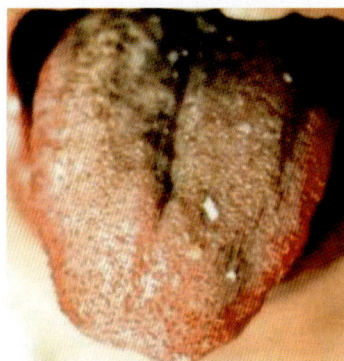

彩图 6　苍老舌

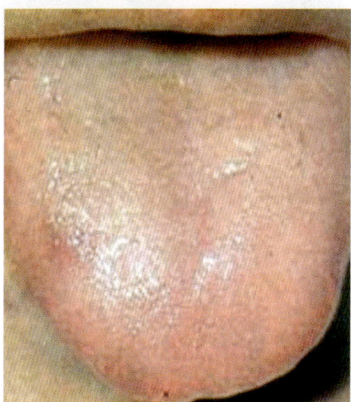

彩图 7　娇嫩舌

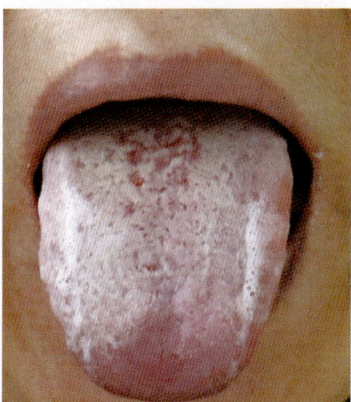

彩图 8　胖大舌

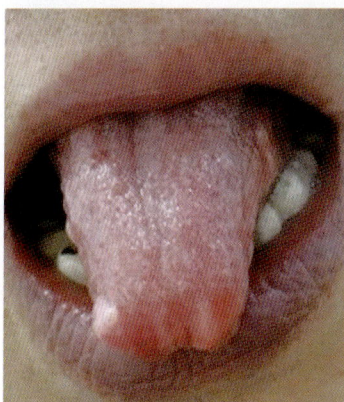

彩图 9　瘦薄舌

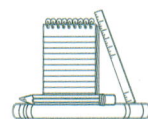

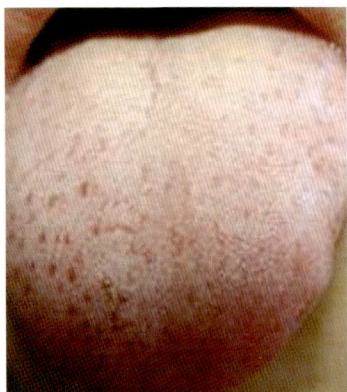

彩图 10　红点舌

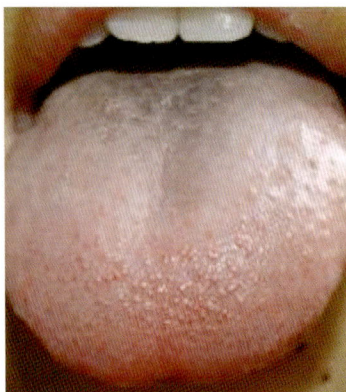

彩图 11　芒刺舌

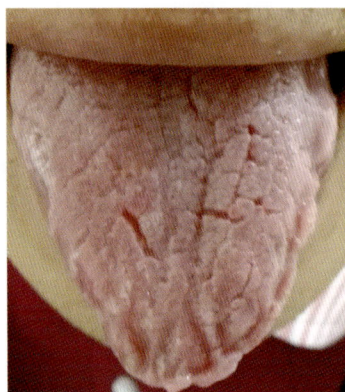

彩图 12　裂纹舌

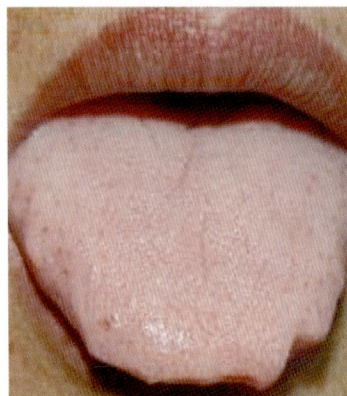

彩图 13　齿痕舌

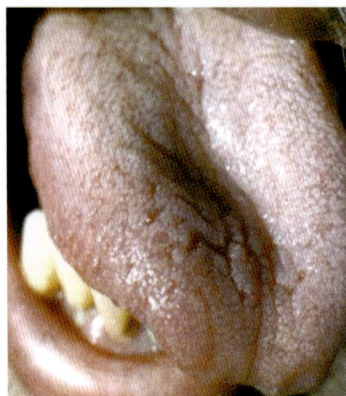

彩图 14　歪斜舌

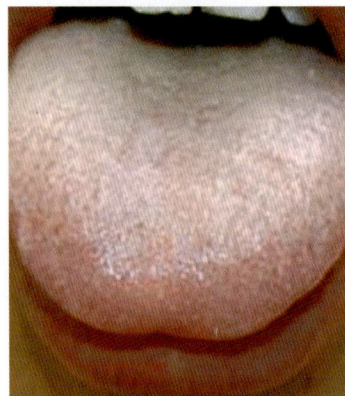

彩图 15　薄苔

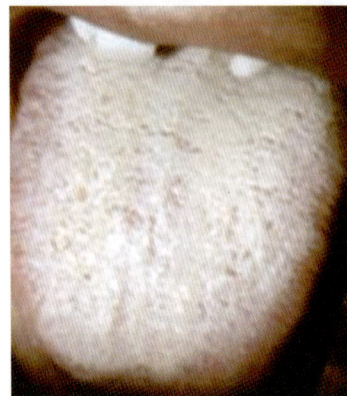

彩图 16　厚苔

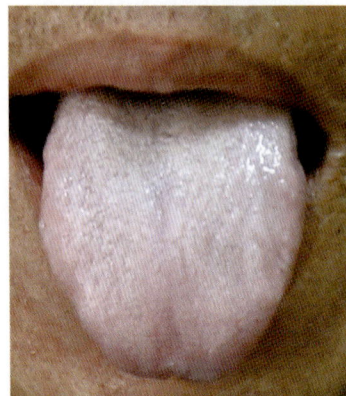

彩图 17　腻苔

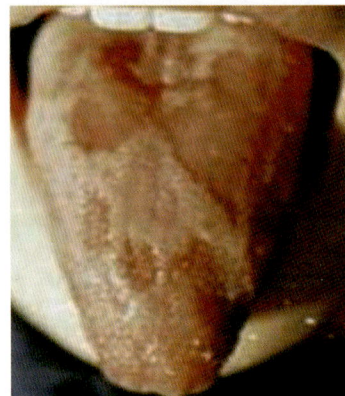

彩图 18　剥脱苔

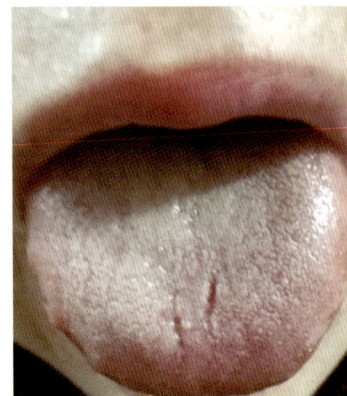

彩图 19　白苔

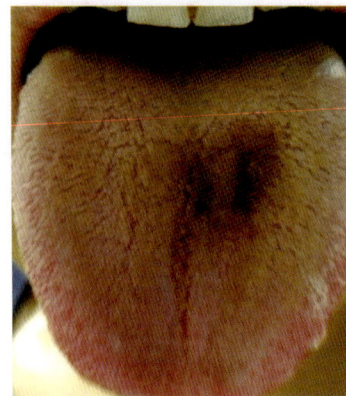

彩图 20　黄苔

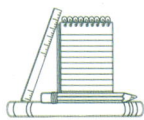

教材目录

注：凡标☆者为"十四五"职业教育国家规划教材。

序号	书 名	主 编		主编所在单位	
1	医古文	刘庆林	江 琼	湖南中医药高等专科学校	江西中医药高等专科学校
2	中医药历史文化基础	金 虹		四川中医药高等专科学校	
3	医学心理学	范国正		娄底职业技术学院	
4	中医适宜技术	肖跃红		南阳医学高等专科学校	
5	中医基础理论	陈建章	王敏勇	江西中医药高等专科学校	邢台医学院
6	中医诊断学	王农银	徐宜兵	遵义医药高等专科学校	江西中医药高等专科学校
7	中药学	李春巧	林海燕	山东中医药高等专科学校	滨州医学院
8	方剂学	姬水英	张 尹	渭南职业技术学院	保山中医药高等专科学校
9	中医经典选读	许 海	姜 侠	毕节医学高等专科学校	滨州医学院
10	卫生法规	张琳琳	吕 慕	山东中医药高等专科学校	山东医学高等专科学校
11	人体解剖学	杨 岚	赵 永	成都中医药大学	毕节医学高等专科学校
12	生理学	李开明	李新爱	保山中医药高等专科学校	济南护理职业学院
13	病理学	鲜于丽	李小山	湖北中医药高等专科学校	重庆三峡医药高等专科学校
14	药理学	李全斌	卫 昊	湖北中医药高等专科学校	陕西中医药大学
15	诊断学基础	杨 峥	姜旭光	保山中医药高等专科学校	山东中医药高等专科学校
16	中医内科学	王 飞	刘 菁	成都中医药大学	山东中医药高等专科学校
17	西医内科学	张新鹏	施德泉	山东中医药高等专科学校	江西中医药高等专科学校
18	中医外科学☆	谭 工	徐迎涛	重庆三峡医药高等专科学校	山东中医药高等专科学校
19	中医妇科学	周惠芳		南京中医药大学	
20	中医儿科学	孟陆亮	李 昌	渭南职业技术学院	南阳医学高等专科学校
21	西医外科学	王龙梅	熊 炜	山东中医药高等专科学校	湖南中医药高等专科学校
22	针灸学☆	甄德江	张海峡	邢台医学院	渭南职业技术学院
23	推拿学☆	涂国卿	张建忠	江西中医药高等专科学校	重庆三峡医药高等专科学校
24	预防医学☆	杨柳清	唐亚丽	重庆三峡医药高等专科学校	广东江门中医药职业学院
25	经络与腧穴	苏绪林		重庆三峡医药高等专科学校	
26	刺法与灸法	王允娜	景 政	甘肃卫生职业学院	山东中医药高等专科学校
27	针灸治疗☆	王德敬	胡 蓉	山东中医药高等专科学校	湖南中医药高等专科学校
28	推拿手法	张光宇	吴 涛	重庆三峡医药高等专科学校	河南推拿职业学院
29	推拿治疗	唐宏亮	汤群珍	广西中医药大学	江西中医药高等专科学校

序号	书名	主编		主编所在单位	
30	小儿推拿	吕美珍	张晓哲	山东中医药高等专科学校	邢台医学院
31	中医学基础	李勇华	杨频	重庆三峡医药高等专科学校	甘肃卫生职业学院
32	方剂与中成药☆	王晓戎	张彪	安徽中医药高等专科学校	遵义医药高等专科学校
33	无机化学	叶国华		山东中医药高等专科学校	
34	中药化学技术	方应权	赵斌	重庆三峡医药高等专科学校	广东江门中医药职业学院
35	药用植物学☆	汪荣斌		安徽中医药高等专科学校	
36	中药炮制技术☆	张昌文	丁海军	湖北中医药高等专科学校	甘肃卫生职业学院
37	中药鉴定技术☆	沈力	李明	重庆三峡医药高等专科学校	济南护理职业学院
38	中药制剂技术	吴杰	刘玉玲	南阳医学高等专科学校	娄底职业技术学院
39	中药调剂技术	赵宝林	杨守娟	安徽中医药高等专科学校	山东中医药高等专科学校
40	药事管理与法规	查道成	黄娇	南阳医学高等专科学校	重庆三峡医药高等专科学校
41	临床医学概要	谭芳	向军	娄底职业技术学院	毕节医学高等专科学校
42	康复治疗基础	王磊		南京中医药大学	
43	康复评定技术	林成杰	岳亮	山东中医药高等专科学校	娄底职业技术学院
44	康复心理	彭咏梅		湖南中医药高等专科学校	
45	社区康复	陈丽娟		黑龙江中医药大学佳木斯学院	
46	中医养生康复技术	廖海清	艾瑛	成都中医药大学附属医院针灸学校	江西中医药高等专科学校
47	药物应用护理	马瑜红		南阳医学高等专科学校	
48	中医护理	米健国		广东江门中医药职业学院	
49	康复护理	李为华	王建	重庆三峡医药高等专科学校	山东中医药高等专科学校
50	传染病护理☆	汪芝碧	杨蓓蓓	重庆三峡医药高等专科学校	山东中医药高等专科学校
51	急危重症护理☆	邓辉		重庆三峡医药高等专科学校	
52	护理伦理学☆	孙萍	张宝石	重庆三峡医药高等专科学校	黔南民族医学高等专科学校
53	运动保健技术	潘华山		广东潮州卫生健康职业学院	
54	中医骨病	王卫国		山东中医药大学	
55	中医骨伤康复技术	王轩		山西卫生健康职业学院	
56	中医学基础	秦生发		广西中医学校	
57	中药学☆	杨静		成都中医药大学附属医院针灸学校	
58	推拿学☆	张美林		成都中医药大学附属医院针灸学校	